KB269337

알면 20년을 젊게 사는
내 몸의 생체학

안횡균 지음

한 언 HANEON.COM

알면 20년을 젊게 사는

내 몸의 생체학

펴 냄   2004년 5월 5일 1판 1쇄 펴냄 / 2005년 5월 25일 1판 3쇄 펴냄
지은이   안횡균
펴낸이   김철종
펴낸곳   (주)한언
          등록번호 제1-128호 / 등록일자 1983. 9. 30
주 소   서울시 마포구 신수동 63-14 구 프라자 6층(우 121-854)
          TEL. 02-701-6616(대) / FAX. 02-701-4449
책임편집   신혜진 hjshin@haneon.com
디자인   백주영, 김희림, 이미희
홈페이지   www.haneon.com
e-mail   haneon@haneon.com
          저자와의 협의하에 인지 생략

ISBN 89-5596-037-9   03510

몸은 시간이 아니라 습관을 기록합니다.

건강한 습관으로 활기찬 생활을 만드세요

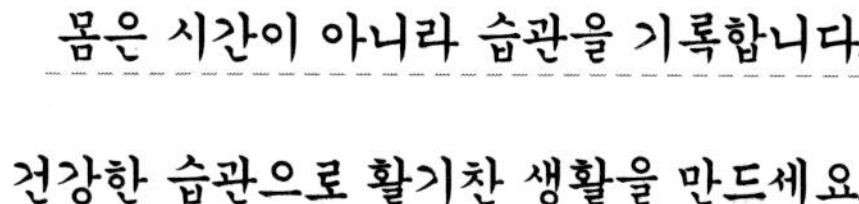

To ________________

From

우리 인간은 본래 120세까지 살 수 있다고 한다. 그럼에도 불구하고 주위에서 120년, 아니 거기까지는 아니더라도, 100년 이상을 사는 사람들을 찾아보기란 결코 쉬운 일이 아니다. 60년도 채 살지 못하고 일찍 병들어 죽거나, 그 이상 살아도 온갖 질병에 시달리면서 몸조차 제대로 가누지 못하고 그저 평균수명만 늘리는 사람들도 많다.

과거에야 나이 드신 분들에게 '오래오래 사십시오' 라고 하는 것이 최고의 덕담이었지만, 지금은 사정이 달라졌다. 무슨 말인가 하면, 오래 살아도 질병에 시달리며 목숨만 부지하는 경우도 허다하니, 오래 살라고 하는 것이 어쩌면 욕되는 말일 수도 있다는 것이다. 이제는 '사는 날까지 건강하십시오' 라는 말로 바꾸어야 하지 않을까 싶다.

오늘날 누구나 '건강' 을 부르짖으며, 끊임없이 건강을 위해 각고의 노력을 기울인다. 그런데도 왜 그렇게 많은 사람들이, 그렇게도 일찍 쓰러져만 가는 걸까? 혹시 그 방법에 문제가 있는 것은 아닐까?

컴퓨터 구조는 알아도, 자신의 몸에 대해서는 아무것도 모르는 당신…

주위를 살펴보면 몸에 좋다고 하는 것은, 그것이 올바른 정보인지 잘못된 정보인지 생각해 보지도 않고 무작정 매달리는 사람들이 많다. 하지만 '생명'이 달린 문제이니만큼 그것이 정말 옳은 정보인지 한 번쯤 심각하게 고민해 보아야 한다. 이 때 우리가 올바른 판단을 내리기 위해 가장 먼저 선행해야 할 것은 무엇일까? 바로 자신의 몸의 구조와 원리에 대해 기본적인 사항을 아는 것일 것이다. 자기 몸의 생체학을 알아야 한다는 말이다.

생각해 보면, 주위에 컴퓨터나 주식동향에 대해서는 시시콜콜 알고 있으면서도, 자기 몸의 구조와 원리를 제대로 아는 사람은 거의 없다. 또한 영어 단어 하나 모르는 것은 창피해 하면서, 자기 몸에 대해 모르는 것은 전혀 대수롭지 않게 생각한다. 무언가 잘못 되어도 한참 잘못되었다.

우리가 현재 건강을 위해 기울이는 노력의 단 얼마만이라도 건강의 원리를 아는 데 투자하면 어떨까? 그렇게 되면 자기 '삶'의 주체자로서, 좀더 현명하게 건강한 삶을 살 수 있을 것이다. 검증 같은 건 하지도 않고 몸에 좋다고 떠들어대는 이야기에 쉽게 현혹되지 않을 것이고, 건강에 해로운 무분별한 생활을 하지도 않을 것이다. 또한 병원에 가서 상담을 받을 때에도 핵심을 짚어 물어볼 수 있고, 의사의 짧은 설명을 듣고도 그 의미를 정확히 이해할 수 있게 될 것이다.

필자는 공군사관학교, 동국대학교 교수를 거쳐 한국체육과학연구원 원장을 지내는 동안 학생들과 국가대표 선수들 그리고 일반인들의 체력관리와 건강관리에 관한 연구와 지도를 해 왔는데, 이 때 절실히 깨달은 점은 너무나도 많은 사람들이 왜곡되고 편향된 정보에 노출되어 있다는 것이다. 전문가가 아닌 이들이 바르지 못한 정보에 몸을 맡기는 것은 그야말로 '목숨'을 담보로 도박을 하는 것과도 같다.

이러한 잘못을 방지하기 위한 해결방안으로 다음과 같은 두 가지 방법을 생각해 볼 수 있다. 첫째는 세상의 모든 잘못된 정보를 제거하는 것, 나머지 하나는 일반인들도 자신의 건강을 스스로 지킬 정도의 능력을 기르는 것이다. 전자야말로 가장 이상적인 해결책이겠지만, 현실적으로 실현 가능한 것은 후자이다. 이에 대해 속시원한 해결방안을 제시한 것이 바로 이 책이다.

구슬도 꿰어야 보배

그러나 명심해야 할 것은, 단지 아는 것에 그쳐서는 알지 못하는 것과 별반 다를 게 없다는 것이다. 건강한 삶을 위해서는 지식과 실천, 이 두 가지 날개가 평형을 이루어야 한다. 지식도 없이 실천만 하다가는 잘못된 정보를 따라 할 위험도가 높으며, 지식은 많되 실천의지나 실천력이 부족하다면 아예 모르는 것보다 조금도 나을 것이 없다.

털어놓기 부끄러운 일이지만, 건강에 누구보다 자신이 있었고 건강에 관한 지식도 가지고 있던 필자 역시 한때나마 건강을 잃은 적이 있었다. 건강을 위한 실천은 뒷전으로 팽개쳐 놓고 일에만 쫓겨 술과 담배, 스트레스와 가까이 지냈으니 어쩌면 당연한 결과였을지도 모른다. 그때 내가 받아든 병명은 예상보다 중증인 고혈압과 심비대증, 동맥경화증, 고지혈증 등, 그야말로 움직이는 종합병원과 같은 처지였다. 검사결과를 받고서야 '아차' 싶었고, 지난 몇 년 동안의 삶에 대한 진지한 반성과 성찰을 하게 되었다. 이후 꾸준한 운동과 식생활 개선, 긍정적인 사고와 약물 치료 등으로 다시 예전의 건강을 되찾을 수 있었다(이러한 나의 경험이 이 책을 쓰도록 하는 강한 동기가 되었다).

필자는 지식을 갖고 있었으되, 그에 따른 실천이 부족했기 때문에 건강을 잃었던 것이다.

건강한 삶 = 지식 + 실천

이 책은 두 마리 토끼를 잡기 위해 노력했다. 즉, 건강을 지키는 데 필수적인 '지식' 과 또 그에 못지않게 중요한 '실천' 을 강조했다. 결과적으로 이 책은 몸에 관한 기본적인 해부 · 생리 · 병리학적인 지식에서부터 이를 응용한 실천방법에 이르기까지, 갖가지 폭넓은 지식을 전하면서 동시에 귀찮을 정도로 실천의 중요성을 반복해서 언급했다.

끝으로 이 책의 페이지를 한 장 한 장 넘길 수 있는 힘은, 건강하고자 하는 여러분들의 강한 열망에서 비롯된다는 사실을 말해 두고 싶다.

저자 안 횡 균

우리 몸은
어떻게 움직이는가?

chapter 3 노화는 어떻게 진행되는가?

chapter 4 식탁, 무엇으로 채울 것인가?

chapter 1

병들지 않고 오래 살 수는 없을까?

- K씨의 삶과 죽음
- 인간은 120세까지 살 수 있다
- 원시인도 성인병에 걸렸을까?
- 내 수명은 내가 결정한다

K씨의 삶과 죽음

유명한 건설회사 중역인 50대 초반의 K씨는 어느 무더운 여름, 밤늦게까지 업무를 챙기던 중 가슴의 통증으로 쓰러져 병원 응급실에 실려왔다. 그날도 그는 평소와 다름없이 기름진 저녁식사를 마친 후 사무실에서 담배를 몇 대 피워대던 중에 말썽꾸러기 둘째 딸로부터 걸려온 언짢은 전화 때문에 신경이 곤두 선 상태였다. 괴로움에 가득찬 신음소리를 내며, 주먹 쥔 양손으로 가슴을 세차게 두들겨대던 그는 결국 헐떡거리는 숨을 마지막으로 길게 내쉬더니, 결코 길지 않은 삶에 마침표를 찍고 말았다.

K씨는 대학시절 처음 만나 20년이 넘도록 자신만을 바라보며 모든 것을 헌신해 온 아내, 그리고 아직 대학생인 두 딸과 대학 입시를 앞둔 아들에게 단 한마디 말도 남기지 못한 채 응급실 귀퉁이 초라한 병상에서 홀로 허망한 죽음을 맞이하고 만 것이다. 그의 사인은 심근경색증이었다.

K씨는 매우 적극적이고 야망에 찬 사람으로 젊은 시절부터 모든 정열을 회사의 일에만 바쳐왔다. 그는 평소 술과 담배에 절어 지냈고 기름진 음식을 즐겼으

며, 바쁘다는 핑계로 운동과는 담을 쌓고 살아왔다. 특히, 회사에서의 지위가 높아짐에 따라 그의 신체활동 영역은 사무실, 그 중에서도 책상과 그 옆자리 소파 정도로 국한되었다. 그는 승진과 비례해 불룩해지는 배를 성공의 상징으로 생각하고 있었다. 현대인의 건강관리 상식으로 볼 때, 그는 그야말로 죽음으로 가는 급행열차를 탄 것과 같은 생활을 한 것이었다.

우리는 주위에서 K씨처럼 한창 일할 나이에 심장마비나 뇌졸중 등으로 갑자기 세상을 등지는 경우를 흔히 볼 수 있다. 오늘날 의학의 발달로 전염성 질병은 거의 사라진 반면, 심근경색증이나 뇌졸중, 고혈압이나 당뇨병, 그리고 암과 같은 성인병은 날로 증가하는 추세에 있다. 이러한 병들은 갑자기 생기는 것이 아니라 오랜 기간 동안 자신도 모르게 진행되어 생기는 병으로서, 일단 발병되면 현대의학으로도 치료되기 어려운 병들이다. 그리고 이러한 병들은 K씨처럼 나이에 관계없이 누구에게나 찾아올 수 있다. 그러므로 나이가 젊다고 남의 일로만 생각할 수는 없는 일이며, 나이가 들었다는 이유만으로 크게 걱정할 것도 없다.

현대인의 사망원인이 되는 3대 질병은 뇌졸중, 심근경색증 및 암이다. 이러한 질병은 사망 전 1~2년 사이에 발생하는 것이 아니라, 그보다 훨씬 이전부터 진행되어 온 것이다. 그러나 대부분의 사람들은 이러한 질병이 시작되고 있음을 모르고 있다가 막상 죽음의 목전에 이르러서야 비로소 그동안의 무절제한 삶을 후회한다. 더욱이 이러한 질병은 점점 젊은 사람들에게서도 많이 발생하고 있다.

비약적인 의학의 발달 속에서도 어째서 이런 질병들이 급증하는 것일까? 그 이유는 한마디로 생활습관 때문이라고 해도 과언이 아닐 것이다. 현대인의 생활습관이 도대체 어떻기에 그 많은 의사들과 그 좋은 약들을 두고서도 속절없이 죽어가는 사람이 많은가는 우리들이 함께 탐구해 나아갈 과제이다. 하지만 지난날은 뒤돌아볼 필요가 없다. 중요한 것은 앞으로의 올바른 생활습관일 뿐이다.

왜 하필이면 나에게 이런 병이…

2001년 7월 25일, 통계청은 1999년 자료에 근거해서 한국인의 평균수명을 발표하였다. 남자의 평균수명은 71.7세, 여자는 79.2세였다. 이는 10년 전보다 남자는 4.9년, 여자는 4.1년 늘어난 것이고, 20년 전에 비하면 남녀 각각 10.4년, 9.7년이 늘어난 것이다. 앞으로도 평균수명은 계속 증가하게 될 것이다. 우리는 이미 고령화시대를 살고 있는 것이다.

그런데 어째서 우리 주변엔 K씨처럼 한창 나이에 죽거나 병상에서 신음하는 사람들이 많은 것일까?

여러 가지 질병으로 고통받는 환자들은 "왜 하필이면 저에게 이런 가혹한 고통을 주는 겁니까? 전 아직 젊고 할 일이 많습니다"라며 하늘을 원망한다. 그런데 세상만사가 모두 신의 계획에 따라 진행되는 것일까? 설령, 인간의 모든 운명을 지배하는 절대자가 존재한다 하더라도 건강문제만큼은 그의 계획에 의해서만 결정되는 것이 아니라고 믿는 것이 옳을 것이다. 질병 없는 건강한 삶은 타고난 조건이나 운명이 아니라 우리가 살아가는 모든 생활습관에 따라 결정되는 것이기 때문이다.

대부분의 사람은 질병의 증상이 나타나면 그때서야 비로소 병이 시작되는 것으로 오해를 한다. 그러나 스스로 인식을 하지 못하고 있었을 뿐, 질병의 증상이 나타나 병원을 찾게 될 때에는 이미 수개월, 아니 수년 전부터 그 질병이 진행되어 온 것이다.

암 검진을 통해 조기에 발견될 수 있는 암 덩어리의 크기는 1cm 정도이다. 이 정도의 크기라면 암세포 약 10억 개가 뭉쳐진 상태이다. 그런데 암 연구자들에 따르면 젊고 건강한 사람도 하루에 최소 3,000개 이상의 암세포가 몸의 이곳저곳에서 발생한다고 한다. 우리 몸을 구성하고 있는 100조 개나 되는 세포들 가운데 매일 2% 정도가 손상되고 파괴되어 교체되는데, 교체되는 과정에서 극히 일부이지만 유전자의 세포분열 조절기능에 이상이 생겨 잘못 복제된 돌연변이 세포가 바로 암세포라는 것이다(3장 p.230 참조).

종류에 따라 다르지만 이런 암세포가 직경 1cm 정도가 되기까지는 대체로 5~15년이 걸린다. 그래서 흔히 암세포로 판명되기까지는 10~20년 이상의 세월이 걸리는 경우도 있게 된다. 그러므로 누구도 지금 현재 자신의 몸에 암세포가 자라고 있지 않다고 자신할 수 없으며, 앞으로 암에 걸리지 않으리라고 장담할 수도 없는 일이다. 즉, 암은 누구든 언제든지 걸릴 수 있는 병이다. 다만 매일 3,000개 이상 발생하는 암세포의 증식이 억제되거나 파괴되어 소멸되느냐, 아니면 계속 증식되느냐에 따라 암의 증상이 나타나거나 나타나지 않을 뿐이다.

매일 발생하는 암세포가 파괴되느냐 증식되느냐는 일차적으로 노화의 속도에 달려 있다. 이러한 결론은 다른 질병의 경우에도 마찬가지이다. 그렇다면 노화는 어떻게 촉진될까? 이 질문에 대한 대답은 뒤에서 자세히 다룰 것이지만, 다만 중요한 핵심은 우리가 나이를 먹는다 해서 그대로 젊음을 잃는 것이 아니며, 또한 나이를 먹는다고 해서 자연히 노화가 발생하는 것도 아니라는 사실이다.

노화는 한마디로 신체기능이 점점 나빠져 퇴화하는 것이다. 신체기능이 퇴화되면 병에 걸리기 쉬워진다. 그러므로 모든 질병의 발생을 좌우하는 노화라는 것은 단지 연령상으로 나이를 먹어 늙어간다는 것이 아니라는 사실을 알아야 한다. 분명한 것은 병에 걸리고 안 걸리고는 지금까지의 생활습관이 어떠했으며, 앞으로 어떻게 할 것이냐에 달려 있다는 것이다. 신은 우리에게 후회 없이 살 수 있도록 충분한 시간을 주었다.

K씨가 50대 초반이라는 아까운 나이로 세상을 떠난 이유는 신이 만들어 놓은 생활방식을 따르지 않았기 때문이다. 만약 그가 자연의 섭리를 따랐다면 그렇게

허망하게 죽지는 않았을 것이다. 또한 그가 제대로 정리된 건강관리 서적을 단 한 권만이라도 읽었다면 아마 원인도 모른 채 병원으로 실려 가면서 고통스러워 하지 않아도 됐을 것이다. 자신의 무절제한 생활습관을 후회하기에는 너무 늦어 버린 것이다.

인간은 120세까지 살 수 있다

지금으로부터 2,200여 년 전 중국을 최초로 통일한 진나라의 시황제는 강한 권력과 지배욕만큼이나 끈질긴 영생永生에 대한 열망을 가지고 있었다. 그는 전설로 전해져 내려오던 영생의 영약 '불로초' 를 찾아 중국대륙 각지는 물론, 우리나라 제주도에까지 신하를 보냈다. 그러나 그와 같은 끝없는 노력에도 불구하고, 그는 영생은커녕 겨우 쉰 살의 나이에 숨을 거두고 말았다.

사실 영생까지는 바라지 않더라도 누구나 가능한 한 좀더 오래, 그것도 건강하게 살고 싶은 강한 열망을 갖고 있다. 그렇다면 인간은 도대체 몇 살까지 살 수 있을까? 여러 가지 척추동물들을 관찰해 본 결과, 척추동물의 수명은 대체로 성장기간의 6배로 밝혀졌다. 그렇다면 인간의 성장기간을 20세까지로 볼 때 인간은 산술적으로 120세까지 살 수 있다는 결론이 나온다.

자연의 흐름을 생각해 보자. 한 해의 전반기인 봄과 여름에는 만물이 소생하고 무성해지며 후반기인 가을과 겨울에 이르러 비로소 모든 결실을 맺고 휴식의 세계로 들어간다. 자연의 일부분인 사람 역시 마찬가지이다. 그러므로 인간의 수명을 120세를 기준으로 하여 본다면 60세 이전이 인생의 전반기, 60세 이후를 후반기라고 할 수 있을 것이다.

인생의 전반기인 60년 동안은 태어나 성장·유지하며, 스스로의 가치관을 정립하고, 자신의 싱그러운 꿈과 이상을 실현해 나간다. 그리고 후반기 60년 동안은 그간의 노력의 결실을 향유하면서 진정한 삶의 가치를 완성시키고, 아름다운 인생의 피날레를 장식하기 위한 준비를 해 나간다. 이러한 삶을 실현할 수 있을 때 비로소 제대로 된 인생을 살았다고 할 수 있을 것이다.

그런데 이런 인생을 살기 위해서는, 60~70세에도 피부가 그런대로 탄력이 있고, 2km 정도는 충분히 달릴 수 있어야 한다. 그리고 80~90세가 되어서도 2km 정도는 충분히 걸을 수 있는 기력을 유지해야 할 것이다. 그런데 지금 나이가 몇인데 벌써 쭈글쭈글한 피부에다가 조금만 빨리 움직여도 숨이 가쁘단 말인가? 거울 앞에 선 자신의 모습이 인생의 한 계절을 앞서 가고 있는 것은 아닌지 곰곰이 생각해 보아야 할 것이다. 지금 자신의 몸 상태가 어느 계절을 살고 있는지 냉정하게 한번 판단해 보라.

자신의 내일을 상상해 보라. 혹시 진정한 삶의 가치를 완성시키고 인생의 피날레를 장식해야 할 후년後年의 인생이 너무나 초라하지는 않은가? 초라하게 늙어 거동조차 불편한 후년의 인생을 맞이한다면 그동안 아무리 부귀영화를 누렸다고 해도 모두 소용없는 한낱 일장춘몽에 지나지 않을 것이다.

인생에 있어서 그 어떤 부귀영화보다도 건강한 후년을 보장해 주는 삶이 몇 백 배 훨씬 더 중요하다는 사실을 잊어서는 안 된다.

보다 젊게, 보다 건강하게

"왕년에 내가 축구를 하면 사람들이 펠레라고 불렀다."

"20대에는 인간 기관차로 불릴 만큼 달리기를 잘했다."
"내가 처녀 때는 미스코리아 빰칠 정도로 허리가 날씬했다."

이런 이야기 한 번쯤 하지 않는 아저씨, 아주머니는 없을 것이다. 지금은 축구는커녕 아이들과 놀아 줄 기력도 없는 처지에, 불룩 나온 배에 단 몇 십 미터 뛰기도 힘든 처지에, 허리통 굵은 고무줄 바지가 아니면 입지도 못하는 처지에, 그저 옛날 타령만 한다.

지금 나이가 몇인데 후년은 생각하려 하지 않고, "왕년에는 내가…"라며 과거만을 들먹거리는가? 왜 자신보다 나이 많은 사람이 건강하고 늘씬한 근육질의 몸매를 자랑하며 힘차게 달리는 모습을 보려 하지 않는가?

이 책을 읽는 순간 볼품없이 엉망으로 전락해 버린 자신의 몸을 한번 거울에 비춰보자. 그리고 어떻게 이 지경이 되었는가를 생각해 보자. 나이만을 탓할 것이 아니다. 돈 버는 경영관리, 높은 지위에 오르는 처세관리에는 몹시도 관심을 가져왔지만 몸관리에 대해 전혀 관심을 갖지 않은 자신을 탓해야 한다. 다시 한 번 말하지만 절대로 나이 때문만이 아니다.

우리의 심장과 근육을 비롯한 모든 신체기관은 강하게 단련되기를 간절히 바라고 있다. 그리고 무한한 잠재력을 갖고 있는 그들은 주인인 당신의 결단만을 기다리고 있다.

다시 한 번 강조하지만 지난날은 중요하지 않다. 과거보다는 현재가, 현재보다는 미래가 더 중요하다. 미래를 위해 무엇에 도전할지를 생각해 보자. 늘씬한 몸매를 자랑하면서 힘차게 달리고 싶지 않은가? 5년 뒤, 10년 뒤에도 아니 그 이후에도 젊은이가 당신의 뒤를 따르지 못하고 헉헉거리는 것을 보고 싶지 않은가?

후년의 인생이 진짜 중요하다

'돈! 권력! 명예!' 모든 사람이 다 갖고 싶어하는 관심의 대상이다. 세 가지 모두를 가진 사람이 있는가 하면, 하나만 가진 사람도 있고, 하나도 가지지 못한 사람도 있다. 어딘가 불공평한 것 같다. 그러나 '돈과 권력을 잃는 것은 조금 잃는 것이요, 명예를 잃는 것은 많이 잃는 것이며, 건강을 잃는 것은 전부를 잃는 것이다' 라는 말이 있다. 이를 달리 말하면 '돈과 권력을 갖는 것은 조금 갖는 것이요, 명예를 갖는 것은 많이 갖는 것이며, 건강을 갖는 것은 전부를 갖는 것이다' 라고 할 수 있을 것이다.

바르지 못하게 번 돈이거나 아첨하고 줄서기 잘해서 가진 권력이거나 남을 속여서 가진 명예라면 더 말할 필요도 없다. 그까짓 것은 조금도 가진 것이 아니고 그것에 목숨 걸 정도로 혈안이 될 이유도 없다. 오히려 그런 사람일수록 일찍 죽거나 병 속에서 헤맬 확률이 높다. 그러므로 돈, 권력, 명예를 못 가졌다 하여 불공평하다 할 것이 없다. 그런데 남으로부터 빼앗을 수도 없고 준다고 가질 수도 없는 것이 있는데 그것이 바로 건강이다. 건강을 잃고 나면 그야말로 돌이킬 수 없고 이것이야말로 불공평한 것이다.

의학의 발달은 인간의 평균수명을 연장시켰고 앞으로도 더 연장시킬 것이다. 그러나 백 년, 이백 년 전에도 110세 이상을 산 사람은 있었다. 달리 말하면 평균수명이 늘어났다고 해서 개개인 모두가 똑같이 오래 살 수 있다는 의미는 아닌 것이다. 그런데도 마치 평균수명의 연장이 누구에게나 장수를 보장해 주는 것인 양 받아들이는 경우가 많은데, 이것은 매우 잘못된 생각이다.

혹자는 "이 나이에 얼마를 더 살겠다고, 자식들에게 부담을 주지 않기 위해서라도 때가 되면 빨리 죽어야지…"라고 농담처럼 말하기도 한다. 그러나 의학의 발달로 이제는 죽고 싶다고 하여 마음대로 죽을 수도 없는 세상이 되었다. 이젠 더 이상 '병＝죽음' 의 등식도 성립되지 않는다.

팔다리를 움직일 힘이 없어 목욕이나 용변을 보는 것조차 나른 사람의 도움을 받으면서 5년이고 10년이고 더 사는 게 무슨 의미가 있겠는가? 그것은 때론 죽음보다 더한 고통을 의미한다. 그래서 고령화시대가 누구에게나 반드시 좋은 것만은 아니다. 고령화시대는 오히려 우리를 이렇게 우울하게 하고 있다.

이제 우리의 마음을 달리 채찍질해야 한다. 중년이 되어 돈도 벌었고 지위도 높아졌다고 하자. 그러나 병이 들어 자신의 몸 하나 제대로 가누지 못한다면 그동안 애써 가진 돈이며 권력이며 명예가 무슨 소용이 있겠는가?

남처럼 못 가졌다고 애태울 것 없다. 가진 것, 못 가진 것은 모두 마음에 달렸으니 말이다. 남처럼 비싼 음식점에 못 간다고 서글퍼 할 필요도 없다. 값싼 푸성귀와 과일, 곡물들이 건강에는 최고다. 값비싼 골프를 못 치고 헬스클럽에 못 다닌다고 섭섭하게 생각할 것도 없다. 학교 운동장이나 좁은 길이라도 일주일에 3~4일, 20~30분간 달리기만 하면 건강을 위한 보증수표가 생기니까 말이다.

얼마나 오래 사느냐보다 사는 날까지 사랑하는 사람과 함께 화초에 물을 주고, 어린 손자들에게 이런저런 재미있는 옛날 이야기 들려주고, 남을 위해 조그마한 일이라도 베풀며, 가까운 조국산천 어디든지 갈 수 있는 마음과 체력을 유지할 수 있는 건강한 후년의 인생이야말로 젊어서 누리는 그 어떤 부귀영화와도 비교할 수 없는 즐거움이며 행복이다.

중학교 동창회 날이다. 3년 전 동창회에서 만난 친구의 어깨는 축 늘어져 있었고 걸음걸이도 힘이 없었다. 그런데 오늘 그 친구의 모습에서는 3년 전의 모습을 찾아볼 수가 없다. 팽팽한 근육하며 당당한 자세, 얼굴의 주름살도 없어졌고 마음도 여유가 있어 보인다. 도대체 그 비결이 뭘까? 그와는 달리 자신은 조금만 움직여도 3년 전에 비하면 무척이나 숨이 차다. 겉모습도 3년 전에 비해 부쩍 늙은 것 같은 기분이 든다. 이래서는 안 되겠다는 생각이 마음을 채찍질한다. 이제라도 발상을 바꿔야한다. 지금도 결코 늦지 않았다. 늦었다고 생각할 때가 가장 빠른 때이다.

저승사자에게 이렇게 말하자

요즘에는 환갑잔치를 하지 않는 가정이 많다. 그만큼 수명이 연장되었다는 의미일 것이다. 그러나 주위를 살펴보면 의외로 K씨처럼 사랑하는 아내와 자식들을 남겨둔 채 일찍 세상을 등지고 마는 사람이 너무나도 많다.

다행히 우리는 아직 살아 있다. 그러나 어쩌면 우리도 답답한 병실에 갇혀 흰 벽만을 쳐다보며 여생을 보내게 될지도 모른다. 그러면 우리의 가족들은 매일 병원에서 살다시피 하며, 보호자용 의자에서 몸을 쭈그리고 잠을 자게 될 것이다.

그 때 우리는 어떤 생각들을 하게 될까? 나 때문에 고생하는 가족들에 대한 미안함, 미리미리 건강을 챙기지 못한 것에 대한 아쉬움, 이렇게 그냥 죽는 건 아닐까 하는 두려움….

달력의 나이는 잡을 수도 없고 잡히지도 않는다. 달력의 나이는 겉잡을 수 없이 지나가게 마련이다. 그러나 마음의 나이, 육체의 나이는 어느 정도 잡을 수도 있고 연장할 수도 있다. 후년을 전혀 생각하지 못한 그동안의 삶이 얼마나 무지몽매하였는가에 대한 후회는 묻어 두기로 하자. 이제라도 깨닫게 된 것이 얼마나 다행인가를 감사하자.

필자도 누구 못지 않게 건강에는 자신 있다고 생각했는지라, 지난 몇 년 동안 무엇이 중요한지도 모르고 남보다 1시간 일찍 출근하여 열심히 일했고, 저녁이면 회식이다 해서 삼겹살 집으로 향했다. 지금 생각해 보면 건강문제는 뒷전으로 하고 참으로 어리석은 시간을 보낸 것 같다.

그런 생활을 계속하면서 조금만 빨리 움직여도 숨이 차는 등 건강이 안 좋아졌다는 생각을 하긴 했지만, 시간이 없다, 운동이 귀찮다 하여 건강 돌보기를 소홀히 했다. 그러던 중 주위 사람의 권고로 종합건강검진을 받았는데, 얼마간은 예측했었던 일이지만, 결과는 가히 충격적이었다. 고혈압(170/100mmHg), 심비대중, 동맥경화증, 고지혈증 등의 엉망진창의 상태였다. '어느 정도 알 만한 사람이 어쩌다 이 정도까지 되었느냐' 하는 의사의 말에 지난 몇 년 동안의 생활에 대한 회한이 밀려왔다. 검사 결과, 바른 생활을 찾아야겠다는 의지가 지금 이 글을 쓰도록 만들었다고 하겠다.

그 후 약물치료와 더불어 식생활을 개선하고 꾸준히 운동을 하면서 마음의 여유를 갖도록 노력했다. 그 결과 2년 반 정도가 지나서는 혈압이 135/75mmHg으로 내려갔고, 피부도 팽팽해지고, 검버섯도 서서히 사라져가는 게 아닌가? 더욱 나에게 확신을 주는 것은 한강 반포대교에서 동작대교를 조금 넘어서면 있는 2km가 되는 한강둔치 달리기 코스를 젊은 사람들과 함께 왕복으로 제법 빠르고 신나게 달릴 수 있다는 것이다. 나는 이제 적어도 일주일에 3~4일은 가까운 학교운동장이나 한강둔치 달리기 코스를 달리지 않고는 못 배길 정도가 되었다. 가끔 늦은 저녁 한강둔치 가로등 밑을 달릴 때는 그 어느 때보다 가슴이 벅차오르고 달리는 보람을 크게 느끼곤 한다.

나의 이러한 변화는 가족들에게도 큰 변화를 가져다 주어, 가족 모두가 달리기를 좋아하게 되었다. 언제나 함께 신나게 달리는 나와 아내는 서로 "젊은 오빠, 동생"이라고 불러주게 되었으니, 이보다 더 기분 좋은 일이 어디에 있겠는가!

앞서 언급했듯이 인간은 산술적으로는 120년 동안 살 수 있는 능력을 가지고 있다. 그러나 한국인의 평균수명은 남자가 71.7세, 여자가 79.2세에 불과하다. 더구나 일생 중 남자는 7.3년, 여자는 12.7년을 각종 질병으로 생활에 제한을 받으며 살아가는 것으로 나타났다.

왜 우리는 우리에게 주어진 삶을 다 살지 못하는가? 왜 우리는 질병으로 10년, 또는 15년을 헤매야 하는 것인가? 이 모든 것은 우리 스스로가 빨리 늙기를 작정하고, 병에 걸리기를 재촉하고 있기 때문이다.

신체가 노화되면 병에 걸리기 쉬운 신체구조로 망가져 버리고 망가진 신체구조는 다시 노화를 촉진시킨다. 즉 '노화→병→노화→병→노화'의 순환이 빠르게 촉진되는 것이다. 우리가 이러한 악순환을 그대로 자연스럽게 받아들여야 할 이유는 전혀 없다.

약관弱冠의 스무 살이 언제였던가? 불혹不惑의 마흔 살도 눈 깜박할 사이에 지나가고 지명知命의 쉰 살에 접어들었는가 했더니 어느새 환갑이다. 이렇게 나이를 먹어갈수록 저승사자는 호시탐탐 우리를 데려가려고 하고 있다. 그때마다 이렇게 말하자. 나이 육십에 저승사자가 데리러 오거든 지금 마음도 육체도 건강하니 내 인생은 육십부터라고 말하며 돌려보내자. 칠십에 데리러 오거든 세상으로부터 받은 은혜를 되돌려주기 위한 준비를 하느라 바쁘다고 말하며 돌려보내자. 팔십에 데리러 오거든 이 세상에 돌려줄 것들이 아직도 많이 남아 있으니 너무 재촉하지 말라고 말하며 돌려보내자. 구십에 데리러 오거든 아직도 고향산천의 가봐야 할 곳들이 많이 남아 있다고 말하며 돌려보내자. 백살에 데리러 오거든 이제야 겨우 세상의 이치를 조금이나마 알게 되었으며 아직도 배워야 할 것이 너무 많이 남아 있다고 말하며 돌려보내자. 백 십에 데리러 오거든 이제 인생의 마침표를 멋지게 찍을 시간을 달라며 돌려보내자. 이처럼 고비고비마다 끈질기게 우리를 데리러 오는 저승사자를 잘 타일러 보낼 수 있도록 미리미리 모든 준비를 해 두자.

원시인도 성인병에 걸렸을까?

60세 이전에 죽는 사람,
100세를 누리는 사람, 무엇이 다른가?

인간은 충분히 100년 이상을 살 수 있는 존재임에도 불구하고 어째서 K씨는 50세를 겨우 넘긴 나이에 죽어야만 했을까?

인간의 유전자 중 99%는 출생할 당시, 모두 건강하게 태어나도록 프로그램되어 있다. 따라서 질병의 원인이 되는 유전자는 건강하게 태어날 수 없는 단지 1%인데, 이를 찾아 미리 치료하려는 인간의 노력이 바로 인간 유전자 프로젝트 *Human Genome Project* 이다.

그런데 건강하지 못한 유전자에 의한 질병도 젊은 나이에 생기는 것은 극히 드물고, 대체로 나이가 많이 들어서 발병하게 되는 것이 보통이다. 그리고 나이가 든다 해서 무조건 질병이 발생하는 것이 아니라 개인의 노력에 따라 질병의 발생 시기를 훨씬 지연시킬 수 있다. 즉 질병으로 고통을 받는 사람들은 건강하지 못한 유전자를 가지고 태어났기 때문이라기보다, 그러한 유전자가 빨리 작동할 수 있도록 신체의 환경을 만들었기 때문이라고 하는 것이 옳다. 이런 의미에서 건강한 삶을 살기 위해 가장 중요한 것은 결국 개인의 생활습관이라고 할 수 있을 것이다.

우리의 유전자 속에는 우리가 어떻게 살아가야 하는가에 관한 삶의 계획이 입력되어 있다. 그런데 그 옛날 조상들의 유전자에 입력된 삶의 계획이 오늘에 와서 달라졌을까? 그렇지 않다. 지금 우리 몸을 작동시키는 유전자의 계획은 우리 조상의 유전자 계획과 똑같다. 현대를 살아가는 우리의 유전자 속에는 과거 수백만 년 동안 산과 들을 뛰어다니며 야생동물과 자연의 식물을 수렵·채집하여, 그것을 먹을거리로 삼아 생명을 유지하던 조상들의 생활습관이 그대로 녹아 있다. 이렇게 기나긴 세월을 걸쳐 형성된 유전자 속의 삶의 계획이 새로운 생활습관에 의해 바뀌기란 여간해서는 쉬운 일이 아니다.

예를 들어 태초의 유전자 계획에는 음식물을 불에 익혀 먹도록 되어 있지 않았다. 인간이 불을 발견한 50만 년 전까지는 생식生食을 하였으나, 불을 발견하면서부터 비로소 음식물을 익혀 먹기 시작하였다. 인간은 여기서부터 유전자의 계획을 거역하기 시작한 것이다.

그리고 현대 산업사회에 접어들면서 인간의 삶은 급속도로 변하고 있다. 과거 수만 년에 걸쳐 일어났을 생활습관이 하루아침에 크게 변화되고 있는 것이다. 유전자 속의 삶의 계획은 변함이 없는데 생활습관은 하루가 다르게 급속도로 변화하고 있으니, 우리의 유전자는 갈팡질팡할 수밖에 없다. 이처럼 유전자 계획과는 동떨어진 삶을 살려고 하면서 건강을 기대한다는 것은 마치 궤도를 이탈한 기차가 맨땅 위에서도 힘차게 달리기를 기대하는 것과도 같은 것이다.

결국 타고난 건강은 유전자에 의해 결정되지만 태어난 이후의 건강문제는 얼마만큼 유전자 속 삶의 계획에 충실하게 사느냐에 따라 달라지게 된다. 그래서 건강문제를 다루려면 우리가 유전자 계획에서 얼마만큼 벗어난 삶을 살고 있는가에 대한 것부터 살펴보아야 한다. 그럼 먼저 우리의 조상들이 수백만 년간 살아온 생활습관에 대해서 살펴보자.

조상들의 생활습관은 어떠했을까?

조상들의 생활습관은 대체로 다음과 같이 추정된다.

- 조상들은 산과 들에서 각종 나무 열매들과 잎사귀, 풀뿌리, 나무 껍질 등을 구해 겨우 배를 채웠을 것이다. 더욱이 소금이나 설탕은 물론 지방질과 단백질이 풍부한 동물성 식품을 구하기란 매우 어려웠을 것이다. 대신 자연의 생수는 마음껏 마셨을 것이다.
- 조상들은 초근목피를 구하려고 산으로 들로 머나먼 길을 헤매면서 때때로 힘이 세고 날렵한 짐승들과 만나 싸워야 하는 사냥꾼이었을 것이다.
- 조상들은 오염되지 않은 자연환경에 순응하면서 단순하고 소박하게 살았을 것이다.
- 조상들은 의학 등 문명이 발달되지 않은 가운데 여러 가지 외상과 전염성 질병 등을 가장 두려워하면서 살았을 것이다.

그래서 조상들은 다음과 같은 나름대로의 생활방법을 터득했을 것이다.

- 조상들은 배불리 먹는 것이 최고의 만족이었을 것이며, 특히 소금이나 설탕, 지방질, 단백질이 들어 있는 먹을거리가 생기면 가능한 많이 먹어두는 것이 현명한 일이었을 것이다.

- 조상들은 초근목피를 구하기 위해 산과 들로 헤매면서 짐승과 싸우거나 도 망칠 수 있는 강인한 체력이 필요했을 것이다.
- 조상들은 서로 아끼고 정을 나누면서 살아갔으며 복잡한 인간관계의 갈등 과 좌절, 분노 같은 감정을 느낄 필요가 없었을 것이다.
- 조상들은 고혈압, 당뇨병, 심근경색증, 뇌졸중 등의 성인병으로 죽어간 것 이 아니라 굶주림, 천재지변, 독사ㆍ맹수 등에 의한 희생, 출산이나 각종 전 염병 등으로 일찍, 그리고 집단으로 죽어갔을 것이다.

그러나 분명한 것은 조상들의 수명이 비록 현대인과는 비교가 되지 않을 정도 로 짧았더라도 '노화→성인병→노화→성인병'의 악순환을 되풀이하면서 죽 어가지는 않았다는 점이다.

현대인의 생활은 조상들의 생활과 어떻게 다를까?

어쨌든 조상들은 유전자 속에 입력되어 있는 삶의 계획대로 기나긴 세월 동안 생활환경에 순응하면서 살아왔다. 그렇다면 이러한 유전자 계획을 그대로 물려 받은 현대인들의 생활은 어떠할까? 오늘날 우리들의 생활습관이 과거 조상들의 생활습관과 어떻게, 얼마나 다른지 살펴볼 필요가 있다.

첫째, 식생활이 어떻게 다른가?

조상들에게 있어서 가장 큰 만족이 배불리 먹는 것이었듯이, 현대인들도 배불 리 많이 먹으려 하는 점은 조상들과 다르지 않다. 더욱이 현대인들은 조상들이 마음대로 구할 수 없었던 소금이나 설탕, 지방, 단백질 등을 그들과 비교할 수 없 을 만큼 많이 먹고 있다. 반면에 조상들이 주로 먹었던 나무열매(과일)나 푸성귀

(야채), 자연수는 상대적으로 거의 먹지 않는 것과 다름없이 되었다. 따라서 그러한 먹을거리 속에 풍부하게 들어 있는 비타민과 무기질, 그리고 섬유질의 섭취가 부족하게 되었다. 또한 식품산업의 발달로 가공합성 식품을 많이 먹게 됨으로 인해서 과거에는 상상도 할 수 없을 정도로 많은 독소들이 몸속으로 들어오고 있다. 이러한 삶은 우리 유전자 속에 입력되어 있는 삶의 계획과는 전혀 다른 것이기 때문에 우리의 유전자는 매우 고통스러워하고 있다.

누구나 하루도 빼놓지 않고 음식물을 섭취한다. 하루 3회 식사를 60년 동안만 한다고 계산해도 식사횟수는 무려 6만 5천 회가 넘게 된다. 하루에 평균 1kg의 음식을 먹는다면 일생 동안 무려 22톤이 넘는 음식물이 입을 통해 몸에 들어오는 것이다. 실로 엄청난 양이 아닐 수 없다. 그런데 현대인들이 먹는 음식은, 그 양적인 면에서는 물론 질적인 면에서도 조상들이 먹는 음식과는 비교가 되지 않는다. 조상들의 유전자를 그대로 물려받은 현대인의 체질은 조상들의 체질과 다를 바가 없을 터인데 먹는 것의 양과 질이 크게 다르니, 식생활이 건강에 미치는 결과도 다를 것은 자명한 일이 아닐 수 없다.

둘째, 신체활동은 어떻게 다른가?

조상들은 본래 먹을거리를 찾아 산과 들로 달리면서 힘센 짐승들과 싸워야 하는 사냥꾼으로서 강인한 체력을 갖고 있었다. 그러나 현대인은 기계화와 자동화된 생활 속에서 운전자, 작가, 구경꾼과 같은 삶을 살게 됨으로써 조상들과는 비교조차 할 수 없을 만큼 적은 신체활동을 하게 되었다. 이 또한 우리의 유전자에 입력되어 있는 삶의 계획과는 전혀 다른 삶이다. 우리의 유전자는 그 옛날 강인한 체력으로 다져진 사냥꾼처럼 움직여 주기를 몹시 갈망하고 있다. 누구나 신체활동이 적으면 그만큼 체력이 약해지고, 신체기관의 기능도 약화된다는 것쯤은 알고 있다. 신체활동의 양이 다르면 그 결과도 다를 수밖에 없다.

셋째, 마음가짐이 어떻게 다른가?

조상들은 친인척끼리 형성한 소규모집단 속에서 살았다. 서로 물고 뜯으면서 내가 너보다 잘나야 하고, 네 것을 내 것으로 만들어야 한다는 욕심 같은 것 없이 서로를 소중하게 여기고 아끼면서 살았다. 이에 반해 현대인들은 무한경쟁·핵가족 사회에서 지나친 욕심과 집착으로 서로 물고 뜯으면서 곳곳에서 좌절, 갈등, 압박 등으로 인한 분노와 불안 등의 감정에서 벗어나지 못하는 삶을 살고 있다. 이 또한 우리의 유전자 속에 입력되어 있는 삶의 계획과는 전혀 다른 삶이다.

우리의 유전자는 욕심 없고 순박한 조상들의 마음 그대로 살 수 있는 사회환경을 간절히 바라고 있다. 그러한 간절한 바람을 외면한 좌절과 갈등, 분노와 불안 등의 감정은 그대로 신체의 기관들에 끊임없이 전달되어 심장박동을 빠르게 하고 혈압이 오르게 하며 장기들을 긴장시키고, 면역세포를 줄어들게 한다. 이러한 현상이 많으면 많을수록 신체기관은 그만큼 많은 상처를 입게 되는 것이다.

위의 세 가지 측면에서 살펴보았듯이 조상들의 유전자를 그대로 물려받은 현대인은 유전자 속에 입력된 삶의 계획에서 조금씩 벗어남으로써 건강상태 또한 조금씩 정상에서 벗어나기 시작했다. 이렇게 정상에서 조금씩 벗어나기 시작하여 어느 한계점을 넘어서게 되면 나이와 관계없이 당뇨병, 동맥경화증, 고혈압, 협심증 등의 성인병이 발생하여 뇌졸중, 심근경색증, 암 등으로 죽게 되는 것이다.

건강관리는 늦어도 30대부터 시작해야 한다. 신체기관은 대체로 20세를 정점으로 하여 30세까지 누구나 거의 비슷하게 성장·발달하지만 30대부터는 정체기에서 노화기로 접어들어가며 또한 이때부터 개인의 생활방식도 크게 달라지기 때문이다. 그러므로 30대부터 40대까지는 건강관리 예방기로 운동과 영양섭취 등 건전한 생활을 통해 노화를 지연시켜 신체기능을 유지해야 한다. 그리고 50대부터 60대까지는 본격적 예방기로 노화에 대해 철저한 예방책을 마련하여 적극적으로 대처해야 한다. 또한 그 이후에는 무엇보다도 젊게, 그리고 건강하게 살자는 마음가짐과 행동의 여유를 갖는 것이 필요하다. 어쨌든 몸관리를 잘못하여 그대로 방치하면 건강상태는 급격히 악화되지만 나이가 젊을수록 잘만 관리하면 빠르게 개선·회복될 수 있다. 즉 건강관리는 예방이 최선이며, 그것만이 후년의 건강을 보장해 주는 것이다.

여기서 잠시 성인병이란 용어에 대해서 알아보자. 대략 50여 년 전만 해도 평균수명이 지금에 비해 상당히 짧았다. 그와 비례하여 성인의 나이도 일찍이 찾아와 그 시기 중년에 이른 사람들에게 당뇨병, 고혈압, 동맥경화, 심근경색증, 뇌졸중, 암 등의 질병이 많이 발생하였는데, 이러한 질병들은 연령과 밀접한 관계가 있기 때문에 성인병이라고 부르게 된 것이다. 즉, 성인병은 '성인이 되어 걸리는 질병'을 가리키는 말이다.

그러나 오늘날은 평균수명이 50년 전에 비해 많이 연장되어 고령화 시대가 되었다. 그에 따라 중년이라는 나이 기준도 과거와 달라졌다. 더구나 과거와 달리 오늘날에는 성인병이라 불리던 질병들이 나이와는 별로 상관없이, 젊은 사람들에게도 많이 발생하고 있으며 앞으로는 더욱 그러할 것으로 예상되기 때문에 더 이상 성인병이란 말은 적당치 않다. 대신 앞서 말한 각종 질병들은 나이보다 생활습관과 밀접한 관계가 있으므로 '생활습관병'이라고 하는 것이 보다 정확한 표현일 것이다. 이는 이미 많은 학자들이 사용하는 용어이기도 하다.

여기서 하나 덧붙이면 질병의 발생은 질병발생 요인들의 합(+)이 아니라 곱(×)의 원칙에 의한다는 것이다. 예를 들어 관상심장질환 발생의 위험률은 흡연자가 비흡연자보다 2.5배, 고혈압이 정상혈압보다 2.1배, 고콜레스테롤이 정상콜레스테롤보다 2.4배 높은데 이 세 가지 요인들을 모두 가진 사람의 관상심장질환의 발병률은 7(2.5 + 2.1 + 2.4)배가 아니라 12.6(2.5 × 2.1 × 2.4)배라는 것이다.

내 수명은 내가 결정한다

'인명人命은 재천在天이다'라는 말이 있다. 이 말은 과학적으로도 옳은 이야기이기는 하다. 우리는 유전자에 입력된 대로 살 수밖에 없기 때문이다. 그래서 생명공학자들은 유전자에 기록된 질병의 원인을 찾아 제거하려는 연구를 계속하고 있다. 그러나 질병의 원인을 알아내려고 유전자 연구를 하면 할수록 유전자보다는 개개인의 생활습관이 질병에 훨씬 더 큰 영향을 미친다는 사실들이 속속 밝혀지고 있다. 다시 말해 유전자는 생리적 기본특성을 규정할 뿐이며, 건강은 주로 생활습관에 의해 좌우된다는 사실이 밝혀진 것이다. 그렇다면 더 이상 '인명은 재천'이 아니라, '인명은 재인在人'이라고 해야 옳지 않을까(3장 p.213 참조)?

자신의 생활습관이 옳은가 그른가는 자신만이 알 수 있고, 자신만이 결정할 수 있는 것이다. 그럼에도 불구하고 대부분의 사람들은 자신의 생활습관이 옳은 것인지 그른 것인지를 알려고 하지도 않고, 옳은 방향으로 바꾸려 하지도 않는다. 왜 그럴까? 아마도 오래된 생활습관을 고치기 어렵기 때문일 것이다. 게다가 건강관리에 대한 정보가 홍수처럼 쏟아지고 있어 어떤 것을 선택해야 할지도 판단하기 어렵게 되었다.

　인간은 근본적으로 게으른 존재이다. 실제로 이런저런 일들로 바쁘기도 하고, 또한 습관을 고치고자 하는 의지도 부족한지라 '당장 어떻게 되는 것도 아닌데!'라고 생각하면서 하루하루를 보내게 된다. 게다가 건강한 삶을 위해 필수적으로 제공되어야 할 올바른 정보의 부재도 큰 문제이다. 수많은 건강관련 서적과 정보가 제공되고 있지만, 실제로 우리에게 제대로 도움을 줄 만한 것은 의외로 많지 않은 것 같다. 건강관련 서적들 가운데는 지극히 단편적인 지식만을 전달하거나, 한 권으로 모든 문제의 해결사 역할을 다하는 것처럼 호도되는 것들도 있다. 그래서 독자들은 나무는 보지만 숲을 보지 못하는 우를 범하는 경우가 많다. 건강문제는 여러 가지 요인들이 복합적으로 연관되는 것이므로 어느 한 가지 측면만으로는 해결될 수 없는 것인데도 말이다.

　더구나 정보의 홍수 속에서 쉽게 휩쓸리는 대중들의 심리를 악용하는, 과학적 근거와 정당성을 갖지 못한 정보들도 무분별하게 범람하고 있다. 이러한 잘못된 정보들은 우리들의 건강에 도움이 안 되는 것에 그치는 것이 아니라, 오히려 크나큰 해악을 미치게 된다.

　건강한 삶을 위한 왕도는 없다는 점을 항상 명심해야 한다. 사실 우리는 누구나 어떻게 해야 건강을 유지할 수 있는지를 알고 있다. 다만, 알고는 있되 실천하지 않는 것이 문제이다. 이는 알기는 알되 어설프게 알고 있기 때문이 아닐까 싶다. 어설프게 알고 있기 때문에 실천하려는 의지의 동기화가 부족한 것이다. 보다 많은 것을 정확하게 알게 되면 올바른 생활습관을 실천하려는 의지는 강화될 것이다.

　우리는 스스로에 대하여 그리고 가족에 대하여, 나아가 이 사회에 대하여 건강한 삶을 영위해야 할 의무와 책임을 지고 있다. 이러한 의무와 책임의 이행은 건강에 관한 정확한 지식과 건강한 삶에 대한 의지에 달려 있는 것이다. 따라서 병에 걸려 스스로 고통의 늪을 헤맬 뿐만 아니라, 가족까지 황폐하게 만들지 않기 위해서는 스스로 적극적이고 능동적으로 건강관리를 해야 한다.

이제 우리 사회는 고령화 시대를 맞이하였다. 세월이 흐르면 몸이 허약해지며, 무기력해지고, 아픈 데가 많아지는 것이 당연한 일이라고 받아들이는 것은 잘못된 생각이다. 건강을 지키는 길은 나이와는 별로 상관이 없다. 이제는 '한 살 더 먹는' 생일 파티가 아니라 '한 살 젊어지는' 생일 파티를 해야 할 때이다.

저승사자가 끈질기게 우리를 데리러 올 때마다 아직 갈 때가 아니라는 것을 증명해 보여야 한다. 저승사자는 쉽게 속아넘어가지 않는다. 저승사자에게 확실한 뭔가를 보여주어야 한다. 늘씬하고 탄탄한 두 다리, 근육질의 팔뚝, 강하게 요동치는 심장, 이렇게 성성한 젊음이 아직도 몸 안에 가득하다는 사실을 자신 있게 보여주어야 한다. 그러면 저승사자는 "아이고 번지수가 틀렸군" 하고 머리를 긁적이며 돌아가게 될 것이다.

실천은 오직 자신만이 선택할 문제다. 그리고 선택의 첫걸음은 '정확히 아는 것'에서부터 시작된다. 우리는 흔히 작은 것들을 잊고 산다. 그러나 건강에 관한 작은 것을 소홀히 하고서는 아무것도 얻을 수 없다. 이 세상에서 노력 없이 얻을 수 있는 것은 아무것도 없지만 건강문제는 특히 그러한 것이다. '건강은 건강할 때 지켜야 한다'는 평범한 진리를 소중히 여겨야 한다.

이 책에서는 건강에 관한 편향성 지식이 아니라, 기본적인 해부·생리·병리에서부터 응용 실천방법에 이르기까지 광범위한 지식을 전하면서 귀찮을 정도로 실천을 강조할 것이다. 그 첫 단계로 다음 2장에서는 살아 숨쉬는 날까지 함께 하는 것이지만, 우리가 너무도 모르고 있는 '인간의 몸'에 대해 자세히 알아보자.

아는 만큼 얻는다

매년 수없이 많은 의사들이 배출되고 병원 수도 날로 늘어나고 있다. 그런데도 환자들은 단 몇 분간 의사를 만나기 위해 많은 시간을 기다려야 한다. 그리고 의사의 처방전에 따라 약국에 가서 이름도 모르는 약을 구하여 시간에 맞춰 먹으면서 병이 낫기만을 기다린다. 의사로부터 왜 이러한 병이 생겼는지, 앞으로 어떻게 해야 그 병이 빨리 나을 수 있는지, 또 재발하지 않도록 하는 방법들이 무엇인지 등은 전혀 듣지 못한 채 병원 문을 나서는 것이다. 그래서 환자는 의사의 무성의를 불평하지만 의사들은 많은 환자들을 대해야 하기 때문에 환자들에게 일일이 설명할 시간이 없다는 그들 나름대로의 고충을 토로한다. 결국 날로 증가하는 의사와 병원의 수도 환자의 수를 따라가지 못하고 있다는 점이 문제인 것이다.

우리 몸은 자연 치유력을 가지고 있다. 외상으로 인해 중태에 빠졌거나 암 같은 중병이 진행되지 않는 이상, 의사의 치료도 중요하지만 자연 치유력을 높이는 것이 무엇보다 중요하다. 다시 말해 의사의 치료만이 능사가 아니라는 것이다.

의사의 힘으로 병을 고친다는 것은 전체의 1/3에도 못 미친다고 보아야 한다. 2/3 이상은 환자 자신이 자연 치유력을 강화시킴으로써 보다 빨리 치료할 수 있다. 더욱이 병을 사전에 예방한다는 것은 전적으로 개인의 자연 치유력을 강화시키는 것에 달려 있다. 질병은 바로 우리의 몸속에서 생기는 자신의 문제이다. 따라서 질병 발생의 원인과 대책을 알려면 먼저 우리의 몸에 대해서 알아야 한다. ‘적을 알고 나를 알면 백전 백승’ 이라는 말도 있지 않은가?

현대는 지식의 시대이다. 그래서 그런지 주위에는 컴퓨터며 자동차, 주식동향 등에 대해 전문가를 뺨치도록 잘 알고 있는 사람들이 많다. 그럼에도 불구하고 자신의 몸에 대해서 제대로 알고 있는 이는 의외로 드물다. 아예 관심이 없거나, 잘 알고 있다고 착각하고 있는 경우가 대부분이다. 늘 함께 하면서도 가장 무시당하고 소외당하는 것이 바로 자신의 ‘몸’ 이다. 뭔가 잘못되어도 한참 잘못된 일이다.

몸에 대해서 어느 정도 알고 있으면 우선 의사와 대화 나누기가 쉬워진다. 환자가 정확한 핵심을 짚어 물으면 의사는 아무리 바빠도 대답하지 않을 수 없으며, 환자는 의사의 짧은 설명을 듣고도 그 의미를 이해할 수 있게 되기 때문이다. 그러나 몸에 대해서 알지 못하면 의사가 아무리 설명해도 그 의미를 알 수가 없다.

그리고 몸에 대한 지식은 수많은 건강관련 정보 중 올바른 것을 선별할 수 있는 능력을 키워준다. 요즘 TV나 신문을 보면 어처구니없는 내용의 건강관련 광고들이 제법 많다. 이런 광고들을 보면 과학적인 근거가 전혀 없거나 근거가 있다고 하더라도 그 근거에 의한 효과는 눈곱만큼에 지나지 않는 것이 수두룩하다. 눈곱만한 것을 가지고 황소 눈처럼 부풀리고 있는 것이다.

광고는 대체로 어떡하든 이로운 점만을 내세우고 해로운 점은 숨기는 것이 일반적이다. 그런데 해로운 70~80%를 외면하고 단지 20~30%에 지나지 않는 이로운 점에 현혹되는 우매한 사람들이 우리 주변엔 너무도 많다. 우매함은 알지 못하는 데서 오는 결과이다. 필자가 "그건 아닌데… 너무 엉터리잖아…" 하고 답답해 하면서 본 광고들은 대부분 얼마 지나지 않아 그 부작용에 관한 기사들이 여기저기에 실리는 경우가 많았다. 그러나 그 중에는 그 부작용이 알려지지 않고 넘어가는 것이 훨씬 더 많았을 것이다.

그런가 하면 건강관리를 위해 '이렇게 해라, 저렇게 해라' 는 내용의 공영매체 정보들을 흔히 접하게 된다. 그런데 문제는 그 내용에 일관성이 없는 것들이 있어 도대체 뭐가 뭔지 헷갈리는 경우가 많다는 것이다. 근본적으로 나이가 다르고 성장과정이 다르고 주변환경이 다른 사람들에게 동일한 내용을, 그것도 짧은 시간과 좁은 지면에 획일적으로 전달하는 행위 자체에 위험성이 내포될 수 있는 것이다.

필자의 요지는, 건강을 위한답시고 이런저런 약이나 단순한 건강정보에만 너무 의존하지 말고 먼저 자신이 자신의 몸에 대해서 알아야 한다는 것이다. 자신의 몸에 대해서 알면 지난날, 그리고 현재의 생활이 자신의 몸에 얼마나 큰 해악이 되었는가를 쉽게 알게 될 것이다.

K씨는 50대 초반에 심근경색증으로 사망했다. 그런데 우리는 단순히 K씨의 사망원인이 심근경색증이라는 사실만을 아는 데 그쳐서는 안 된다. 심근경색증이 발생하기까지의 여러 가지 복합적인 원인이 무엇이며, 그 원인을 예방할 수 있는 방법이 무엇인가를 보다 근본적으로 아는 것이 더 중요하다.

아마도 일반 독자들은 이 2장의 내용을 이해하는 데 다소 어려움이 있을 것이다. 왜냐하면 2장은 해부·생리·병리의 원리적인 규명으로부터 출발하기 때문이다. 그러나 원리를 알아야 적용하려는 마음이 생길 것이고, 원리를 바르게 적용할 때 효과도 그만큼 크며, 실천의 의지도 강화된다. 그래서 이 책은 독자들이 원리를 싫어하는 것을 알면서도 그 원리를 고집스럽게, 하지만 최대한 쉽게 다루려고 하였음을 밝혀둔다.

어쨌든 배우고 알려는 노력 그 자체만으로도 5년은 더 건강한 뇌를 유지할 수 있을 것이다. 그리고 왜 도시에 사는 사람들은 특히 녹황적색 채소를 많이 먹어야 하는지, 왜 나이가 들수록 비타민 B, C, E와 같은 보조식품이 필요한지, 운동은 왜 해야 하는지와 같은 몇 가지 상식만 알고 실천해도 5년은 더 건강을 유지할 수 있을 것이다.

인간의 몸은 정교하면서도 엉터리로 만들어졌다

　　우리의 몸은 단순하게 보일지 모르지만 인간이 만든 그 어떤 창조물과도 비교할 수 없을 정도로 정교하게 설계되어 있다. 예를 들어 인간의 뇌는 어린 시절 산길을 가다가 뱀을 보고 놀랐던 사실을 저장해 두었다가 수십 년이 지난 후에도 반사적으로 기억해 낸다. 이보다 더 정확하고 빠른 컴퓨터를 본 적이 있는가?

　　그리고 우리의 심장은 일생을 80년으로 할 경우 잠시도 쉬지 않고 1분에 적어도 65~70회, 평생 30억 회 이상의 펌프질을 하여 전신에 혈액을 공급해 주고 있다. 이보다 더 강한 펌프를 본 적이 있는가?

　　인간의 뼈도 정교하기는 마찬가지다. 뼈들은 몸을 지탱해 주면서도 뼈 자체의 무게는 최소화하기 위해 관 모양으로 생겼으며, 같은 무게의 철근 기둥보다 더 튼튼하게 만들어져 있다. 또한 손상되기 쉬운 뼈의 말단 부위는 상대적으로 굵고 신경과 혈관들이 안전하게 지나갈 수 있도록 홈이 파여져 있다. 이보다 더 정교한 구조물을 본 적이 있는가?

　　호르몬 분비샘에서는 무엇을 먹어야 할까 하는 식욕에서부터 고통스러운 출산에 이르기까지 인체의 모든 조절기능에 관여하는 화학물질을 만들어낸다. 이보다 더 다목적인 화학공장을 본 적이 있는가?

그러나 한편으로 우리의 몸은 수없이 많은 결함과 약점도 가지고 있다. 예를 들면, 혈액의 수송망인 혈관의 구조는 콜레스테롤 등의 노폐물이 쉽게 쌓이도록 되어 있어 동맥경화증이 생기기 쉽고 지방덩어리가 혈관을 막아 심근경색증과 뇌졸중을 일으킬 수 있다. 그리고 우리의 입맛은 본래 건강에 좋은 야채와 과일, 곡류에는 별로 맛을 못 느끼고, 건강에 해로운 콜레스테롤이 많이 들어 있는 육류 등에 맛을 느끼게 되어 있으며, 직립보행하는 인간은 다른 동물들과는 달리 요통에 시달리게 되어 있다.

이처럼 몇 가지만 보아도 인간의 몸은 아주 정교하게 만들어졌지만, 한편으로는 믿기 어려울 정도로 엉터리로 만들어졌다고 할 수 있다. 그러나 조물주는 우리가 이런 결함과 약점을 스스로 보완하여 건강하게 살 수 있는 기회도 주었다.

질병을 피하고 노화를 지연시켜 무병장수를 원한다면 우선은 우리의 몸에 대해서 좀더 구체적인 의문을 가지고 제대로 알기 위하여 노력해야 한다. 우리의 몸을 잘 관리하고자 하는 실천의지는 그 다음의 문제다.

생명활동의 기본단위, 세포

세포는 생명 그 자체이다

우리의 몸을 구성하고 있는 기본단위는 무엇일까? 바로 세포이다. 세포는 신비로움을 지니고 있는 존재이다. 세포는 각각 독특한 기능과 형태를 이루고 있는데 같은 기능과 형태를 가진 세포들이 모여 뇌, 심장, 폐, 간, 근육 등의 조직을 이루고, 다시 여러 종류의 조직이 모여 기관들을 이룸으로써 우리 몸을 구성하게 된다. 이렇게 우리 몸을 구성하고 있는 모든 세포의 수는 무려 100조 개나 된다고 한다.

세포는 초고성능 현미경으로나 볼 수 있는 아주 작은 물질이고 크기와 형태, 기능이 천태만상이지만 모든 세포들은 공통적으로 마치 대도시와 같이 그 속에 모든 기능을 다 갖추고 있다. 〈그림 2-1〉처럼 모든 것을 지시·조절·통제하는 중앙통제소 기능의 핵, 생명활동의 근원물질이라고 할 수 있는 단백질을 합성하는 생산공장 기능의 리보솜, 리보솜에서 만들어진 단백질을 저장하는 저장고 기능의 소포체, 소포체에 저장된 단백질을 세포 밖으로 내보내는 수송 기능의 골지체, 세포의 모양을 유지하는 세포골격, 세포를 보호하는 세포막, 그리고 세포가 살아가는 데 필요한 에너지를 만들어내는 발전소 기능의 미토콘드리아 등이 갖추어져 있는 것이다. 또한 세포는 500여 가지가 넘는 물리적, 생화학적 반응을 통하여 질서정연하게 작용하면서 우리의 생명이 유지될 수 있게 한다.

우리가 아침에 넥타이를 매는 일련의 과정을 생각해 보자. 우선 어떤 색깔의 넥타이를 맬 것인가를 생각하는 것은 뇌신경세포의 몫이다. 그 다음 여러 가지 넥타이의 색깔을 구별하는 것은 눈의 망막에 위치한 시신경세포가 여러 가지 색

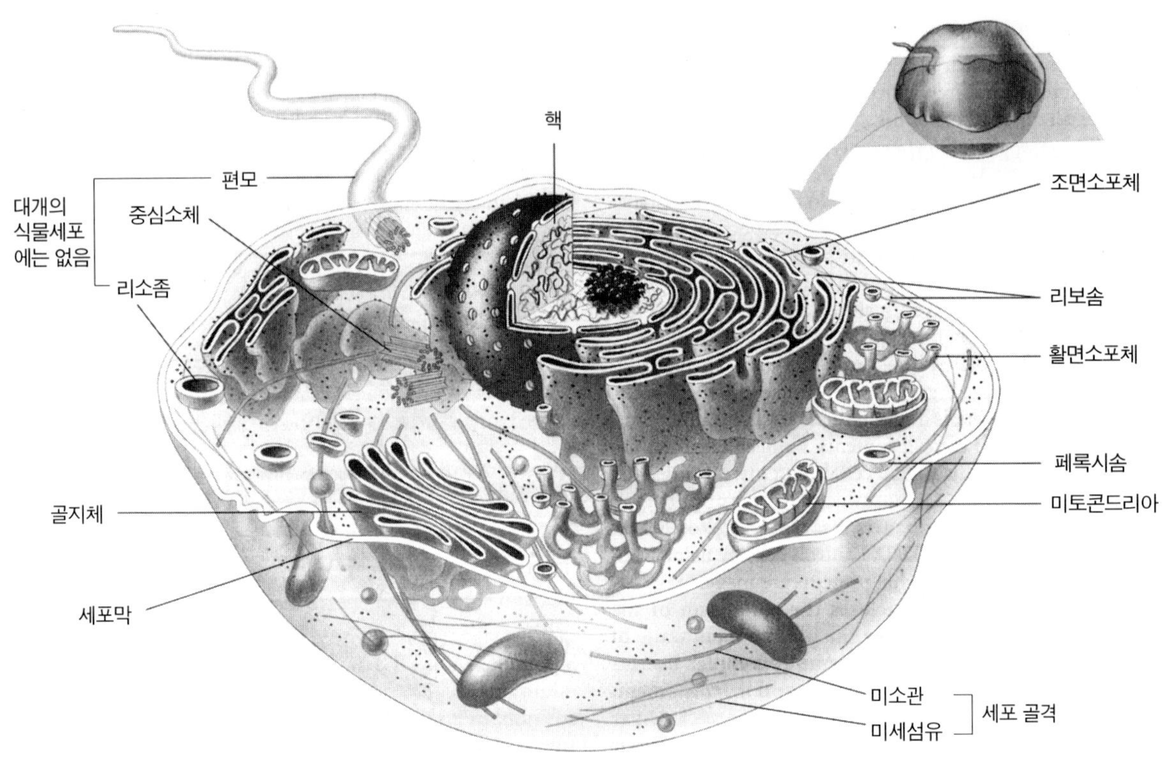

〈그림 2-1〉 세포의 일반모형

깔을 뇌신경세포에 전달해 주는 역할을 담당함으로써 가능한 것이다. 그러면 다시 뇌신경세포는 이를 판단·선택하여 그 내용을 뇌의 운동신경세포가 손의 근육세포에 지시하고 손의 근육세포가 작동하여 넥타이를 매는 것이다.

즉 넥타이를 매는 일련의 행위는 뇌신경세포와 시신경세포, 뇌의 운동신경세포, 그리고 손의 근육세포들의 합작에 의해서 이루어지는 것이다. 물론 이 때 다른 많은 세포들이 보조적인 역할을 담당하고 있지만, 이런 여러 가지 세포들이 하는 일들을 일일이 열거하자면 지금까지 알려진 것만 기술하여도 몇 권의 책이 될 것이다.

흔히 세포는 생명활동의 기본단위라고 하지만, 사실은 생명 그 자체라고 해도 지나친 말이 아닐 것이다. 세포들 가운데 가장 경이로운 것은 뭐니뭐니해도 여성과 남성의 몸에 있는 난자와 정자일 것이다. 남성의 몸에서 나온 정자세포 하나와 여성의 몸에 있는 난자세포 하나가 수정(결합)해서 또 다른 하나의 세포를 구성하는데 이것이 바로 생명의 시작이다. 이 세포가 자라서 두 개가 되고, 두 개가 네 개가 되고, 네 개가 여덟 개가 되고…. 이렇게 분열을 계속하여 아기가 태어나게 되는 것이다.

이러한 세포증식은 그 자체만으로도 놀랍지만, 더욱 놀라운 사실은 그 작은 수정란 안에 어마어마한 양의 정보가 저장되어 있다는 사실이다. 그 자그마한 생명의 조각 속에는 앞으로 태어날 아기의 머리색깔, 살결, 몸의 크기, 수명 등에 관한 암호가 기록된 정보가 들어 있다. 이 수정란에 저장된 정보를 분석할 수 있다면 장차 아기가 어느 정도 머리가 좋을 것인지, 어떤 질병에 걸리기 쉬울 것인지, 그리고 외모는 대체적으로 어떠하리라 하는 것까지 알 수 있을 것이다.

이러한 경이로운 사실을 완전하게 이해하려면 모든 것을 지시·조절·통제하는 중추역할을 하는 핵核 속의 DNA(Deoxyribo Nucleic Acid, 유전자)에까지 거슬러 올라가야 한다. DNA는 모든 생명체의 성장과 발달에 대한 기본적인 정보를 제공할 뿐만 아니라, 에너지를 사용하거나 외부의 자극에 반응하여 적응해 나갈 수 있는 모든 정보를 제공하는 기적의 물질이다.

다시 말해서 모든 세포 속에 들어 있는 DNA는 세포 자체가 어떻게 행동하고 무엇을 만들며, 무엇을 가까이 하고 무엇을 멀리해야 할 것인가 등을 설계하고 지시하는 우리 삶의 건축설계사에 비유할 수 있는 것이다.

한편 역시 핵 속에 들어 있는 RNA(Ribo Nucleic Acid, 리보핵산)는 건설업자에 비유할 수 있다. DNA는 설계만을 할 뿐 실제 건설은 모두 RNA에 맡겨져 있다. 예를 들면, RNA는 DNA의 청사진에 따라 아침상에 오른 생선 한 토막에서 단백질의 원료가 되는 20여 가지의 아미노산을 뽑아내어 분해한 후, 다시 인체에 필요한 단백질로 재조립한다(뿐만 아니라 RNA는 600가지 이상의 효소도 재조립 해 낸다). 이처럼 RNA는 DNA가 설계하여 지시한 것이면 아무리 유능한 건설업자도 감히 해 내지 못하는 숱한 과제들을 척척 수행해 내는 것이다.

여기서 우리는 이 이상 복잡한 내용까지 알 필요는 없다. 다만 우리가 건강하고 늙지 않으려면 100조 개나 되는 세포의 수가 유지되어야 한다는 점만을 기억하면 된다. 그런데 우리 몸속에서는 매초마다 수백만 개의 세포가 죽어가고 있다. 다행히도 죽어가는 세포들을 대신하여 건강한 세포들이 분열함으로써 수백만 개의 새로운 세포가 태어나 그 수가 유지되기는 하지만 세포가 무한정으로 새롭게 태어나는 것은 아니다. 새롭게 태어나는 횟수는 정해져 있다. 그리고 세월이 지나가면서 세포가 새롭게 태어나는 속도는 느려지며 더구나 뇌신경세포 같이 한 번 죽으면 다른 세포에 의해서 새롭게 태어나지 못하는 세포도 있다. 요컨대, 우리 몸속의 세포는 그 분열 횟수가 정해져 있고 나이가 들수록 분열의 속도가 점점 느려지며 뇌신경세포처럼 분열을 하지 못하고 줄어들기만 하는 세포도 있는 것이다. 이것이 바로 노화이고 유전자에 설계되어 있는 수명의 프로그램이다.

한마디로, 우리의 몸을 구성하고 있는 세포가 무엇이냐고 묻는다면, '우리가 태어나서 죽을 때까지 우리의 모든 일에 참여하고 있는 것'이라는 말로 요약할 수 있을 것이다. 100조 개의 세포들이 그처럼 각자 자신의 역할을 능률적이고 충실하게, 그리고 서로 조화롭고 통일성 있게 수행하는 것은 정말 놀라운 일이며 아마도 우리 인간이 풀 수 없는 최고의 신비라 할 수 있을 것이다. 그 신비로움의 중심에는 DNA가 있다. 우리가 DNA에 설계된 대로만 살 수 있다면 아마도 우리는 최고의 건강을 누릴 수 있을 것이다. 그런데 우리는 어리석게도 DNA에 설계된 계획을 무시하는 생활습관 때문에 스스로 수명을 갉아먹고 있다. 우리의 생명 그 자체인 세포를 돌봐야 하는 이유가 바로 여기에 있다.

우리 몸 속의 '발전소', 미토콘드리아

우리가 사는 도시에 단 5분간이라도 전기가 공급되지 않는다면 어떻게 될까? 모든 활동이 중단되며 도시 전체는 큰 혼란에 빠지게 될 것이다. 도시에 항상 전기가 공급되어야 하듯이 우리 몸이 생명을 유지하기 위해서는 항상 에너지가 공급되어야 한다.

DNA가 모든 생명활동을 지시하고, 세포가 분열하고, 뇌가 활동하고, 심장이 박동하고, 팔다리가 움직이는 등 우리 몸의 모든 신체기관은 잠시도 쉬는 일이 없이 무척이나 바쁘게 움직이고 있다. 그런 하나하나의 활동에는 반드시 에너지가 필요하게 마련이다. 즉 생명활동이 원만하게 이루어지고 건강하게 잘 유지되려면 에너지가 충분히 공급되어야 한다는 말이다.

그렇다면, 에너지는 어디서 어떻게 생성될까? 전기가 발전소에서 생성되듯이 생명을 유지하는 에너지는 세포 속의 미토콘드리아에서 생성된다. 즉 미토콘드리아에서 영양소가 산화반응하면서 에너지가 생성되는 것이다. 이렇게 생명활동에 필요한 에너지를 생성하는 미토콘드리아는 '발전소'에 비유할 수 있다.

발전소가 크고 많으면 전기에너지를 많이 생성해 낼 수 있듯이 미토콘드리아가 크고 그 수가 많으면 생명활동에 필요한 에너지를 많이 생성할 수 있다. 물론 미토콘드리아가 크고 수가 많더라도 영양소와 산소가 원활히 공급되고 에너지를 생성한 후 부산물로 생기는 이산화탄소 등의 노폐물이 잘 제거되어야 그 기능을 다 할 수 있다. 이는 미토콘드리아까지 혈액순환이 잘 되어야 가능한 것이다.

우리 몸의 자동조절장치

우리가 신생아였을 때는 체중의 약 75%가 체액(수분)이었으나, 성인은 그 수치가 약 60% 정도이며, 나이가 들수록 체액량은 점차 감소한다. 이렇게 체중의 60%나 되는 체액 중 40%는 세포내액이고, 나머지 20%는 세포외액인데, 세포외액은 바닷물과 그 조성이 비슷하여 생명체의 발생지가 바다라는 설을 뒷받침해 주고 있다.

우리가 생명을 유지할 수 있는 것은, 세포가 필요한 물질(영양분, 산소 등)을 세포외액으로부터 공급받고, 필요 없는 물질을 세포외액으로 내보냄으로써 세포 내의 환경을 균형되게 유지할 수 있기 때문이다. 또한 세포 내의 환경이 균형되게 유지될 수 있는 것은, 세포외액이 몸 밖의 외적환경에 대응하여 그 내부의 환경을 항상 일정하게 유지하기 때문에 가능한 것이다. 이렇게 세포내액과 세포외액의 환경조건이 항상 일정하게 유지되는 것을 '항상성(恒常性, Homeostasis)' 이라 한다. 그리고 이 항상성이 유지되는 상태가 건강한 상태인 것이다.

앞으로 이 책에서 자주 언급될 '항상성', 좀더 구체적으로 말하자면 '항상성이 유지된다' 는 말은, 체내의 어떤 물질, 혹은 어떤 상태가 양적으로나 수적으로 많아지면(혹은 높아지면), 많아진 인자가 그 정보를 직·간접적으로 조절기관에 알려주어, 조절기관이 많아진 인자를 감소시킴으로써 원상태로 되돌려지게 하는 것을 말한다. 그 반대의 경우에도 마찬가지로, 결국 '항상성'이란 체내의 일정한 상태를 유지시키는 것을 의미한다.

이처럼 우리 몸에는 태어날 때부터 자동조절 기능이 섬세하면서도 훌륭하게 설계되어 있다. 이렇게 잘 설계된 자동조절기관의 기능이 제대로 작용할 때, 비로소 우리 몸은 쉽게 질병에 걸리지 않는 건강한 상태가 유지되는 것이다. 그리고 만약 항상성이 깨졌더라도 곧바로 회복할 수 있는 능력이 있으면, 우리의 몸이 환경에 대한 적응력이 좋다는 것을 의미한다.

그러나 사람들이 전기난로의 자동조절장치를 너무 믿고 방심하면 예기치 않은 큰 화재가 일어날 수 있는 것과 마찬가지로, 몸의 자동조절장치를 지나치게 믿고 돌보지 않으면 질병에 걸리게 된다.

모든 질병은 항상성이 깨어진 결과라 할 수 있다. 의사들이 질병을 치료하는 것은 깨어진 항상성을 의학적인 방법으로 복원시키는 것이다. 실제로 응급환자가 병원에 오면 의사들은 혈압, 심장박동수, 체액의 화학적 성분 등을 지속적으로 감시하며, 떨어진 혈압을 높이기 위해서 혈관수축제나 수액을 주입하여 혈압을 높이려 한다. 그리고 심한 출혈시에는 수혈을 통해서 혈액의 총량을 보충하고, 혈액 속에 있는 전해질 성분에 변동이 있으면 이를 보완하는 등 모든 상태가 정상적으로 유지되도록 최선의 노력을 한다.

우리가 이 책을 읽는 목적은 우리 몸이 어떻게 항상성을 유지하고, 어떤 경우에 항상성이 깨지는가를 아는 데 있으며, 또한 항상성을 유지하기 위해서는 우리의 생활습관이 어떠해야 하는가를 아는 데 있다.

자극, 받을수록 강해진다

인체의 가장 놀라운 점 중 하나는 적응한다는 것이다. 즉, 세포는 자극에 반응하여 적응하며, 적응함으로써 강해진다. 그리고 세포가 자극을 통하여 적응하고 강해지는 만큼 생명활동도 강해지는 것이다. 만약 세포가 자극을 받지 못하면 적응력이 점차 상실(퇴화)됨으로써 생명활동은 위축된다. 생명활동의 위축은 곧 노화를 말하며 노화는 필연적으로 질병을 수반하게 된다.

예를 들어, 뼈를 다쳐 며칠 동안 깁스를 하면 그 부분의 뼈에 붙어 있는 근육세포는 위축되어 크기가 작아져 버리고 작아진 세포는 기능을 상실하면서 퇴화되게 마련이다. 물론 깁스를 풀고 다시 운동 자극을 주면 근육세포의 크기는 증가하여 본래의 상태로, 또는 그 이상으로 향상되어 근력이 강해지지만 퇴화의 기간이 길면 길수록 자극에 대한 반응은 그만큼 약해지고 적응하는 데 그만큼 더 오래 걸린다. 그래서 세포는 항상 적당한 자극을 계속 받아야 하는 것이다.

〈그림 2-2〉는 세포가 생물학적으로 '자극→반응→적응→강화' 되는 과정을 나타낸 것이다. 세포가 항상성 상태(정상상태)에 있음을 나타내는 O선을 기준으로 하여 위로 향할수록 적응(강화)상태가 크고, 아래로 향할수록 피로(퇴화)상태가 큼을 나타낸다.

우리는 이 그림을 통해 다음과 같은 중요한 사실을 알게 된다.

첫째, 우리 몸(세포)은 자극을 받지 못하면 계속 퇴화하게 된다.

둘째, 우리 몸은 자극을 받으면 피로단계와 회복단계를 거쳐 적응단계에 들어가 강해지게 된다. 그러나 자극의 강도와 빈도에 따라 피로단계와 회복단계가 달라져 적응단계의 상태도 달라진다.

셋째, 우리 몸은 적당한 강도의 자극을 적당한 빈도로 받음으로써 피로단계와 회복단계를 거쳐 적응단계가 지속되면서 강해진다.

넷째, 우리 몸은 지나치게 강하고 잦은 빈도의 자극을 받으면 피로단계와 회복단계에서 벗어나지 못하게 되어 피로가 축적되어 퇴화하게 된다.

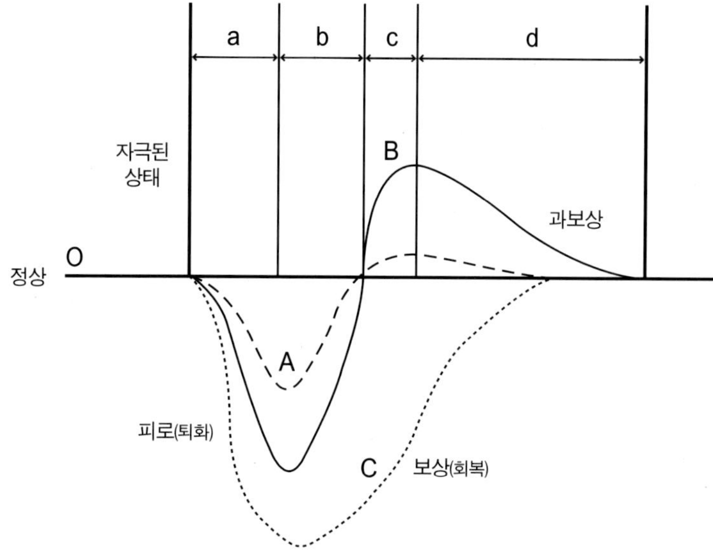

· a는 자극이 없을 경우 퇴화(피로)단계를 나타낸다.

· b는 피로단계로부터 회복단계를 나타낸다.

· c는 회복단계를 넘어 적응단계를 나타낸다.

· d는 적응단계를 지나 본래의 상태로 돌아가는 단계를 나타낸다.

- A선(------)은 자극이 작기 때문에 피로와 회복 단계가 짧은 동시에 적응단계도 짧아
  강화를 기대할 수 없는 것을 나타낸다.

- B선(———)은 적당한 자극 강도이기 때문에 적당한 피로와 회복단계를 거쳐 적응단계
  가 높아짐을 나타낸다. 높아진 적응단계에서 다시 본래의 상태로 돌아가기 바로 전에 적
  당한 자극을 받으면 우리의 몸은 강화된다.

- C선(·············)은 자극이 매우 강하기 때문에 피로와 회복단계가 너무 길어 적응단계에 들
  어서지 못함을 나타낸다.

〈그림 2-2〉 인체의 자극 · 반응 효과

이와 같은 우리 몸의 생물학적 '자극→반응→적응→강화'의 원리를 이해하는 것이야말로 건강과 질병과의 관계를 이해하기 위한 첫걸음이다. 예를 들어 피로할 때 사우나를 하는 것은 자극에 대한 자율신경계의 단순한 반응으로 인한 피로회복일 뿐이고 우리 몸이 적응하고 강화되는 것이 아니다. 즉 피로할 때 사우나를 하면 피곤이 풀리는 것으로 느껴지는 것은 단순히 '자극→반응'의 반복적 습관화일 뿐이고 '적응→강화'는 기대할 수 없는 것이다.

또한 잘못된 식생활로 인한 영양결핍이나 과잉은 '자극→반응'의 과정에서 잘못된 반응을 초래하여 적응력을 상실하게 하는 원인이 된다. 적응력의 상실은 곧 퇴화를 의미하는 것이다.

한편, 우리 몸에서 근육골격 계통이나 심장혈관 계통 등은 운동 자극에 대해 특히 효과적으로 반응하여 '적응→강화' 된다. 이렇게 운동에 참여하는 기관들이 강화된다는 것은 육체적 건강을 의미하며, 또한 이들 기관의 건강은 간접적으로 다른 신체기관에 영향을 미침으로써 다른 신체기관도 건강하게 만든다.

한마디로 우리가 강해진다는 것은 '자극→반응→적응→강화'의 생리현상을 잘 적용해 나간다는 이야기다. 그러나 너무 강한 자극은 오히려 몸에 손상을 입히므로 적당한 자극이 필요하다는 점을 기억해야 한다. 한 연구에 의하면 87~96세 사이의 노인을 대상으로 2개월간 집중적으로 다리강화 운동을 시킨 결과, 운동 전보다 근력이 평균 174%, 보행속도가 평균 48%, 허벅지 근육의 굵기가 평균 9% 증가하였음이 입증되었다. 그렇다고 늙은 다음에 운동을 하라는 이야기는 아니다. 나이가 들거나 쇠약해질수록 반응이 약하고 적응도 느려 그만큼 효과가 적어지게 마련이다. 그러므로 더 늦기 전에 규칙적인 운동으로 젊고 건강한 생명활동을 유지해야 한다. 우리 몸의 생물학적 '자극→반응→적응→강화'의 원리는 이 책 전체를 통해 계속 강조될 것이다.

세포막은 우리 몸의 '성곽'

세포가 하는 일 그 자체가 생명활동이다. 따라서 생명활동이 잘 이루어지려면 세포 속의 환경이 항상 안정되어야 하는데 세포의 환경을 조성해 주는 것이 바로 세포막이다. 세포막은 생명활동을 지키는 '성곽'에 비유될 수 있다. 성곽에 성문이 있고 성문지기가 있어 출입자를 확인하고 성문을 개폐하듯이, 세포막에는 무수한 출구가 있고 각각의 출구에는 감시장치와 자동조절장치가 있어 출입구를 통과하는 물질들을 빈틈없이 확인하고 출입을 통제·조절할 수 있도록 설계되어 있다. 이러한 설계에 의해서 세포는 필요한 물질(영양분이나 산소 등)을 세포 밖으로부터 공급받고, 필요 없는 물질(노폐물)을 세포 밖으로 내보내며, 바이러스와 같은 침입자들을 막아냄으로써 세포 내의 환경을 안정시켜 생명을 유지할 수 있게 한다.

만약 세포막의 출입구를 통하여 물질들이 제대로 통과하지 못하거나 또는 침입자들이 마구 들어오는 것을 방치한다면, 우리 몸에 어떤 일이 일어날지 상상하는 것은 그다지 어려운 일이 아닐 것이다. 우리의 몸은 갖은 질병에 시달릴 것이며, 노화 역시 급속도로 촉진될 것이다.

세포의 가장 무서운 적은 바이러스들이다. 바이러스에는 에너지를 생성하는 미토콘드리아가 없기 때문에 자기의 힘만으로는 살아갈 수 없다. 따라서 다른 세포의 세포막을 뚫고 들어가 그 세포의 미토콘드리아에서 생성된 에너지를 이용하여 증식하면서 미토콘드리아를 파괴시킨다. 결국 세포는 죽게 되고 죽은 세포로부터 더 이상 에너지를 얻어낼 수 없게 된 바이러스는 세포 밖으로 나와 다른 세포막을 뚫고 다시 침입한다. 이런 식으로 제일 작은 바이러스가 우리 몸에 침투한다고 해도 수백만 개의 세포들이 파괴되는 결과를 낳게 된다. 즉 세포막이 제 구실을 하지 못하여 방어체제가 무너지면 바이러스들이 온 몸을 차지하여 결국에는 생명을 잃게 되는 것이다.

간이 나빠졌다는 것은 간의 세포막이 변질되었다는 것이고, 신장이 나빠졌다는 것도 신장의 세포막이 변질되었다는 것이며, 혈관이 나빠졌다는 것 역시 혈관의 세포막이 변질되었다는 것을 의미한다. 변질된 세포막이 회복하지 못하면 세포가 죽게 되니 결국 모든 병은 바로 세포막의 병이라고 해도 지나친 말이 아닐 것이다.

어쨌든 우리가 건강하기를 원한다면 무엇보다도 세포막을 튼튼하게 하는 것이 중요하다. 이 책을 통해 우리는 세포의 기능을 알고 세포막을 튼튼하게 하는 방법을 찾게 될 것이다.

생명활동의 표현도구, 근육

미켈란젤로의 작품

우람하면서도 팽팽하게 긴장된 근육의 표현이 정교하기 그지없는 미켈란젤로나 레오나르도 다빈치의 조각품에서 우리는 살아 있는 생명체보다 더 실감나는 생동감과 생명력을 느끼곤 한다. 그리고 영화배우 아놀드 슈워제네거나 장 끌로드 반담이 스크린 속에서 근육을 뽐내면서 악당들을 한방에 날려보낼 때, 여성들은 그 힘찬 남성미에 감탄하게 된다. 한편 남성들도 균형이 잡히고 탄탄한 몸매를 가진 여성을 보게 되면 좀처럼 눈길을 떼지 못한다.

그런데 근육이란 이렇게 보기에만 좋은 것이 아니라, 우리 몸에서 중요한 역할을 담당하는 신체기관 중 하나이며 자신의 생명을 표현하기 위한 소중한 도구이다.

군침을 흘리거나 눈물을 흘릴 수 있는 것은 침샘의 근육과 눈물샘의 근육이 수축하기 때문에 가능한 것이다. 유쾌하게 웃거나 서럽게 울 때에도 근육들이 알

맞은 크기로 차례차례 적절하게 수축하여 주기 때문에 감정이 외부로 표현될 수 있는 것이다. 피아니스트의 섬세한 손가락 놀림이나 축구선수의 지칠 줄 모르는 90분간의 질주, 이 모든 신체활동이 근육의 수축에 의해서 가능한 것이다. 그런가 하면 일부 남자들이 밤낮을 가리지 않고 혈안이 되어 있는 '정력'도 결국은 근육의 수축에 의해서 표현되는 문제일 뿐이다.

이처럼 생명활동은 근육을 통해 표현된다. 근육의 수축을 통해 생명활동이 얼마나 잘 표현될 수 있느냐가 바로 건강과 삶의 질을 나타내는 지표가 되는 것이다. 누구나 자신의 생명력을 힘차고 멋지게 표현하고 싶어할 것이다. 그러나 이를 위해서는 근육을 수축시키는 원동력이 무엇이며, 그 원동력은 어떻게 생성되는가를 찾아내야 한다.

여기서 잠깐 근육의 조직학적 분류를 살펴보고 넘어가자. 근육은 조직학적으로 횡문근육과 평활근육으로 구분되며, 횡문근육에는 골격근육과 심장근육이 있고, 평활근육에는 내장근육(위, 장, 혈관 등)이 있다. 특별한 언급이 없을 경우엔 이 책에서 말하는 '근육'이란 용어는 650개나 되는 크고 작은 골격근육을 나타내는 것이고 그 외 필요한 경우에만 심장근육, 또는 내장근육 등 별도의 명칭으로 부를 것이다.

생명을 지키는 에너지원은 무엇일까?

오늘날 생명과학은 가히 눈부시게 발전하고 있으며 앞으로도 끊임없이 발전할 것이다. 생명과학이 발전하게 된 결정적인 계기는 아마도 라브와지에(Lavoisier, 1743~1794)가 나무가 활활 불타는 연소현상과 우리가 섭취한 음식물이 몸속에서 연소되어 열이 생기는 현상은 본질적으로 같다는 이론을 발표한 일일 것이다. 그 후 독일의 루브너(Rubner, 1855~1932)는 우리가 생명을 유지하고 활동하는 데 필요한 열에너지와 운동에너지는 섭취한 음식물 성분이 변하여 생성되는 것이라고 발표하였다. 이처럼 생명의 유지와 활동을 가능케 하는 에너지가, 우리가 매일 섭취하는 음식물에서 온다는 것은 이론의 여지가 없다.

그렇다면 수많은 근육들을 수축시켜 생명활동을 가능케 하는 이런 에너지는 어디서 어떻게 만들어질까? 생명활동의 직접적인 에너지원은 아데노신 삼인산 *Adenosine TriphosPhate*이며 약자로 ATP라고 표기된다. ATP는 하나의 아데노신과 세 개의 인산염으로 결합된 화학물질로 미토콘드리아에서 만들어지는데 근육을 수축시키는 원동력이 되는 것도 바로 이 ATP이다.

여기서 에너지의 순환계를 간단히 살펴보기로 하자. 〈그림 2-3〉에서 나타난 바와 같이 우리가 먹는 식량원은 근본적으로 태양에너지로부터 얻어진다. 식물의 엽록체(잎파랑치)가 태양에너지를 이용하여 공기 중의 이산화탄소와 흙에서 얻은 물을 탄수화물(포도당)과 산소로 변환하면 사람이나 동물들은 그 탄수화물을 식량으로 삼고 산소를 들이마시며 호흡하는 것이다. 이렇게 생물체의 체내로 들어간 영양소는 미토콘드리아에서 산화반응하여 ATP로 전환 생성된다. 그리고 이 ATP가 다시 분해되면서 근육을 수축시키는 운동에너지와 열에너지로 전환되는 것이다. 그런데 이런 과정에서 부산물로 이산화탄소가 발

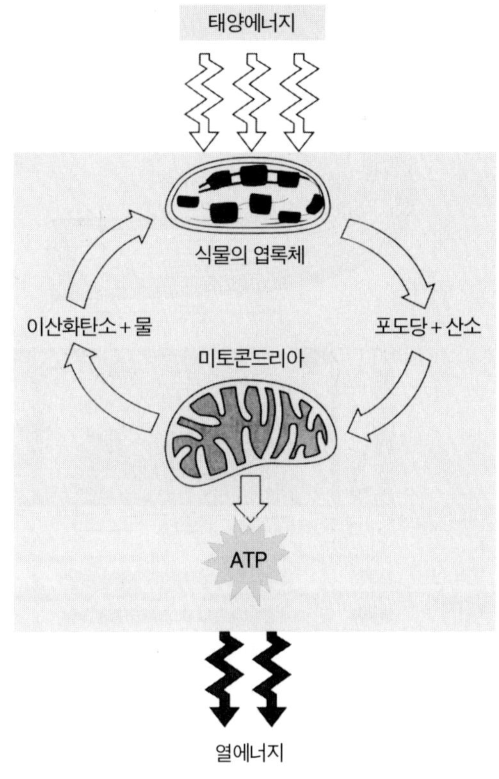

〈그림 2-3〉 생물계의 에너지 순환

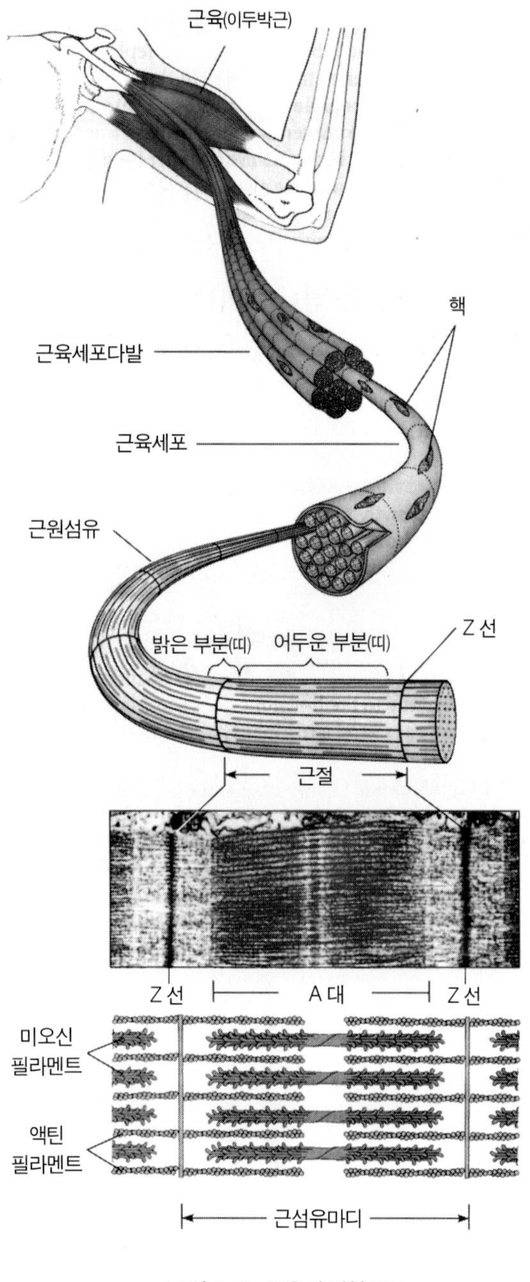

〈그림 2-4〉 근육의 기본구조

생하고 이렇게 발생되는 이산화탄소는 다시 식물의 엽록체에서 탄수화물이 만들어지는 데 사용된다. 즉 살아 있는 생물체와 생물체를 둘러싼 주변환경 사이에서 에너지는 순환되는 것이다.

한편, 사람이나 동물들이 먹은 탄수화물이 직접 미토콘드리아로 옮겨지지 않으면 그것은 글리코겐으로 전환되어 간이나 근육에 저장되거나, 아미노산으로 전환된 후 다시 합성되어 근육의 단백질로 저장되거나, 또는 지방으로 전환되어 지방세포에 저장된다. 즉 우리가 먹는 동물성 단백질과 지방도 결국 식물의 엽록체에서 만들어진 탄수화물로부터 온 것이라 할 수 있다.

어쨌든 우리가 먹는 모든 식량원은 태양에너지로부터 얻어진다. 그리고 어린아이가 군침을 흘리거나, 피아니스트가 연주를 하거나, 또는 축구선수가 90분간을 질주하는 것에 이르기까지 모든 생명활동이 미토콘드리아에서 생성된 ATP가 분해되면서 방출하는 에너지에 의해 가능한 것이다. 이제 ATP를 왜 생명활동의 직접적인 에너

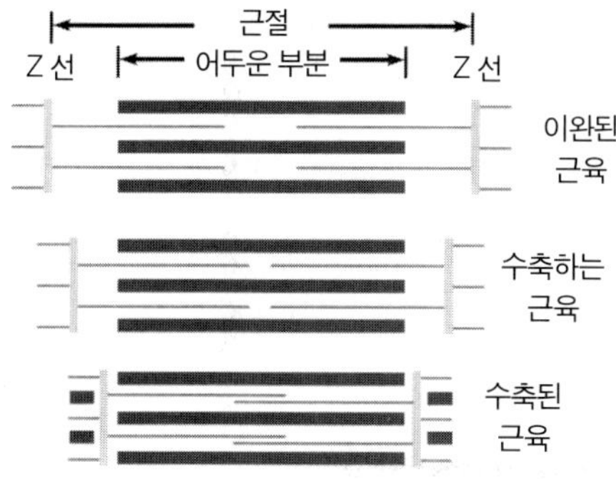

지원이라고 했는지 충분히 이해할 수 있을 것이다.

ATP는 산소가 필요해

건강과 젊음의 생명활동을 좀더 자세히 알려면 〈그림 2-4〉와 같이 근육을 들여다보아야 한다. 고성능 현미경으로 근육을 들여다보면 근육세포 속에는 액틴 필라멘트 *Actin Filament*와 미오신 필라멘트 *Myosin Filament*라는 두 가지 종류의 아주 미세한 섬유가 있다. 이것을 좀더 자세히 들여다본 것이 〈그림 2-5〉이다. 미오신 필라멘트에는 연결교(cross bridge, 連結橋)

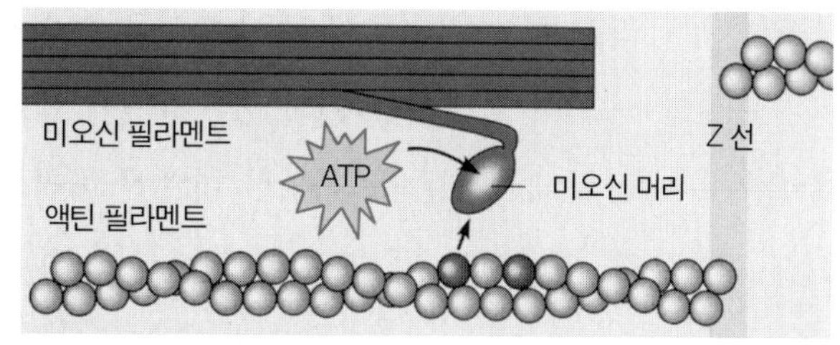

① ATP가 미오신 머리에 결합하면, 미오신 머리가 액틴 필라멘트를 중앙으로 끌어당긴다.

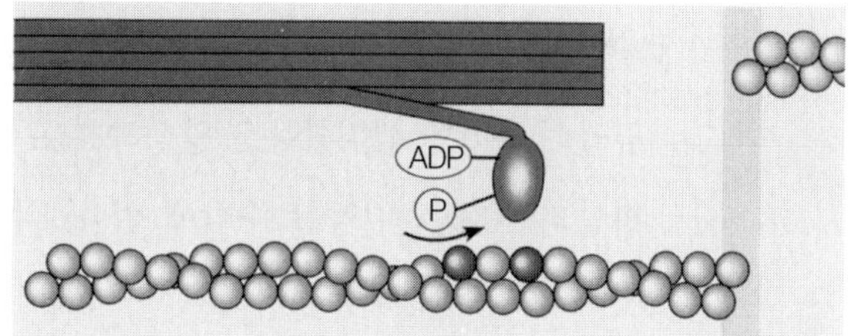

② ATP가 ADP와 P로 분해되면서 생성되는 에너지는 미오신 머리가 액틴 필라멘트를 끌어당길 수 있도록 펴진다.

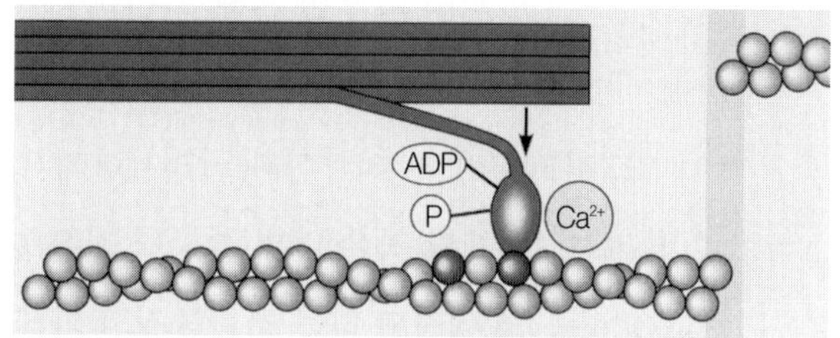

③ 칼슘이온이 미오신 머리가 액틴 필라멘트를 끌어당겨 결합할 수 있도록 돕는다.

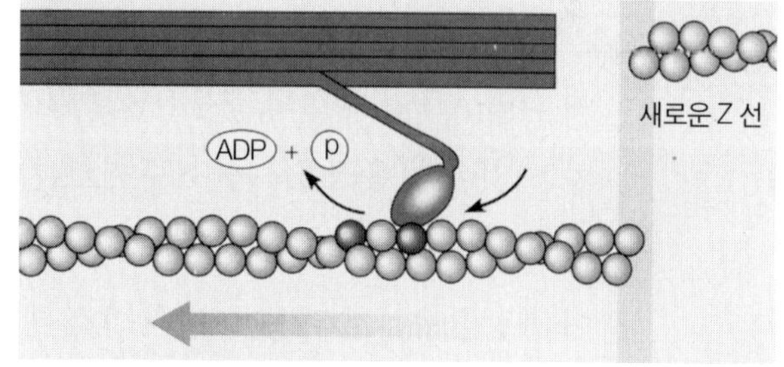

④ ATP가 ADP와 P로 분해되면서 발생되는 에너지는 미오신 머리가 결합된 액틴 필라멘트를 끌어당긴다.

〈그림 2-5〉 근수축의 메커니즘

라고 하는 가지들이 뻗어 나와 있으며 그 끝에 콩나물 머리같이 생긴 것(미오신 머리)이 구부려졌다 펴졌다 하면서 액틴 필라멘트를 중앙으로 끌어당김으로써 근육이 수축된다. 이러한 미오신 머리의 작용은 미토콘드리아에서 생성된 ATP 가 분해되어 세 개로 된 인산염 중에 하나가 떨어져 나갈 때 방출되는 에너지 (ATP→ADP+P+에너지)에 의해서 이루어진다(ADP를 아데노신이인산, P를 유리 인산염이라고 한다).

그러므로 미토콘드리아에서 ATP를 충분히 생성하여 미오신 머리에 원활하게 공급해 준다면 생명활동은 왕성하게 표현될 수 있고 반대로 원활하지 못하면 생명활동의 표현은 미약할 수밖에 없다. 극단적으로 심장근육세포가 이러한 작용을 못하게 되면 심장박동이 멈추어 죽음에 이르는 것이다. 그렇다면 건강과 젊음의 생명활동을 왕성하게 표현하기 위한 원동력이 되는 ATP는 어떻게 생성될까?

〈그림 2-6〉은 우리 몸에서 ATP가 만들어지는 과정을 간단히 나타내고 있다.

1단계로 우리가 섭취한 음식물 중에 탄수화물은 포도당, 단백질은 아미노산, 그리고 지방은 지방산과 글리세롤과 같은 작은 단위로 분해되어 흡수된다. 2단계는 1단계의 작은 단위들이 더 작은 단위로 분해되어 아세틸 코엔자임 A *Acetyl Coenzyme A* 라고 하는 화학물질의 아세틸 단위로 전환된다. 3단계에서는 아세틸 코엔자임 A가 미토콘드리아로 운반되어 그곳에서 산화되어 ATP로 전환된다.

간단히 말해 음식물과 산소가 미토콘드리아까지 운반되고 그곳에서 산화반응에 의해 ATP가 생성되고 부산물로 물과 이산화탄소가 생기는 일련의 과정을 거치는 것이다〔음식물 + 산소→미토콘드리아→ATP + 이산화탄소 + 물〕. 이처럼 ATP가 생성되는 과정은 음식물이 산소에 의해 산화되면서 생성되기 때문에 이 과정을 유산소 과정, 또는 유산소 계통 *Oxygen system* 이라고 한다.

우리는 흔히 '에어로빅 운동(유산소 운동, Aerobic exercise)' 이라고 하면 뚱뚱한 아주머니들이 몸에 달라붙은 타이츠를 입고 신나는 음악에 맞춰 춤을 추며 몸을

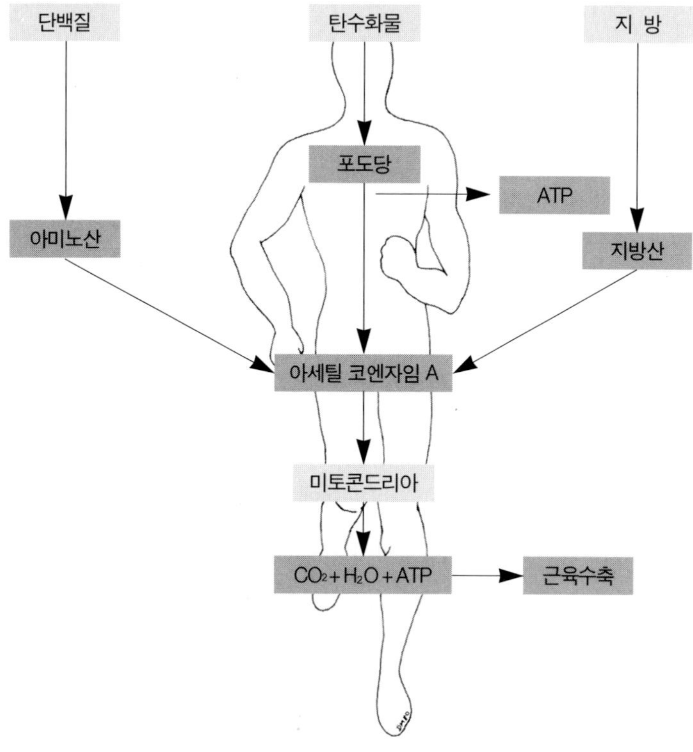

〈그림 2-6〉 탄수화물, 지방, 단백질로부터 ATP 생성체계 모형

흔들어 대는 것을 연상하게 된다. 그러나 에어로빅 운동이란 그런 요란한 춤만을 말하는 것이 아니라 말 그대로 산소와 음식물이 미토콘드리아에 공급되어 산화반응에 의해 생성되는 ATP가 근육을 수축시킴으로써 행해지는 모든 운동을 말한다. 그러므로 에어로빅 운동 방법은 다양할 수밖에 없다〔에어로빅 운동은 '언에어로빅 운동(무산소 운동, Anaerobic exercise)'과 구별하기 위해서 유산소 운동이라고도 한다〕.

그런데 ATP는 반드시 미토콘드리아에서 유산소 계통에 의해서만 생성될까? 결론만 먼저 이야기하자면 그렇지 않다.

용광로와 모닥불

〈그림 2-6〉을 다시 보면 포도당이 아세틸 코엔자임 A로 전환되기 이전, 즉 미토콘드리아 밖에서도 ATP가 생성되는 것을 알 수 있다. 그렇다면 어떤 경우에 미토콘드리아 밖에서도 ATP가 생성되는 걸까? 그리고 미토콘드리아에서 생성되는 것과는 어떤 차이가 있을까?

ATP는 미토콘드리아에서 산화반응하여 생성된다고 했다. 그런데 우리가 빠른 속도로 달릴 때에는 많은 양의 ATP가 빠르게 생성될 필요가 있음에도 불구하고 혈액순환계의 산소공급 능력이 이를 따르지 못하는 경우가 있다. 이럴 때 포도당이 산소의 반응 없이도 미토콘드리아 밖에서 독자적으로 ATP를 생성하게 된다. 이 때 미토콘드리아에서는 포도당 1분자가 산소와 반응하여 38개의 ATP로 전환되는〔포도당 + 산소 → 38ATP + 탄산가스 + 물〕 반면, 미토콘드리아 밖에서는 포도당 1분자가 산소와 반응 없이 단지 2개의 ATP로 전환되면서 부산물인 젖산이 생성된다〔포도당→젖산→2ATP + 탄산가스 + 물〕. 이런 일련의 과정을 산소 없이 ATP가 생성된다고 하여 무산소 과정, 또는 젖산이 생긴다고 해서 젖산 계통 *Lactic Acid System* 이라고 한다.

그런데 여기서 생긴 젖산은 근육의 수축을 억제하는 피로물질이며 또한 근육이 타는 듯한 아픔을 느끼게 하는 물질이기도 하다. 즉 젖산 계통은 ATP도 적게 생성될 뿐만 아니라 피로물질인 젖산도 생성되기 때문에 오래 지속될 수 없다. 이렇듯 유산소 계통과 젖산 계통의 ATP생성의 차이는 '용광로와 모닥불' 에 비유될 수 있다. 그러나 용광로든 모닥불이든 모두 그 쓰임새가 있듯이, 유산소 계통이나 젖산 계통 모두 생명활동을 표현하는 데 필요한 것들이다.

그렇다면 이제 우리는 ATP가 생성되는 모든 과정을 알게 된 것일까? 그렇지 않다.

100m 경기와 마라톤 경기

올림픽 경기의 육상종목 중에는 100m 경기와 마라톤 경기가 있다. 100m 선수는 단 10여 초를 달리면 되고 마라톤 선수는 2시간 이상을 달려야 하지만, 두 종목에는 똑같이 금메달 하나만이 걸려 있다. 마라톤 선수가 한참 손해보는 것 같다. 그러나 두 종목 선수는 각자 다른 에너지 계통에서 인간의 한계에 도전하는 것이기 때문에 어느 종목이 더 손해를 본다고 할 수는 없는 일이다.

100m를 전력 질주하거나 무거운 역기를 들어올리는 데 필요한 ATP는 미토콘드리아의 안(유산소 계통)에서나 밖(젖산 계통)에서 생성될 시간적 여유가 전혀 없기 때문에 다른 계통에 의존할 수밖에 없다. 따라서 마라톤선수는 유산소 계통의 한계에 도전하는 것이지만, 100m 선수는 유산소 계통도 아니고 젖산 계통도 아닌 다른 계통에 도전하는 것이다. 우리는 그 계통을 ATP‒PC 계통이라고 한다.

ATP‒PC 계통을 이해하려면 〈표 2-1〉을 들여다보아야 한다. 〈표 2-1〉은 개인에 따라 차이가 있겠지만 일반적으로 우리 몸에 저장된 에너지원들과 그들의 저장량을 나타내고 있다. 이 때 근육세포에 ATP와 PC(인산크레아틴, PhosphoCreatin)가 어느 정도 저장되어 있다.

〈표 2-1〉에서 1kcal에 해당되는 ATP의 양은 전력 질주를 할 때 3~4초 정도밖에 사용할 수 없는 아주 적은 양이다. 그럼에도 불구하고 우리가 10~13초 정도를 전력 질주할 수 있는 것은 4kcal에 해당되는 PC가 분해되면서 방출되는 에너지(PC→P＋C＋에너지)가 ATP를 매우 빠르게 생성해 주기 때문에 가능한 것이다. 그런데 ATP가 분해되면서 방출되는 에너지는 근육을 수축하는 데에만 사용되는 것이 아니라, 그 일부는 ATP를 생성할 때 소모되는 PC를 생성하는 데에도 사용된다. 즉 최대의 힘을 발휘할 때에는 근육세포에 저장되어 있는 ATP와 PC가 동시에 소비되면서 또한 동시에 서로 소비되는 양을 보충해 주는 역할을 한

에너지원	저장형태	열량(kcal)	달릴 수 있는 거리
ATP	근육	1	16m
PC	근육	4	64m
탄수화물	포도당(혈액)	20	320m
	글리코겐(간)	400	6.4km
	글리코겐(근육)	1,500	24km
지방	유리지방산(혈액)	7	112km
	중성지방(혈액)	75	1.2km
	중성지방(근육)	2,500	40km
	중성지방(지방세포)	80,000	1,280km
단백질	단백질(근육)	30,000	480km

〈표 2-1〉 인체의 에너지원 저장형태와 그 양

다. 그러나 이렇게 서로 보충해 주는 것도 한계가 있기 때문에 우리는 10~13초 이상을 전력 질주할 수 없는 것이다. 이런 일련의 과정은 젖산 계통과 같이 산소가 없이 이루어지지만 PC의 도움으로 생성된다고 하여 ATP‑PC 계통이라고 한다. 전력 질주로 근육세포에 저장되었던 ATP와 PC가 소비되고 난 뒤, 다시 원상태로 보충되는 데에는 대략 2~3분 정도가 걸린다.

그러므로 100m 달리기 선수나 역도 선수와 같이 짧은 시간에 큰 힘을 발휘하는 운동은 근육세포에 ATP와 PC가 얼마만큼 저장되어 있느냐에 따라 달라진다. 예를 들어 100m 달리기에서 빨리 달리는 선수는 느린 선수보다 근육 속에 ATP와 PC를 많이 저장하고 있다고 말할 수 있다. 100m 선수나 역도 선수가 오랜 세월을 고통스럽게 훈련하는 것은 기술을 개발하는 동시에 근육세포에 ATP와 PC를 가능한 한 많이 저장해 놓기 위해서이다. 운동선수의 근육이 굵은 것은 ATP와 PC가 그만큼 많이 저장되어 있다는 증거이기도 하다.

우리가 운동선수가 아니긴 하지만, 평소에 근력운동을 통해서 ATP와 PC를 많이 저장해 놓으면 위기에 처했을 때 그만큼 순간적으로 큰 힘을 발휘할 수 있게 된다.

운동생리학을 전공하는 사람이 아닌 바에야 굳이 ATP 생성과정을 완전히 이해할 필요까지는 없지만, 일반인들도 다음 다섯 가지만은 알고 있어야 한다.

첫째, 당신이 비록 운동선수는 아니지만 가벼운 물건을 드는 것조차 힘에 부치고 조금만 움직여도 숨이 헐떡거리는 몸 상태가 되어서는 안 된다. 그것은 특히 당신의 근육 계통과 심·혈관 계통이 형편없이 퇴화되었다는 증거이다.

둘째, 일반인이나 운동선수나 똑같이 근육의 수축에 의해서 생명활동을 표현하고 있다. 따라서 운동선수만큼은 아니더라도 ATP와 PC를 많이 저장할 수 있는 근육과 산소를 원활하게 공급받을 수 있는 건강한 심·혈관 계통을 갖는 것은 누구에게나 중요하다. 〈그림 2-7〉은 운동강도와 운동시간에 따라 ATP 생성과정이 달라짐을 보여주고 있는데, 운동강도가 높을수록 지속할 수 있는 시간은 그만큼 짧아지므로 운동시간을 길게 하려면 운동강도를 그만큼 낮출 수밖에 없다.

그리고 젊고 건강한 생명활동을 유지·증진시키기 위해서는 앞서 살펴본 세 가지 에너지 계통(유산소 계통, 젖산 계통, ATP-PC 계통)을 모두 향상시키는 것이 바람직하겠지만 특히 심·혈관 계통을 발달시키는 유산소 계통을 발달시키는 것이 중요하다.

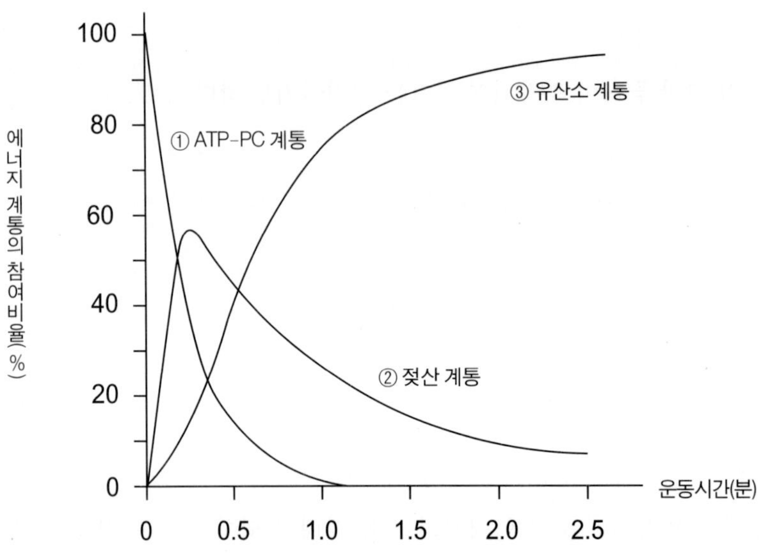

① 10~13초 이상 지속할 수 없는 매우 높은 운동강도의 운동은 근육 속에 이미 저장되어 있는 ATP와 PC에 의해서만 행해진다. 예를 들어 역기 들기, 100m 달리기, 높이뛰기, 위기상황에서의 순발력 발휘 등은 순간적으로 최대의 힘을 발휘하는 운동으로 전적으로 ATP-PC 계통에 의해서 이루어진다.

② 100m 전력 질주보다는 느리지만 3분 이상 지속해서 달릴 수 없는 높은 강도의 운동에서는 주로 포도당만이 연료로 사용되면서 산소반응 없이 ATP가 생성되는데, 이 때 피로물질인 젖산도 생기기 때문에 3분 이상 운동을 지속할 수 없게 된다.

예를 들어 1,500m 달리기 등은 젖산이 생기는 가운데에서도 이를 극복하면서 힘을 발휘할 수 있는 운동으로 무산소 운동 중에 젖산 계통에 의해 이루어진다.

③ 3분 이상을 지속해서 달릴 수 있는 낮은 운동강도에서는 포도당보다 오히려 지방이 연료로 더 많이 사용되면서 ATP가 생성된다. 이 때 포도당과 지방은 산화되어 ATP로 생성되어 젖산이 생기지 않으므로 30분 이상, 더 나아가 2시간 이상도 달릴 수 있게 된다. 그 대표적인 예가 마라톤이고 일반인들이 흔히 하는 조깅도 유산소 계통에 의해 이루어지는 운동이다.

〈그림 2-7〉 운동시간과 에너지 공급 계통의 참여비율

　　셋째, 식탁 위에 놓인 음식물 속 영양소들이 우리 몸 안으로 흡수되면 여러 가지 역할을 하면서 소비되는데(4장 p.243 참조) 그 중에 다량영양소(탄수화물, 지방, 단백질)가 소비되고 남아도는 모든 것은 지방으로 전환되어 지방세포에 저장된다.

　　넷째, 지방세포에 저장된 지방은 좀처럼 그곳을 벗어나려 하지 않는 특성이 있지만, 다행히 미토콘드리아가 작동하면 어쩔 수 없이 빠져나와 연소되기 마련이다. 다시 말해서 지방을 연소시킬 곳은 오직 미토콘드리아뿐이다.

　　다섯째, 근육세포가 크면 클수록 그만큼 미토콘드리아의 크기도 커지고 그 수도 많아져 더 많은 지방을 연소시킬 수 있는데, 근육세포를 크게 하는 길은 오직 운동뿐이다.

　　여기서 잠시 요즘 사람들의 최대 관심사가 된 다이어트에 대해서 한마디하겠다. 살이 찌느냐, 안 찌느냐는 지방세포에 저장된 지방을 발전소 역할을 하는 미토콘드리아에서 얼마만큼 ATP로 전환시켜 소모시키느냐에 달려 있다. 즉 뚱뚱한 사람이 살을 빼는 유일한 길은 미토콘드리아의 크기와 수를 증가시키는 근력운동과 미토콘드리아로 산소운반능력을 증가시키는 유산소 운동을 하는 것이다. 지금까지 개발된 어떠한 약도 지방세포의 지방을 미토콘드리아로 옮겨서 연소시키지 못한다. 따라서 이 약을 먹기만 하면 살이 빠진다든가, 운동 없이도 살을 뺄 수 있다는 따위의 광고는 모두 허구일 뿐이다. 먹고 싶은 대로 먹고, 먹은 만큼 운동을 하면 살이 찌려고 해도 찔 수가 없다. 이쯤 되면 왜 규칙적으로 운동을 해야 하는지 알게 되었을 것이다.

복부의 지방이
생명활동을 방해한다

호흡기능을 감소시킨다

우리 몸을 구성하고 있는 지방조직은 필수지방과 저장지방으로 구분된다. 필수지방은 뇌, 골수, 신경, 심장 등의 세포를 구성함으로써 생명을 유지하는 데 반드시 필요한 지방이고, 저장지방은 말 그대로 세포를 구성하는 재료나 에너지로 소비되고 남은 것이 지방세포에 쌓여 저장되어 있는 것이다.

필수지방이 체중에서 차지하는 비율은 성인 남자는 약 3%, 성인 여자는 약 15%가 적당한데, 이처럼 여성이 남성보다 필수지방의 비율이 높은 이유는 무엇보다 출산이라는 여성의 생리적 기능을 수행하기 위해서이다.

어쨌든 필수지방과 저장지방이 체중에서 차지하는 비율이 적정선 이상이면 과체중·비만이 되어 우리 몸은 여러 가지 문제를 겪게 된다. 이에 대해서는 이 책의 여러 곳에서 언급되겠지만 몇 가지만 요약하여 살펴보기로 하자.

우선 저장지방이 많아 축적되어 뚱뚱한 사람들을 보면 대체적으로 숨을 가쁘게 쉬는 공통점이 있음을 발견할 수 있다. 호흡은 호흡근육인 늑간근육의 작용과 횡격막의 상하 움직임에 의해서 이루어지는데 흉벽과 복부에 축적된 지방이 숨을 들이마실 때 폐의 확장을 방해하기 때문에 늑간근육과 횡격막의 움직임이 부자연스럽게 된다. 게다가 무거운 체중을 움직이려면 그만큼 산소를 많이 들이마셔야 하니, 숨을 쉬는 게 힘들 수밖에 없다.

또한 비만해지면 폐에서 가스교환이 잘 이루어지지 못하기 때문에 혈액 속에 이산화탄소가 축적되고 산소가 부족해져 적혈구가 비정상적으로 증가하게 되는데 이는 만성피로감, 호흡곤란, 그리고 수면 중의 무호흡 증상까지 유발시킨다.

이렇듯 비만한 사람은 신체활동에 곤란함을 겪게 되면서 점점 더 신체활동을 기피하게 되고 이 때문에 체중은 더욱 증가하는 악순환을 겪게 된다.

인슐린 저항성을 증가시킨다

비만한 사람들은 늘어진 뱃살을 출렁거리며 힘들게 움직이는 모습을 남들에게 보이고 싶어하지 않는다. 그러나 이처럼 외형적인 문제만이 중요한 건 아니다. 〈그림 2-8〉을 보면 복부에 축적된 지방은 인슐린 저항성Insulin Resistance을 증가시킨다는 것을 알 수 있다. 인슐린 저항성은 고지혈증과 당뇨병(II형), 고인슐린증의 원인이 된다. 이 중 고인슐린증은 나트륨이온과 수분의 양을 증가시켜 혈액량을 증가시키고 혈관의 구조를 변화시켜 동맥경화를 유발시키며 교감신경계의 활동을 증가시켜 심박출량을 증가시킨다(인슐린 저항성에 대해서는 2장 p.143을 참고하기 바란다).

고지혈증의 발생률을 증가시킨다

지방 축적, 특히 복부에 지방이 축적되는 것이 문제다. 복부에 많은 지방이 축적되었다는 것은 혈액에 늘 콜레스테롤과 중성지방이 가득한 고지혈증 상태에 있음을 의미한다. 이런 고지혈증은 콜레스테롤이 혈관벽에 침투하여 동맥경화 증을 촉진시키고 많은 중성지방이 혈전(핏덩어리)을 형성하여 동맥경화로 좁아진 혈관을 막아 심근경색이나 뇌졸중을 일으키는 직접적인 원인이 되기도 한다. 또 한 고지혈증은 자각증상이 거의 없기 때문에 '침묵의 병'이라고도 하며 20~45 세의 비만인 사람에게서 정상인보다 약 1.5배 정도 많이 나타난다. 콜레스테롤 에 대해서는 뒤에서 자세히 언급된다(4장 p.251 참조).

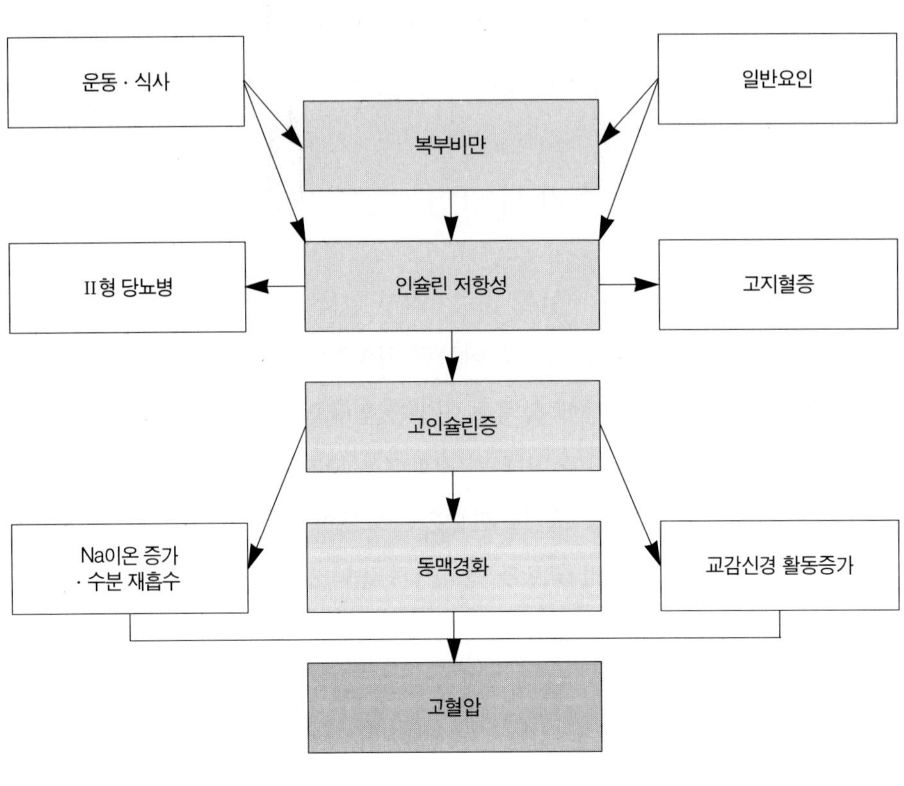

〈그림 2-8〉 생활습관병 증후군 발생 모형

당뇨병의 발생률을 증가시킨다

당뇨병의 원인은 여러 가지가 있지만, 주로 성인에게서 나타나는 II형 당뇨병은 체중이 증가함에 따라 발생률이 높아진다. 20~25세의 젊은 비만자에 있어서 당뇨병 발병률은 정상인보다 약 3배나 높은데, 만약 8년 동안에 20kg의 지방살이 증가했다면 당뇨병에 걸릴 확률은 10배까지 높아진다고 한다. 또한 당뇨병 환자는 동맥경화 발생률이 일반인보다 3~4배나 높아지며 심근경색증, 뇌졸중 등이 발병될 가능성도 높아진다(비만과 당뇨병의 관계는 2장 p.143을 참고하기 바란다).

동맥경화와 혈전은 뇌졸중과 심근경색증의 직접적인 원인이 된다

미국의 암연구회에서 평범한 남녀 75만 명을 대상으로 연구한 결과 표준체중보다 30~40% 무거운 사람들이 표준체중의 사람들보다 관상동맥경화증에 의한 사망률이 50% 더 높았다. 더구나 40% 이상 체중이 초과한 사람은 그 위험률이 90% 이상 높은 것으로 밝혀졌다.

이처럼 체중 증가의 정도와 동맥경화성 혈관질환의 빈도는 정비례하지만, 체중증가 자체가 직접적인 원인이라기보다는 체중증가로 인한 인슐린 저항성 증가가 고지혈증, 당뇨병, 고혈압 등의 원인이 되어 동맥경화를 촉진시키는 것이라고 할 수 있다. 이렇게 발생한 동맥경화증은 사망률이 높은 뇌졸중과 심근경색증의 직접적인 원인이 된다.

고혈압의 발병을 증가시킨다

혈액에 인슐린이 증가하면 혈액량도 함께 증가하게 되는데, 심장은 증가한 혈액량을 처리하기 위해 그만큼 더 많이 뛰어야 한다. 또한 인슐린 증가는 교감신경의 활동을 증가시키는데, 교감신경의 활동증가는 심장박동을 증가시키는 데다가, 심장은 증가된 지방조직에까지 혈액을 공급해야 하므로 그만큼 혹사당하게 된다. 이래저래 심장은 고통받고 혈관은 그만큼 압력을 받게 되어 혈압이 높아질 수밖에 없다.

혈압이 160/95mmHg 이상인 고혈압은 비만환자에게서 약 3배 정도 높게 나타난다는 연구보고가 있다. 특히 20~45세의 젊은 비만자의 고혈압 발생률이 정상인보다 5~6배가 높으며 콜레스테롤증(240mg/mL 이상)의 발생률도 2배로 증가한다.

이처럼 비만은 고지혈증과 당뇨병, 동맥경화, 고혈압 등의 주된 원인으로, 식생활 개선과 운동의 필요성을 말해 주고 있다.

면역기능이 약화된다

면역이란 병의 근원이 되는 외부 침입자(박테리아, 바이러스, 곰팡이, 기생충 등)의 공격을 무력화시키는 '생체 방어능력'을 의미한다. 건강한 사람에게도 사실은 암세포가 발생하고 있다. 그런데도 암이 발병하지 않는 이유는, 면역체계가 제대로 활동을 해 주기 때문이다.

면역체계의 중심기관으로 우리 몸의 방위체계를 지키는 가장 중요한 역할을 하는 곳은 흉선이다. 흉선은 가슴뼈의 흉골 바로 뒤쪽에 위치하고 있으며, 알레르기나 관절염에서부터 암과 노화현상에 이르기까지 광범위하게 건강문제에 관여하고 있다.

면역세포는 처음에 골수에서 만들어져 일부는 혈액을 통하여 흉선으로 들어간다. 흉선에서 분비되는 흉선 호르몬은 이 면역세포를 T임파구로 성장시키는데 암의 치료약으로 알려진 인터페론은 성장한 T임파구의 성분이다. 그러므로 흉선 호르몬이 듬뿍 분비되면, 몸에는 언제나 농축된 인터페론이 넘쳐 있는 상태가 되어 암 같은 것은 겁낼 필요가 없게 된다. 그러나 유감스럽게도 10~11세가 지나면 흉선 호르몬의 분비가 감퇴하기 시작하여 40대에는 대략 반으로 줄어들고 60대에는 흉선의 기능이 거의 상실된다.

골수에서 만들어진 또 다른 면역세포들은 비장으로 들어가서 대식세포로 발달한다. 대식세포는 바이러스와 박테리아를 이름 그대로 삼켜 소화시켜 버린다. 또한 대식세포는 외부 침입자들이 들어오면 강력한 면역체계를 구성하는 사이토카인 cytokine 이라는 물질의 분비를 촉진시키는데, 이 사이토카인은 체내에 침입한 박테리아나 바이러스에 감염된 세포나 암세포를 공격하여 파괴시키는 자연살해세포 NK-cell, Natural Killer cell 를 만들어 면역력을 발휘시킨다. 그러나 사이토카인의 분비량 역시 나이가 들어감에 따라 감소된다.

나이 많은 사람들이 젊은 사람들보다 암을 비롯한 여러 가지 질병에 잘 걸리는 것은 이처럼 흉선의 기능이 상실되기 때문이다. 그런데 스트레스와 비만은 흉선과 비장의 기능을 약화시키는 주원인이라는 사실이 밝혀지고 있다. 연구자료를 통해 본 결과 감기를 비롯하여 전립선암, 대장암과 같은 질병의 발생률은 지방축적이 과다한 사람에게서 높게 나타났다. 지방축적이 면역기능의 감소와 직접적인 관련이 있는 것이다.

지방간의 발병률을 증가시킨다

비만한 사람은 대체로 인슐린 분비량과 인슐린 저항성이 증가하는 공통점이 있다. 인슐린은 혈액 속의 포도당을 근육세포와 지방세포 속으로 밀어 넣는 역할을 하는 반면, 인슐린 저항성은 혈액 속의 포도당이 이들 세포 속으로 들어가지 못하게 하는 역할을 한다.

그런데 비만한 사람은 운동(신체활동)을 좋아하지 않기 때문에 항상 혈액 속에 포도당과 지방산이 증가되어 있다. 그러면 결국 증가한 포도당과 지방산이 간으로 가서 중성지방으로 전환되어 쌓이게 된다. 중성지방이 간에 쌓여서 간이 비대해지고 굳어지는 것이 바로 지방간이다.

어쨌든 비만할수록 지방간의 발병률이 그만큼 높아지고 간의 역할도 그만큼 감소된다. 또한 지방간이 계속 진행되면 간경변증이 되어 심각해진다. 그 외 비만은 담석증, 퇴행성 관절염 및 성격장애 등을 일으킨다. 간의 역할에 대해서는 다음에 언급될 것이다(2장 p.171 참조).

뼈는 생명활동의 버팀목이다

튼튼한 뼈, 쑤시는 뼈

우리는 주변에서 흔히 크고 작은 건물들을 짓고 있는 현장을 볼 수 있다. 이러한 건축과정은 우리 몸의 구조를 이해하는 데 좋은 비유대상이 된다. 건물을 지으려면 우선 땅을 파서 지반을 다지고 그 위에 철근들을 이리저리 얽어 높다랗게 구조물(뼈)을 만든다. 그 다음 철근에 콘크리트(근육)를 다져 붙이고, 수도관(혈관)과 진깃줄(신경)을 복잡하게 연결한다. 그러고 나서 건물의 밖을 모양 좋은 타일과 유리(피부)로 단장을 한다.

그런데 건물이 튼튼하려면 뭐니뭐니해도 철근이 바르고 튼튼하게 서서 버팀목 역할을 해 주어야 한다. 마찬가지로 우리 몸도 〈그림 2-9〉와 같이 뼈가 바르고 튼튼하게 버팀목의 역할을 해 주어야 건강할 수 있다.

뼈는 태아일 때는 약 350개쯤이지만 자라면서 서로 결합하고 퇴화되어 어른이 되어서는 206개로 줄어든다. 이런 뼈의 성장은 여자의 경우 18세쯤에, 남자의 경

두개골
관절
관절
쇄골
견갑골
흉골
늑골
상완골
척추
요골
척골
골반
수근골
중수골
지골
대퇴골
슬개골
경골
비골
족근골
중족골
지골

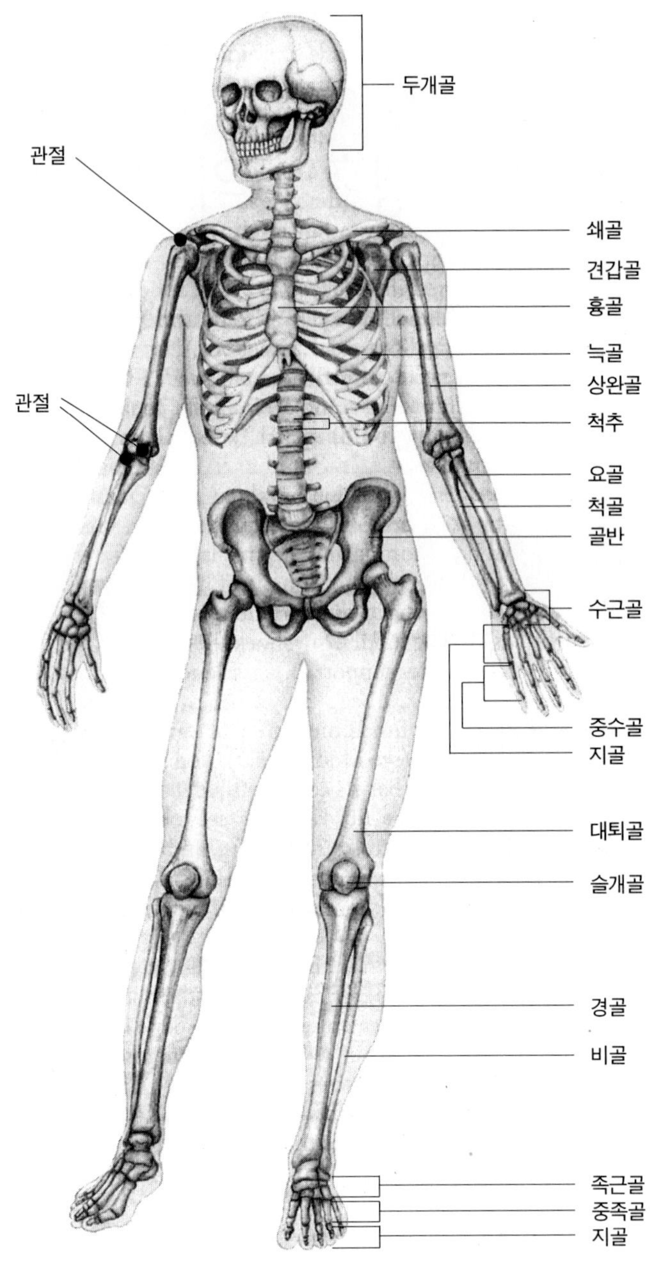

〈그림 2-9〉 인체의 뼈대

우는 21세쯤에 멈추게 되는데 그때까지 뇌하수체, 갑상선샘, 생식샘 등에서 분비되는 호르몬의 복잡한 상호작용에 의해 연골(물렁뼈)과 뼈가 적당한 시기까지 성장하고 그 이후에는 뼈의 성장에 관련된 세포들이 호르몬에 대해 다르게 반응하기 시작한다.

아무리 멋있고 튼튼하게 솟은 건물도 세월이 지나면서 언젠가는 허물어지고 만다. 우리 몸속의 뼈도 나이가 들면서 서서히 무너지게 되는데, 여성의 경우 35세 이후부터 매년 뼈의 무기질이 약 0.7%씩 감소하며, 대략 45세부터는 약 1%씩 감소한다고 한다. 물론 이러한 감소는 호르몬의 영향과 칼슘, 그리고 운동량에 따라 달라지긴 하지만 조골세포(새로운 뼈를 생성하는 세포)와 피골세포(뼈를 분해하는 세포)에 의해 분해되고 새롭게 생성·성장하는 일련의 과정이 나이가 들어감에 따라 느려지기 때문에 뼈가 퇴화하는 것이다.

어쨌든 뼈는 나이가 들어감에 따라 퇴화하게 되어 있다. 그래서 젊었을 때에는 아무리 강한 물체에 부딪쳐도 좀처럼 골절이 생기지 않고 당당한 자세로 걷거나 달릴 수 있지만 나이가 들면 가볍게 넘어져도 골절이 생기고 허리·등뼈가 주저앉고 굽어져 꼬부랑 할머니, 할아버지가 되는 것이다. 그러나 나이가 들어도 젊은이들 못지않게 꼿꼿이 당당한 자세를 갖추는 사람들도 많다. 참으로 부러운 일이 아닐 수 없다. 어떻게 하면 그들처럼 될 수 있을까?

〈그림 2-10〉은 팔뼈의 구조를 나타내고 있다. 그림처럼 우리의 뼈는 기본적으로 치밀골과 해면골로 이루어지는데, 치밀골은 치밀한 구조로 매우 단단하며 뼈의 가장자리 부분을 이루는 반면, 해면골은 작은 구멍이 송송 뚫려 있는 스펀지형태로 뼈의 내부와 끝 부분을 이룬다.

이런 뼈 무게의 2/3를 차지하는 것이 칼슘과 인 등의 무기질이고 나머지가 유기질과 물인데, 흔히 알고 있듯이 뼈의 건강을 위해선 칼슘의 역할이 무척 중요하다. 우리 몸속의 칼슘 중 99%는 뼈에 들어 있고 나머지 1%는 다른 세포내외에 존재하

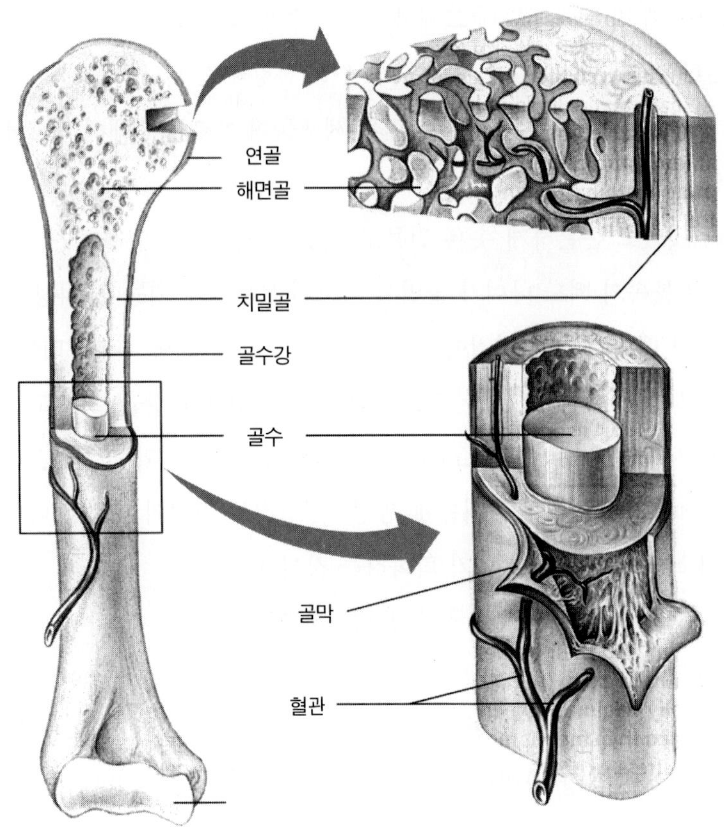

〈그림 2-10〉 팔뼈의 구조

여 여러 가지 생리작용을 조절하는 윤활유 역할을 하는데, 이 99 : 1이라는 비율은 상당히 중요한 의미를 지닌다. 세포내외에 존재하는 1%의 칼슘은 비록 미미한 양이지만 근육을 수축·이완시키는 데 필수적으로 관여하고 있다. 만약 칼슘이 부족하면 근육세포의 미오신 필라멘트가 액틴 필라멘트를 제대로 끌어당기지 못하여 근육은 경련이나 경직을 일으키게 된다. 이 밖에도 칼슘은 심장의 작동, 뇌의 신경전달물질 방출, 혈액 응고, 세포 내의 대사과정 등에 관여하고, 포화지방산의 배설량을 증가시켜 LDL-C를 감소시킴으로써 동맥경화와 고혈압을 예방하는 등,

매우 중요한 역할을 하고 있다. 그래서 우리 몸은 비록 1%라는 적은 양이지만 이 1%를 세포내외에서 유지하기 위해 스스로 조절능력을 가지고 있다. 즉 혈액 속의 칼슘 농도가 1%보다 낮아지면 뼛속에서 칼슘을 뽑아내고 반대로 1%보다 높아지면 뼛속으로 칼슘을 밀어 넣어 혈액 속의 칼슘농도를 일정하게 유지한다. 그렇기 때문에 칼슘섭취가 계속 부족하거나, 칼슘섭취가 충분하다고 해도 제대로 흡수되지 못하면 뼛속의 칼슘이 계속 빠져나와 결국에는 뼈에 구멍이 숭숭 뚫리게 되는 것이다. 이것이 바로 칼슘 부족으로 생기는 골다공증이다(4장 p.305 참조).

관절은 생명활동의 질을 좌우한다

해부학적으로 문제가 있다

삶의 질을 떨어뜨리는 여러 가지 원인 중에서 통증보다 더 괴로운 것이 있을까? 세상을 살다 보면 허리, 목, 어깨, 무릎, 발목 등 몸 이곳저곳에서 통증을 경험하게 된다. 이런 통증이 있으면 아무리 심장과 혈관이 튼튼하다고 해도 왕성한 생명활동의 표현은 불가능해진다. 특히 직립보행을 하는 인간에게 척추에서 발생하는 허리통증은 가장 흔한 것이라고 할 수 있다.

척추의 구조를 살펴보면, 33개의 작은 뼈들이 서로 떨어져 마치 실에 꿰인 구슬들처럼 S자 형태의 곡선으로 배열되어 있다. 〈그림 2-11〉에서 자세히 볼 수 있듯이 목 부위를 이루는 7개의 경추는 전만형(C자 형)의 곡선 모양으로 머리의 무게를 지탱해 주고 있으며 뇌에서 내려오는 모든 신경의 길목 역할을 해 준다. 그 다음에는 12개의 흉추가 있는데, 이들은 여러 방향으로 움직일 수 없고 갈비뼈가 갈고리 모양으로 걸려 있는 안정된 구조로, 이 부위에 이상이 생기는 경우는 거의 없다. 흉추 아랫부분에 위치한 5개의 요추는 경추와 마찬가지로 전만형(C자 형)의 곡선 모양으로 상체를 받쳐주고 있는데 이 부분이야말로 신체 움직임

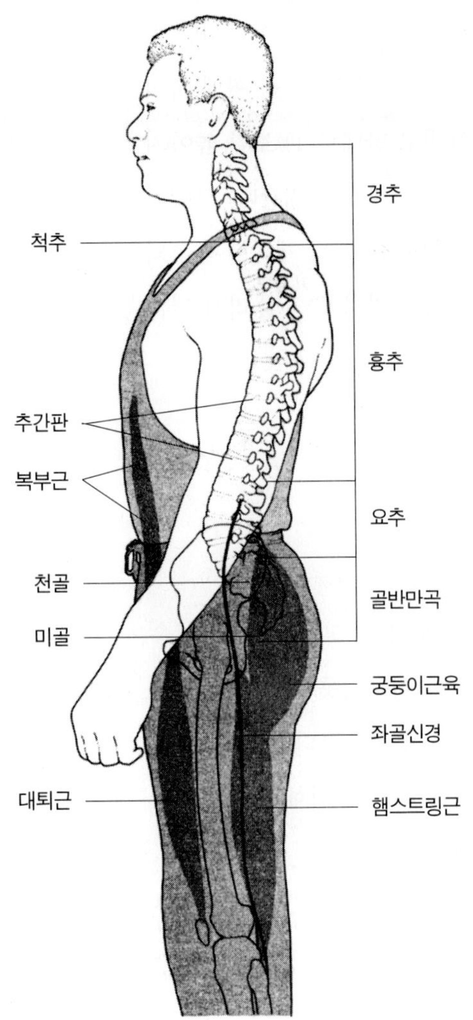

〈그림 2-11〉 척추의 옆면

의 중심이 되는 곳이다. 그 아랫부분은 5개의 천골薦骨이 서로 맞붙어서 이루어진 미골尾骨로, 꼬리가 퇴화하여 남은 것이다.

이처럼 척추는 구조나 그 기능으로 볼 때 경추와 요추가 핵심부위라고 할 수 있다. 척추와 관련된 최악의 사태는 경추가 부러지는 경우이다. 우리가 만약 교통사고 현장의 첫 목격자가 된다면 부상자가 팔다리를 움직일 수 있는지를 확인하기 전에는 그를 절대로 건드리지 말아야 한다. 경추가 부러진 사람의 머리를 선불리 들어올리다가는 오히려 모든 신경의 길목을 더 심하게 다치게 하여 영구적인 전신마비를 초래할지도 모르기 때문이다. 물론 요추도 마찬가지여서 손상될 경우 하반신의 영구마비를 가져올 수도 있다.

목(경추)의 움직임도 그렇지만, 특히 허리(요추)의 움직임은 모든 생명활동의 근간이 된다. 그만큼 많이 사용된다는 얘기인데 50세 정도가 된 성인들 가운데 약 80% 이상이 요통을 경험한 것으로 나타나고 있다. 그런데 허리통증이 많이 발생하게 되는 이유는 그 해부학적 구조에서 찾을 수 있다.

골반은 지면에 대해 약 30도 가량 기울어져 있으며, 상체를 떠받치고 있는 요추는 그 위에 전만형의 곡선으로 얹혀 있기 때문에, 전체적으로 우리의 허리는 마치 미끄럼틀 위에 부자연스럽게 쌓인 벽돌처럼 불안하기 그지없는 구조로 되어 있다. 따라서 요추가 미끄러지지 않게 하기 위해 주위의 인대와 근육이 요추를 꽉 붙잡고 있는데, 이 때문에 허리의 인대와 근육은 항상 긴장되고 피로가 쌓이기 쉽게 마련이다.

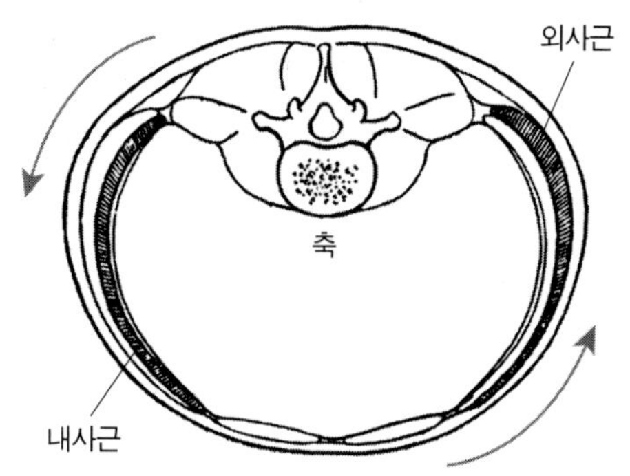

〈그림 2-12〉 요추중심 회전

걷거나 달릴 경우를 생각해 보자. 우리가 걷거나 달릴 때, 왼다리가 앞으로 나가면 자연스럽게 왼팔은 뒤로 가고 오른팔은 앞으로 나가며, 반대로 오른다리가 앞으로 나갈 때는 오른팔이 뒤로 가고 왼팔은 앞으로 나가게 된다. 이는 〈그림 2-12〉에서 보는 것처럼 요추가 좌우로 회전함으로써 몸통이 돌아가기 때문에 발생하는 결과이다.

이렇게 요추는 불안정하고 부자연스러운 구조인데다가 그 위에 무거운 상체를 떠받치는 일과 허리를 좌우로 회전시키는 역할까지 맡고 있으니 부담이 크지 않을 수 없다. 그래서 네 발로 걷는 다른 동물들과는 달리 인간만이 허리통증의 괴로움을 호소하는 것이다. 우리가 항상 바른 자세를 유지하고 특히 허리부분의 요추를 지탱해 주는 인대와 근육을 튼튼히 해야 하는 이유도 바로 여기에 있다. 만약 척추를 지탱해 주는 근육이 수축하지 않고 척추를 뒤틀 수 없다면 우리는 고작 2kg 남짓한 물건도 들어 올릴 수 없다. 즉 허리근육이 약하면 이러한 작은 부담도 감당하지 못하게 되어 요추 부위에 상해를 입게 되는데 이것이 요통의 주요 원인인 것이다.

허리가 아프다

〈그림 2-13〉은 우리가 서 있을 때 체중의 중심선을 나타내고 있다. 만약 두 번째 그림(B)처럼 몸이 조금이라도 앞으로 기울어진다면 우리는 중심을 잃게 되어

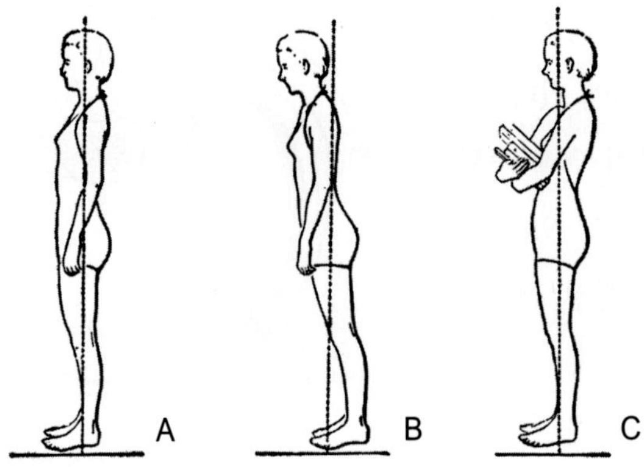

A : 중심선이 기저면의 중앙
　　에 위치한 안정된 자세
B : 중심선이 기저면의 앞으
　　로 쏠려 A보다 안정성이
　　낮은 자세
C : 물건을 앞에 물면 몸은 뒤
　　로 기운다.

〈그림 2-13〉 중심선과 안정성

아무런 힘을 발휘하지 못하게 될 것이다. 지금 직접 몸을 앞이나 뒤로 조금만 기울여보면 당장 이해가 갈 것이다.

여기에 더해 배가 나온 경우를 생각해 보자. 최소한 3~4kg의 지방이 축적되어 배가 나온 사람의 자세는 상체가 뒤로 젖혀지는 것이 보통이다. 상체가 뒤로 젖혀지면 상체의 무게 중심을 바로잡기 위해 자연히 머리와 어깨를 앞으로 내밀게 마련인데 이런 자세는 보기에도 흉하지만 그보다 더 큰 문제는 부자연스럽게 놓여 있는 요추가 더욱 부자연스러워지고 요추를 꽉 붙들어 지탱해 주고 있는 근육에 그만큼 더 무리가 생긴다는 것이다(〈그림 2-14〉 참조).

그런데 우리는 때때로 어쩔 수 없이 허리근육에 무리를 가하는 동작을 하게 되는 경우가 있다. 예를 들어 이삿짐을 나를 때처럼 말이다. 이럴 때 조금만 잘못해도 극심한 요통을 느끼게 되는데, 이는 짐의 무게를 이기지 못한 허리근육이 손상되었기 때문이다.

이런 요통을 고질병처럼 안고 사는 사람들의 행동을 유심히 살펴보면, 통증이 있을 때마다 복부근육을 긴장시켜 상반신의 무게를 앞으로 쏠리게 하여 부담을 요추 부위 전반에 골고루 분산시키는 모습을 흔히 볼 수 있다. 그렇게 하면 통증

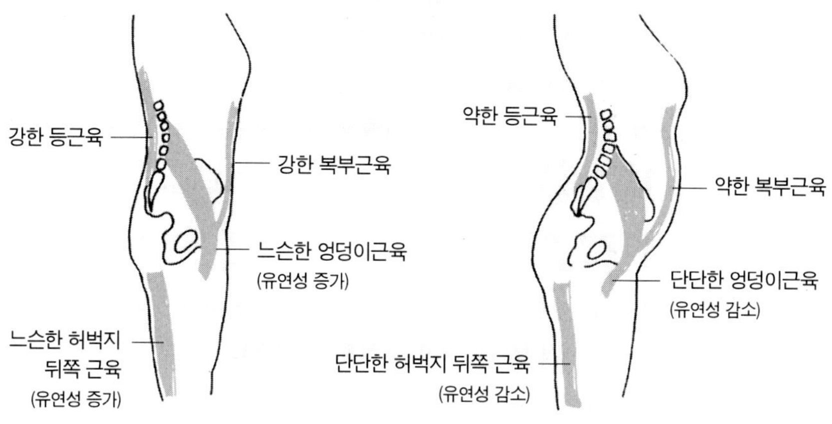

〈그림 2-14〉 허리근육의 강약

을 잊을 수 있기 때문이다. 그러나 복부근육의 긴장을 풀면 상반신의 무게가 요추 부위 뒤쪽에 실리면서 다시 통증을 느끼게 된다. 그래서 요통환자들은 복부근육을 긴장시켰다가 푸는 행동을 자주 반복하게 되는데, 이는 여간 고통스러운 일이 아닐 수 없다. 그렇다면 어떻게 해야 이런 고통에서 벗어날 수 있을까? 해답은 지극히 간단하다. 뱃살을 빼고, 평소에 바른 자세를 유지하며, 허리근육을 튼튼히 하면 요통은 사라질 것이다. 이 세 가지가 바로 요통에 대한 최선의 예방책이며 치료법이기 때문이다.

이번에는 흔히 잘못 생각하고 있는 디스크에 대해서 알아보자. 디스크는 척추 뼈 사이에 들어 있는 도넛처럼 생긴 구조물로 겉은 꽤 튼튼한 연골로 싸여 있고 속에는 젤리처럼 탄력 있는 물질이 들어 있다. 이렇게 탄력 있는 디스크가 척추 뼈 사이에 있기 때문에 상체를 전후 좌우로 구부리거나 뒤틀 수 있고, 높은 곳에서 뛰어내릴 경우에도 뇌로 전해지는 충격을 완화시킬 수 있는 것이다. 그러나 이렇게 중요한 역할을 담당함에도 불구하고 디스크에는 혈액이 공급되지 않기 때문에 다른 부위에 비하여 노화가 빨리 진행된다. 노화가 진행되면 디스크 속의 젤리 같은 물질은 변질되고 디스크를 싸고 있는 연골은 금이 가기 쉬워지는데 이렇게 변질된 젤리 같은 물질이 연골의 갈라진 틈을 타고 빠져 나와 신경을 누르는 것이 바로 '디스크병' 이다.

우리는 가끔 허리를 삐끗했을 때 디스크병이라고 생각하는 경우가 많다. 그러나 이는 앞서 설명한 허리근육이 파열되어 느끼는 요통을 잘못 인식한 것일 확률이 크다. 실제로 디스크에 이상이 생기는 경우는 매우 드물기 때문이다. 30대 이전에는 연골에 금이 생기는 일이 거의 없으며, 50대가 넘어도 디스크 속의 젤리 같은 물질이 수분을 잃고 굳기 때문에 좀처럼 흘러나오지는 않는다. 또한 30~50대에는 허리근육이 대체로 튼튼하고, 젤리 같은 물질도 어느 정도 굳어져 있기 때문에 웬만해서는 연골에 금이 생겨 젤리 같은 물질이 빠져나오지는 않는 것이다.

물론 갑작스럽고도 심한 충격(자동차 사고, 낙상 사고 등)을 받게 되면 디스크가 으스러질 수도 있다. 그렇게 되면 흔히 으스러진 디스크의 파편을 제거하고 두 척추골을 접합하는 대수술을 받아야 한다. 또한 강한 충격으로 디스크의 표피가 파열되어 젤리 같은 물질이 흘러나오는 경우에는 이 물질이 신경을 압박하여 무척 고통스럽기 때문에 외과적 수술로 제거해야 한다. 그러나 매우 강하고 갑작스러운 충격이 아니고는 디스크병은 좀처럼 발생하지 않는다고 보는 것이 옳다.

무릎이 아프다

우리 주변에는 무릎통증으로 고생하는 사람도 많다. 무릎은 두 개 이상의 뼈가 만나는 곳에 존재하는 관절 중, 신체활동의 중심적인 역할을 하는 곳의 하나로 〈그림 2-15〉에 그 구조가 자세히 나와 있다.

무릎관절은 무릎 위의 대퇴골과 무릎 아래의 경골과 비골이 인대와 건, 관절막 등으로 복잡하게 연결되어 있다. 그리고 뼈와 뼈 사이에는 활액이 들어 있는 관

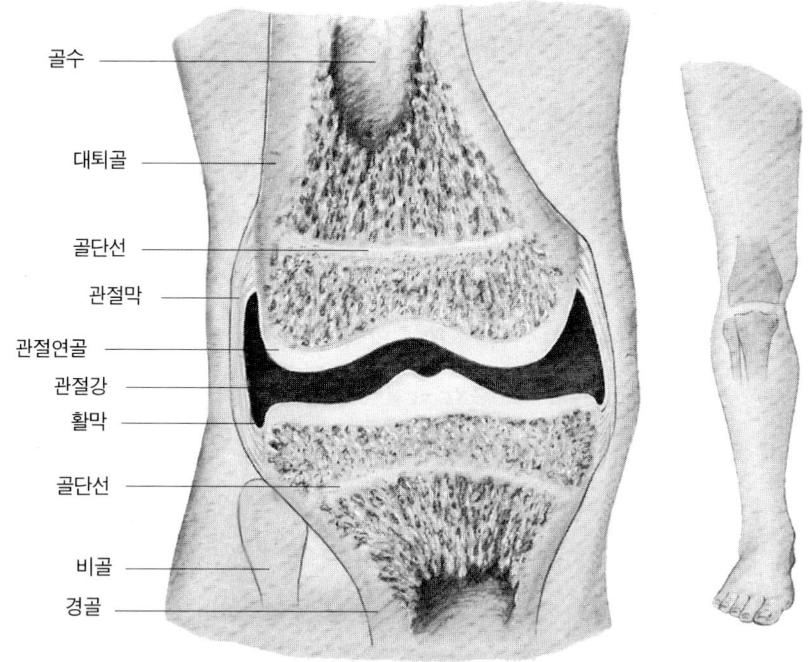

〈그림 2-15〉 무릎관절의 구조

절강이 있고, 뼈의 표면은 관절연골로 둘러싸여 있는데, 이 가운데서 어느 한 부분이라도 손상되면 무릎통증이 생기게 된다.

한 연구결과에 의하면 관절이 움직일 때 각 부분이 받게 되는 충격의 정도는 관절막이 약 47%, 근육이 약 42% 그리고 인대와 건이 약 11%가 되고, 특히 달리기를 할 경우 무릎관절이 받게 되는 충격은 체중의 2~3배나 된다고 한다. 이 때문에 무릎통증을 예방하려면 관절 구조를 형성하는 부분 하나하나를 모두 튼튼히 해서 물리적인 충격을 충분히 견딜 수 있도록 만들어야 하는데, 그 방법은 역시 적당한 운동을 규칙적으로 하는 것이다.

관절연골의 예를 들어 보자. 만약 연골이 없다면 마라톤 선수가 달릴 때 그의 무릎에서는 뼈끼리 마찰되면서 발생한 연기가 푹푹 솟아 나올 것이다. 즉 연골은 뼈가 직접 마찰되는 것을 막고 충격을 흡수하는 중요한 역할을 한다. 그런데 연골에는 한 가지 취약점이 있다. 관절뼈의 표면을 둘러싸고 있는 관절연골은 두께도 얇고 넓이도 좁다는 것이다. 그러나 관절연골은 혈관이 없는 대신 관절강의 활액 성분으로부터 영양을 공급받는데 운동을 하면 관절연골에 가해지는 충격을 완화시키기 위해 활액이 연골 속으로 흘러 들어가 연골을 두껍고 넓게 만든다. 더불어 연골로 흘러 들어온 활액 속의 영양은 연골을 튼튼하게 만들어 준다. 단, 운동 자체가 지나치게 강하면 관절연골로 흘러 들어오는 활액성분이 관절연골을 두껍고 넓게 만드는 것 이상으로 충격을 받게 되어 파괴될 위험성이 높아진다. 그래서 관절연골을 튼튼하게 하기 위해서는 규칙적이고도 적당한 운동이 필요하며, 운동 전에 항상 준비운동을 해야 한다.

또한 관절운동은 인대의 장력이나 길항근의 작용 등 여러 요소에 의해서 제한되고 있다. 길항근이 긴장하면 관절의 인대는 자유롭게 늘어나지 못하게 되는데 이러한 상태를 가리켜 흔히 근육과 인대가 뻣뻣하여 유연성이 없다고 한다. 이처럼 유연성이 없는 상태에서 갑자기 큰 힘을 쓰거나 외부로부터 큰 충격을 받게 되면 연골은 물론 뼈, 인대, 관절막, 혈관 등에 손상을 입게 된다. 그래서 유연성을 기르는 스트레칭 운동이 필요한 것이다.

편한 것만이 좋은 것이 아니다

우리는 흔히 푹신푹신한 소파나 의자에 푹 파묻혀 앉기를 좋아한다. 그렇게 앉으면 편하게 느껴지기 때문이다. 그러나 사실, 이렇게 앉을 때 허리근육은 결코 편안하지가 않다. 허리근육은 푹 파묻힌 자세에서 구부러진 척추를 바로잡느라 점점 피로해지기 때문이다. 날마다 장시간 똑같은 근육부위에 똑같은 긴장이 가해질 경우 피로는 가중된다. 게다가 심리적인 스트레스로 인한 긴장은 목과 어깨 등의 근육에 연쇄적으로 영향을 주어 결국에는 허리근육의 부담으로 연결된다. 게다가 때때로 허리를 굽혀 무거운 물건을 들어 올리기라도 하면 허리근육은 도저히 감당해 낼 수 없게 된다. 어쨌든 부자연스러운 해부학적 구조로 되어 있는 허리부분이 강화되지 않고는 요통을 면할 수 없다.

또한 복잡한 구조로 형성되어 있는 무릎관절은 엄청난 체중을 견디고 있기 때문에 어지간히 단련시켜 놓지 않으면 상해의 위험에서 자유로울 수 없다.

여기서 다시 한 번 우리의 몸은 정교하면서도 엉터리로 만들어졌다는 사실과 생물학적으로 '자극→반응→적응→강화' 된다는 사실을 강조하고 싶다. 허리든 무릎이든 관절부분을 튼튼하게 하는 길은 이를 지탱해 주는 구성부분 각각을 운동으로 강화시키는 방법밖에는 다른 방법이 없다. 특히 허리부분을 강화하기 위해서는 적당한 운동과 평소에 바른 자세를 유지하려고 노력하는 것이 중요하다.

사람들은 요통을 없애기 위해서 흔히 파스를 붙이거나 여러 방법의 찜질을 하거나 약을 먹지만, 근본적으로 요통에서 벗어나려면 바른 자세를 유지하며 틈이 있을 때마다 1~2분 정도씩 허리를 가볍게 움직여 주고, 또한 스트레칭 운동을 해 주어야 한다. 이것은 무엇보다 허리근육에 혈액을 공급해 주기 위한 것이다. 그리고 더 나아가 허리부위 근육인 복근腹筋과 배근背筋을 강화시키고 배의 지방을 제거해 주어야 한다. 이런 방법을 모르고 병원을 다니고 약을 먹어 봐야 아무 소용이 없다.

또한 사람들은 허리에 통증이 느껴지면 무조건 척추가 손상되었기 때문이라고 생각하는 잘못된 경향이 있다. 대부분의 정형외과 의사들은, 요통으로 고생하는 사람들의 75% 이상이 척추손상보다는 실제로 근육이 팽팽하게 긴장되어 당기기 때문에 고생하고 있으며, 허리수술을 하는 사람 중 반 이상이 수술이 꼭 필요한 경우는 아니라고 말한다. 통증과 편안함은 우리가 항상 스스로 얼마만큼 책임지고 자신의 몸을 돌보느냐에 따라 공평하게 주어지는 것이라는 사실을 잊어서는 안 될 것이다.

뇌는 생명활동을 지배한다

회백색 조직이 신비롭다

이제 막 걸음마를 하는 아이가 엄마에게 용감하게 보이려고 작정이나 한 듯 뒤뚱 뒤뚱 위태롭게 잔디밭을 걸어가다 넘어진다. 넘어진 아이는 즉시 엄마의 얼굴을 쳐다본다. 만약 엄마가 근심 어린 표정을 보이면 아이는 울기 시작한다. 하지만 엄마가 웃어주면 아이는 엄마를 보고 미소를 지으며 일어나 다시 뒤뚱거리며 걷는다.

여린 소녀가 한 줄의 시에서 사랑과 이별의 비밀을 발견한다. 그러나 소녀는 한 달쯤 지나면 그 비밀을 잊을 것이다. 그렇게 그 소녀는 죽음에 이를 때까지 수없이 많은 사건들 속에서 사랑과 이별의 비밀을 발견하고 또한 잊을 것이다.

아이가 용감하게 보이려고 뒤뚱뒤뚱 걸음마를 하는 것도, 여린 소녀가 한 줄의 시에서 사랑과 이별의 비밀을 발견하고 또 잊어버리는 것도 모두 회백색 조직인 뇌의 작용에 의한 것이다. 상상의 한계를 초월하는 경이로운 일들이 무궁무진하게 펼쳐지는 저 광대한 우주도 인간의 뇌와 비교하면 그 경이로움이 무색해진다.

당신이 서점에 들르는 것, 이 책의 겉 표지를 보고 책을 집어드는 것, 짧은 시간 내에 몇 장을 훑어본 후에 이 책을 사게 된 것, 이 모든 것들은 뇌의 작용에 의한 것이다. 또한 지금 읽고 있는 책의 내용이 계속 읽을 가치가 있는가 없는가를 판단하는 것 또한 뇌의 작용이다. 산책을 할 때, 새소리가 아름답게 들리고 꽃이 아름답게 보이는 것 역시 뇌의 작용에 의한 것이다.

뇌는 우리의 몸이 아프다든지 배가 고프다든지 할 때 그 사실을 자동적으로 우리에게 알려준다. 얼음 위에서 미끄러지려고 할 때는 즉시 몸의 균형을 잡도록 지시를 내리기도 한다. 만약 지시가 내려졌음에도 넘어지게 되면 뇌는 충격을 막기 위해 팔이 적당한 곳을 짚도록 지시를 보낸다. 그리고 뇌는 이 사건을 기억해 두었다가 또 다시 얼음 위를 걸어가게 될 때 미리 조심하도록 우리에게 경고를 해 준다.

또한 뇌는 우리가 숨을 쉬는 것에 대해서도 감독하고 지시한다. 만약 혈액 속에 이산화탄소가 증가하면 뇌는 혈관의 감지기(대동맥궁과 경동맥동에 있는 화학수용기)를 통해 그 사실을 조금의 오차도 없이 자동적으로 알아차리게 된다. 그러면 뇌는 심장과 폐를 관장하는 호흡순환중추에 자동적으로 지시하여 숨쉬기와 심장박동을 빠르게 함으로써 정상적인 탄산가스의 농도를 유지시킨다.

이러한 몇 가지 예들은 뇌의 경이로운 기능의 작은 단면들에 불과할 뿐이다. 한 사람의 뇌는 전세계의 전화전신량을 합친 것보다도 훨씬 많은 양의 정보를 교신한다. 또한 이러한 교신은 그 어떤 고도의 최신 장비를 갖춘 비행기와도 비교가 되지 않을 정도로 정교하게 자동적으로 처리되고 있다. 세상의 그 어떤 컴퓨터가 뇌의 기능을 감히 흉내조차 낼 수 있겠는가? 뇌의 신비는 그야말로 우리의 상상을 초월한다.

그런데 더더욱 알 수 없는 것은 사람의 마음이다. 인간은 어째서 주어진 한계수명을 앞질러 죽기를 작정이나 한 것처럼 서로 미워하고 싸우기를 멈추지 않는 것일까? 서로 미워하고 화를 내면 우리의 몸은 스트레스를 받아 심장의 박동이 빨라져 혈압이 오르며 위와 장 등이 긴장되어 몸이 오그라드는 것을 느끼게 된다. 그런가하면 몸이 아프면 마음 또한 괴롭고 더 나아가 삶의 의욕까지 상실하게 된다. 이런 사실들은 마음과 육체가 독립된 것이 아니라, 일체의 관계에 있다는 것을 보여주는 단면들이다. 다음에 자세히 언급되겠지만 뇌는 온몸의 구석구석과 거미줄처럼 연결되어 있기 때문에 마음의 감정인 불안, 슬픔, 공포, 기쁨 등은 모든 장기에 그대로 끊임없이 전달된다. 오랜 세월 동안 그 누구도 속 시원한 대답을 주지 못한, '마음이란 무엇이며, 어디서 생기는 것인가' 에 대한 해답도 바로 우리의 뇌 속에 있는 것이다.

어쨌든 뇌는 몸의 일부에 지나지 않지만 바로 '나' 자신을 대표하고 '나' 의 모든 생명활동을 지배하는 것이다. 그렇기 때문에 뇌는 전체 몸무게의 약 2%에 불과하지만, 뇌가 사용하는 에너지와 산소소비량은 전체 사용량의 20~25%나 된다. 그런데 이렇게 우리 몸에서 중요한 역할을 하는 뇌가 인체의 그 어느 기관보다도 큰 결점도 가지고 있다는 사실은 참 아이러니컬한 일이다. 다른 기관의 세포는 손상되면 건강한 세포가 분열하여 새로운 세포로 재생되어 그 수를 유지하지만 뇌 세포는 한번 손상되면 다시는 재생될 수 없어 그 수가 줄어들게 된다.

뇌 세포가 손상됨으로써 발생하는 가장 무서운 질병은 뇌졸중(중풍)과 치매현상이다. 생각만 해도 몸서리쳐지게 공포를 자아내는 병이다. 뇌의 신비로움과 문제점을 좀더 이해하려면 뇌를 구성하고 있는 신경세포에 대해서 먼저 알아야 한다.

기억의 모든 것, 뇌신경세포

한 개인의 지식을 비롯한 모든 기억은 가시덤불처럼 뒤얽힌 그의 뇌신경세포 *Neurone* 에 존재한다. 이 말을 이해하기 위해서는 뇌신경세포를 먼저 살펴보아야 한다. 뇌신경세포는 140억 개나 되며, 이들 신경세포는 〈그림 2-16〉과 같이

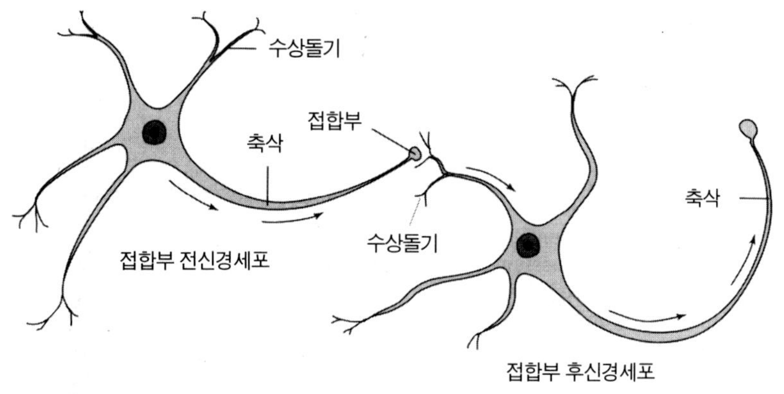

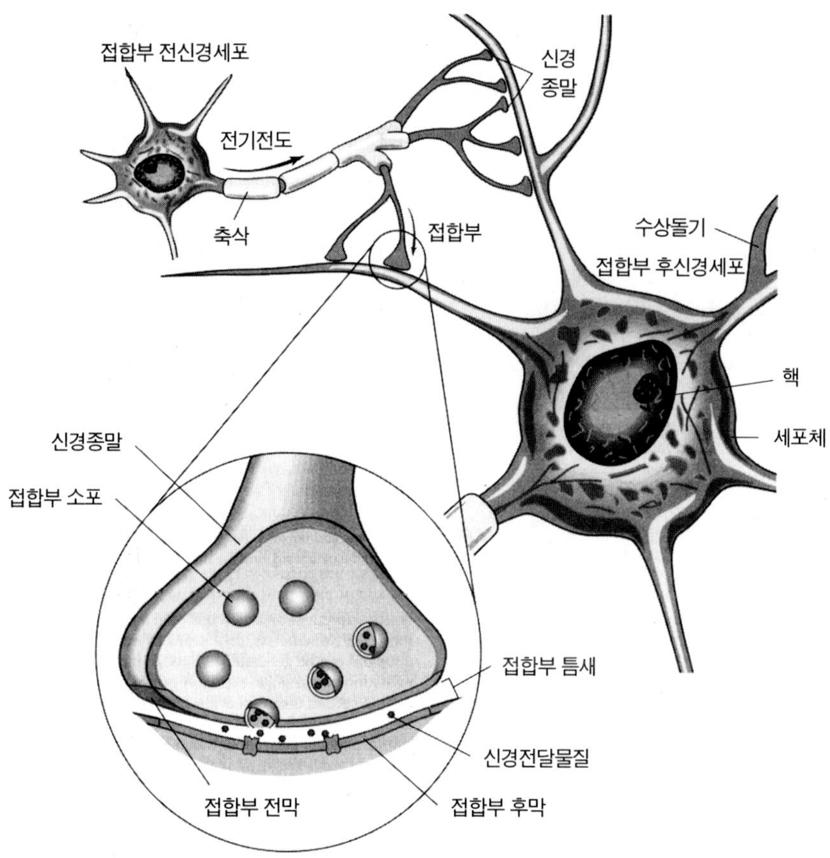

〈그림 2-16〉 뇌신경세포의 구조

세포체와 수상돌기, 그리고 축삭으로 이루어진 아주 미묘한 형태를 지녔다. 세포체에서 잔뿌리처럼 뻗어 나온 수상돌기는 수신기에 해당되며 그 수는 헤아릴 수가 없을 정도로 많다. 또한 세포체에서 한 가닥 뻗어 나온 축삭은 송신기에 해당되며, 그 끝에서 다시 수많은 가지를 형성하고 있다.

이런 신경세포들은 세포체와 축삭가지의 연결, 축삭과 수상돌기의 연결, 축삭가지와 축삭가지의 연결, 수상돌기와 수상돌기의 연결에 의해 서로 정보를 주고받는다. 하나의 신경세포는 보통 수천 개의 수상돌기들과 축삭가지들에 의해 연결되어 있는데, 어떤 신경세포는 1만 개의 수상돌기와 축삭가지들에 의해 연결되어 있기도 하다. 140억 개의 신경세포들이 각각 이런 식으로 서로 연결되어 있으니 신경회로망의 복잡함은 실로 우리 상상의 한계를 초월한다.

그런데 우리를 더욱 혼란스럽게 하는 것은 신경세포들이 직접 연결되어 있는 것이 아니라, 틈새를 두고 연결되어 있으며 그 틈새에서 화학물질인 신경전달물질들*Neurotransmitters*을 주고받음으로써 정보가 전달된다는 점이다. 이 틈새를 접합부*Synapse*라고 하는데 뇌 활동에 따라 이 접합부는 새롭게 형성되기도 하고 수정되기도 하며, 또한 퇴화되기도 한다. 또한 그에 따라 신경전달물질의 분비 내용도 달라진다.

이처럼 140억 개나 되는 신경세포들이 각각 수천 개, 혹은 만여 개의 접합부를 형성하고 수시로 수정 및 퇴화되며, 게다가 신경전달물질의 분비내용도 달라지니, 인간의 뇌란 아무리 과학이 발달한다 할지라도 그 실체를 완전히 알 수 없는 신비의 존재라고 하지 않을 수 없다.

어쨌든 한 개인의 모든 삶과 인생의 변화는 뇌신경세포의 접합부와 그 접합부에서 분비되는 신경전달물질들에 의해 결정된다. 그래서 필자는 여기서 뇌신경세포의 접합부를 가리켜 '접합부 – 화학기계*Synapse-Chemical Machine*' 라고 명명하고자 한다.

우리가 새로운 사실을 기억하거나, 혹은 옛 일을 잊는 것은 뇌신경세포의 접합부, 즉 '접합부 - 화학기계'가 새롭게 형성되거나 수정, 퇴화되기 때문이다. 예를 들어 아주 오래 전에 마음이 무척 아팠던 일이나 무척 기뻤던 일이 잘 잊혀지지 않는 것은 그때 형성된 '접합부 - 화학기계'가 견고하게 형성되었고 그것이 그대로 작동하기 때문이다.

따라서 남에게 좋은 일을 했을 때 형성된 '접합부-화학기계'는 좋은 마음의 신경전달물질이 분비되어 형성되었기 때문에 그것이 작동할 때마다 좋은 마음의 신경전달물질이 분비되어 마음이 편할 것이다. 반면 남에게 나쁜 일을 했을 때 형성된 '접합부-화학기계'는 나쁜 마음의 신경전달물질이 분비되어 형성되었기 때문에 그것이 작동할 때마다 나쁜 마음의 신경전달물질이 분비되어 마음이 편할 수가 없다. 더구나 이렇게 바람직하지 못한 '접합부-화학기계'가 형성된 사람은 그런 일들이 떠오를 때마다 노르아드레날린 같은 신경전달물질이 불필요하게 많이 분비되어 '접합부-화학기계'를 파괴시킬 뿐만 아니라, 온몸에 스트레스 호르몬이 증가하여 일찍 죽게 된다(2장 p.134 참조).

'남의 눈에 눈물나게 한 사람은 나중에 피눈물을 흘리게 된다'는 옛말이 생리학적 측면에서도 지극히 과학적이라고 하지 않을 수 없다. 남의 마음을 아프게 하는 것은 다른 사람은 물론 자신의 생명을 스스로 단축시키는 어리석은 행동인 것이다.

나이가 들수록 파괴되는 신경세포들의 양이 증가하는 것이야 어쩔 수 없다. 그러나 좋은 일을 많이 하고 좋은 글을 많이 읽는 등의 긍정적인 뇌 활동은 신경세포들이 파괴되는 것을 지연시킬 수 있을 뿐만 아니라, 신경세포 돌기들의 가지치기를 증가시켜 '접합부-화학기계'를 새롭게 형성·수정하고 퇴화를 막아 뇌의 기능을 보존시키는 데 크게 도움이 된다. 다시 말해서 뇌신경세포의 수가 줄어들지라도 바르고 왕성하게 활동을 한다면 '접합부-화학기계'가 새롭게 구축되어 기억력과 사고력을 보존할 수 있다는 것이다.

우리의 마음 또한 '접합부-화학기계'에서 분비되는 신경전달물질에 의해서 결정된다. 신경세포들의 접합부에서 분비된 신경전달물질은 어떤 정보를 전달한 후에는 곧바로 분해되어 없어지거나 다시 원래 분비되었던 곳으로 흡수된다. 그런데 이때 어떤 신경전달물질이 분비되느냐와 그 양에 따라 정보를 전달받는 신경세포에 나트륨이온(Na), 칼륨이온(K) 등이 복잡하게 작용하여 흥분, 또는 억제가 이루어진다. 즉 우리의 마음이 흥분되기도 하고 차분히 안정되기도 하며 나아가 개인의 삶과 인생이 달라지게 되는 것은 모두 신경전달물질에 의한 것이다. 이를 거꾸로 본다면 어떤 마음을 갖느냐에 따라 신경전달물질의 종류와 분비량이 달라져 개인의 삶과 인생의 항로가 결정된다고 할 수 있는 것이다.

이렇게 신경전달물질이나 나트륨이온, 칼륨이온 등이 신경회로망 안팎을 드나드는 데에는 많은 에너지가 소비된다. 또한 분비된 신경전달물질이 분해되는 과정에서 활성산소를 발생시켜 신경세포를 파괴시키기도 한다. 그래서 우리가 보고 듣고 생각하는 것만으로도 힘이 들고 피곤해지는 것이다.

단지, 보고 듣고 생각하는 것만으로도 이렇게 피곤이 뒤따르는데 굳이 밤새 머리 짜내면서까지 남을 헐뜯고 괴롭힐 궁리를 하는 사람이 많으니 안타까운 일이 아닐 수 없다. 건강을 위해서는 어떤 마음으로 삶을 살아가야 하는지도 곰곰이 생각해 봐야 할 것이다.

불로장생의 약은 우리 몸 안에 있다

자극하고 억제한다

우리는 지금 한 개인을 대표하고 그의 모든 생명활동을 지배하는 뇌의 경이로움을 탐구하는 중이다. 그러나 궁금증은 계속해서 끊이질 않는다. 인간이 태어나서 성장하고 늙어가다가 종국에는 병들어 죽을 수밖에 없는 생명의 수수께끼를 지배하는 것은 무엇일까? 기쁨, 사랑, 슬픔, 분노, 미움 같은 감정을 시시각각 변하게 하는 것은 무엇일까? 심장박동을 빠르게, 또는 느리게 하고 혈압을 오르게, 또는 내리게 하는 것은 무엇일까? 도대체 정신과 육체의 불가사의한 열쇠를 쥐고 있는 것은 무엇일까?

인간은 유사 이래로 병들지 않고 젊음을 유지할 수 있는 불로장생의 약을 찾으려 했다. 그러나 그러한 약은 오랜 시간이 지난 지금까지도 찾지 못했으며 앞으로도 찾지 못할 것이다. 그런데 불로장생의 약까지는 안되더라도 '노화→병→노화' 의 악순환을 끊는 데 중요한 역할을 하는 물질들이 우리 몸 속에 생성되고 있다. 그것은 바로 뇌신경세포에서 분비되는 화학물질이다.

뇌신경세포에서 분비되는 화학물질에는 노르아드레날린, 도파민, 엔도르핀, 세로토닌, 아세틸콜린, 감마 - 아미노산 등이 있는데, 이것을 신경전달물질이라고 한다. 또한 신경전달물질 이외의 화학물질이 있는데 그것은 내분비계에서 분비되는 성장호르몬, 성호르몬, 갑상선호르몬, 부신호르몬 등이다(뇌신경세포에서 분비되는 신경전달물질과 내분비선에서 분비되는 호르몬을 모두 폭넓게 호르몬으로 취급하기도 한다).

호르몬이란 말은 그리스어로 '자극한다, 일깨운다' 는 의미를 가지고 있고 '활동을 증진, 또한 억제한다' 는 뜻도 가지고 있다. 이처럼 우리 몸에서 분비되는 여러 가지 호르몬은 그 뜻 그대로 마음과 육체를 자극하고, 일깨우고, 증진시키고, 억제하면서 생명활동을 지배하고 조절하는 역할을 한다. 그렇기 때문에 호르몬은 건강과 젊음을 유지하는 불로장생의 약에 가까운 물질이라 할 수 있는 것이다.

유전자에 설계된 대로 사는 날까지 병들지 않고 건강하게 사느냐 못 사느냐는 호르몬 분비에 달려 있다고 해도 과언이 아니다. 따라서 우리는 일상생활에서 호르몬 분비 리듬을 잘 활용해야만 한다.

분노의 호르몬, 노르아드레날린

우리는 아침에 눈을 뜨면서 하루의 일을 생각하고 바쁘게 활동을 시작한다. 가족과 직장, 그리고 이웃을 위해 보다 활기차게 일을 해야겠다고 다짐을 할수록 생동감이 생겨나고 활력이 솟구치게 된다. 이처럼 아침에 눈을 뜨게 하고 생동감을 일으키고 활력을 솟구치게 하는 것은 무엇일까? 그 해답은 대표적으로 노르아드레날린에서 찾을 수 있다. 노르아드레날린은 교감신경의 활동을 활발하게 하는 대표적인 신경전달물질의 하나이다. 아침이 되어 이 호르몬이 뇌신경세포로부터 분비되면 교감신경의 활동이 활발해지면서 심장 등의 활동이 촉진되고 에너지가 많이 생성되어 생동감과 활력이 솟구치게 된다. 그리고 밤이 되어 이 호르몬의 분비가 사라지면서 교감신경의 활동이 줄어들고 우리의 마음은 평온해지면서 조용히 잠이 들게 된다.

이렇게 노르아드레날린이 아침에 분비되기 시작함으로써 우리는 하루를 의욕적으로 시작할 수 있고 그 분비량이 증가하면서 교감신경의 활동도 더욱 활발해져 그날 하루 일할 수 있는 활력을 얻는 것이다. 만약 아침에 일어나도 노르아드레날린이 적당히 분비되지 못하면, 우리는 깨어나는 순간부터 다시 잠드는 순간까지 기진맥진한 하루를 보내면서 조금만 어려운 문제에 부딪혀도 해결할 자신을 잃고 포기하게 될 것이다. 한마디로 노르아드레날린은 심신의 활력을 좌우하고 24시간 생활리듬을 지휘하는 '해결사 호르몬'이라고 할 수 있다. 그러나 노르아드레날린이 이런 긍정적인 역할만을 하는 것은 아니다.

다음과 같은 경우를 한번 생각해 보자. 부모의 반대로 사랑하는 애인과 헤어지게 되어 깊은 슬픔에 잠겨 있는데, 별로 가깝지도 않은 친구가 찾아와서 대뜸 없는 돈을 꿔달라고 애를 먹인다면 기분이 어떨까? 분노의 마음이 치밀어 오르면서 가슴이 몹시 두근거리고 혈압도 올라갈 것이다. 참다못해 큰 소리로 친구를 쫓아보낸 후에도 역시 두근거리는 가슴과 올라간 혈압이 좀처럼 가라앉지 않아 한참 애를 먹을 것이다.

어째서 분노의 마음이 치밀어 오르면 이렇게 가슴이 몹시 두근거리며 혈압이 오르는 것일까? 분노는 뇌신경세포에서 노르아드레날린 분비를 크게 증가시킨다. 그러면 앞에서 언급되었듯이 교감신경의 활동이 매우 활발해져 심장박동이 크게 증가하고, 심장은 많은 양의 혈액을 뿜어내는데, 이 때문에 가슴이 두근거리고 혈압이 오르는 것이다. 이런 분노의 마음이 크면 클수록 그만큼 심장박동은 더욱 빨라지고 혈압도 더욱 오르게 된다. 즉 노르아드레날린이 '해결사 호르몬'의 역할을 넘어서 '분노(스트레스)의 호르몬'으로 변화하게 되는 것이다. 동맥경화증이 있는 사람이 격한 분노 끝에 두통을 일으키거나 졸도하기도 하고 심할 경우는 협심증이나 뇌졸중으로 쓰러지기까지 하는 것도 바로 이 노르아드레날린의 과다분비 때문이다.

정리하자면 노르아드레날린은 심신의 활력을 좌우하는 '해결사 호르몬'이지만, 분노(스트레스) 같은 감정의 변화를 심하게 받게 되면 '분노(스트레스)의 호르몬'으로 변하게 되고 이 때문에 교감신경의 활동이 지나치게 증가하여 신체 장기들이 상처를 받게 된다. 즉, '분노(스트레스)→분노(스트레스) 호르몬 분비증가→교감신경 활동증가→신체 장기 상처→질병'으로 이어지는 것이다.

감동 호르몬, 도파민

시골길 모퉁이를 돌아서면서 화사한 꽃이 눈에 들어오는 순간 대부분의 사람은 그 아름다움에 기쁨을 느끼게 된다. 뿐만 아니라, 우리는 긴 장마 끝에 반짝이는 별을 보고 감동을 느끼고, 오랜만에 만난 애인을 보고 사랑을 느끼며, 천진한 어린아이의 미소에서 기쁨을 느낀다. 우리가 이렇게 아름다움과 기쁨, 감동과 사랑을 느낄 수 있는 것은 '도파민'이라는 호르몬 덕택이다. 도파민은 우리에게 사랑을 느끼게 해 주고, 멋진 감동이나 쾌감을 느끼게 해 주고, 창조력을 발휘케

해 주는 역할을 하는 '감동 호르몬' 이라고 할 수 있다.

그러나 간혹 꽃을 보고도 아름답다고 느끼지 못하는 사람도 있다. 그는 긴 겨울을 견뎌내고 화사한 봉오리를 피운 꽃을 보고도 기쁨을 느끼지 못하고, 긴 장마 끝에 반짝이는 별을 보고도 감동을 느끼지 못하고, 오랜만에 만난 애인을 보고도 사랑을 느끼지 못한다. 우리는 이런 사람을 가리켜 목석 같은 사람, 즉 감정 없는 사람이라고 한다.

살아가는 동안에 기쁜 일도 많지만, 누구나 한 번쯤은 실연의 아픔이나 이별의 슬픔 같은 고통스러운 시련을 겪게 된다. 이러한 시련을 받으면 받을수록 사람은 마음에 상처를 입고 이런 마음의 상처가 계속되면 불안정 속에 깊이 빠져들게 되어 결국 우울증에 걸리기도 한다. 이럴 때 용기와 힘을 불끈불끈 솟게 하여 마음의 불안정이나 울적함을 극복하고, 보다 강해질 수 있도록 도와주는 것도 도파민이다.

사람들은 마음의 상처를 딛고 일어서기 위해 지난날의 감동적인 순간을 떠올려 보기도 하고, 마음의 안정을 찾아 고즈넉한 들길을 걷는다거나 촉촉한 밤이슬을 맞으며 밝게 빛나는 별을 쳐다보기도 한다. 이러한 행위가 바로 도파민을 분비시키기 위한 것이라고 할 수 있다.

그러나 도파민에도 문제가 있다. 감동과 쾌감 그 자체가 그러하듯이 도파민이 분비되기 시작하면 좀처럼 멈추어지지 않는 특성이 있다. 그래서 도파민이 지나치게 분비되면 감동을 넘어서 쾌락에 빠져 꿈과 현실을 구별할 수 없을 정도가 되기도 하고 정신의 균형을 잃게 되어 환상이나 망상에까지 빠지기도 한다. 이럴 경우 도파민은 '감동 호르몬' 의 역할을 넘어서 '현실망각 호르몬' 으로 변화하게 된다. '천재성과 광기는 종이 한 장 차이' 라는 말처럼 이렇게 두 얼굴을 가진 강렬한 호르몬이 바로 도파민이다.

한편 경쟁사회에서 성공하려면 경쟁에서 이겨야 하고 경쟁에서 이기려면 남에게 뒤쳐지지 않고자 하는 투쟁심이 있어야 한다. 투쟁심이 강한 사람은 노르아드레날린이나 도파민 같은 호르몬이 많이 분비되는 사람이다. 그러나 투쟁심 역시 필요 이상으로 강한 경우 이들 호르몬이 '투쟁 호르몬' 으로 변화되어 거기에 상응하는 생리작용을 하게 되기 때문에 지나치게 많은 에너지를 소비하게 된다.

운동선수는 물론 우리 같은 일반인들이 힘차게 운동할 수 있는 것 또한, 투쟁 호르몬 분비가 증가되어 에너지를 많이 생성하기 때문이며 그 덕에 우리의 몸이 강해지는 것이다. 그리고 운동을 중지하면 곧바로 투쟁 호르몬 분비가 중지되고 소멸되기 때문에 온몸은 편안해지게 된다. 그러나 마음이란 운동처럼 일시적인 것이 아니라, 천길 낭떠러지까지 지속될 수 있는 것이기 때문에 적당히 중지할 줄 모르는 투쟁심은 투쟁 호르몬을 지속적으로 펑펑 분비케 한다. 그로 인해 면역세포가 파괴되고 불필요하게 지속적으로 심장활동이 증가되고, 에너지가 소비되고, 혈압이 증가되어 혈관세포에 상처를 입히게 된다. 이런 혈관세포의 상처는 동맥경화의 가장 큰 직접적인 원인이 된다. 많은 질병은 면역기능의 감퇴와 동맥경화로부터 생긴다. 그래서 지나친 투쟁심은 그만큼 많은 질병을 유발한다. 지나친 의욕과 경쟁심으로 억척스럽게 일해서 성공한다고 해도 건강을 잃으면 무슨 소용이 있겠는가? '적당함이 좋다, 지나침은 부족함만 못하다' 는 말이 바로 여기에 적합한 말일 것이다.

우리의 삶에 있어서 투쟁심과 희로애락의 감정이 없어서는 안 된다. 그러나 무엇보다 몸과 마음의 '조화' 와 희로애락의 '균형' 이 소중한 것이다.

단잠을 자고 싶다

투쟁 호르몬이 지나치게 분비되면 심신은 결국에 지쳐 버리게 될 것이다. 그러나 사려 깊은 조물주는 우리 인간에게 심신을 쉴 수 있게 만들어 주는 호르몬도 준비해 주었다. 그 대표적인 것이 세로토닌과 멜라토닌이다.

우리의 뇌 속 깊은 곳에는 콩알만한 크기의 송과선松果腺이라는 것이 있다. 이곳은 우리의 정신작용과 육체작용의 관계에 있어서 중요한 기능을 하는 곳으로 그 역할 중의 하나는 유년기부터 성년에 이르기까지의 성장을 조절하고 신체조직들이 언제, 어떻게 늙어야 하는지를 지시하는 것이다. 다시 말해서 송과선이 그렇게 하라고 지시하기 때문에, 우리가 늙는 것이다. 이처럼 노화과정을 조절하는 기능을 한다 하여 송과선을 '노화시계' 라고도 한다. 바로 이곳에서 세로토닌과 멜라토닌이 분비된다.

세로토닌은 도파민이나 노르아드레날린 등의 작용을 잠재워 격정적인 마음 상태를 안정시키고, 또한 우울한 마음을 다독거려 평온한 마음과 조용한 기분을 갖도록 해 준다. 그러므로 폭력적이고 난폭한 성격을 가진 사람이나 우울증에 빠져 있는 사람은 세로토닌의 분비량이 부족하기 때문일 가능성이 높다. 이처럼 세로토닌은 감정을 조절하는 역할을 하며 그 외에 체온조절, 성욕증대, 수면조절, 식욕저하 등 다양한 생리활동에 관여하는 것으로 알려져 있다. 그러니 세로토닌 역시 과다하게 분비되면 피로가 쌓이고 정신집중이 안 되는 부작용이 생긴다(한편 세로토닌은 멜라토닌의 재료 역할도 한다).

외국으로 항공여행을 한 경험이 있다면, 시차극복을 위한 방법으로 멜라토닌 성분의 약을 복용한 경험이 있을 것이다. 멜라토닌은 밤에 분비되어 단잠을 이끌어 주는 역할을 한다. 아무리 괴로운 일이 있어도 일단 잠을 자는 것만으로도 우리는 심신의 안정감을 얻을 수 있다. 잠을 푹 자고 난 뒤의 상쾌함은 무엇과도 비교할 수 없는 행복감을 가져다주기 때문이다.

세로토닌이 낮에 분비되어 평온한 마음과 조용한 기분이 되도록 감정을 조절해 주는 '어머니' 의 역할을 한다면, 멜라토닌은 밤에 세로토닌의 역할을 인계받아 한층 더 기분 좋은 단잠을 잘 수 있게 해 주는 '천사' 의 역할을 한다고 할 수 있다. 즉 밤이 되면 멜라토닌 분비가 증가함으로써 잠이 들게 되고, 날이 밝아지

면 멜라토닌 분비가 감소되고 노르아드레날린 분비가 시작됨으로써 잠에서 깨
어나게 되는 것이다. 이렇게 세로토닌과 멜라토닌이 낮과 밤을 바꿔가면서 자연
의 리듬에 맞추어 육체와 정신의 상태를 신비스럽게 조절해 주기 때문에 우리의
건강은 유지되는 것이다. 규칙적인 생활이 좋다고 하는 이유 중의 하나가 여기
에 있는 것이다.

한편 멜라토닌은 단잠을 이끌어 주는 역할 이외에 다른 중요한 기능도 하고 있
다. 그 대표적인 것이 몸을 산화시키는 활성산소를 제거하는 항산화제 역할, 스
트레스의 피해를 차단하는 역할, 면역기능을 활성화시키는 역할, 나쁜 LDL-콜
레스테롤 수치를 낮추는 역할, 그리고 강력한 생리작용을 하는 좋은 아이코사노
이드(4장 p.271 참조)를 생성하는 역할 등이다. 이런 역할 때문에 멜라토닌은 암과
심장병 등의 질병을 예방하는 기능을 한다고 추측되고 있다.

여기서 멜라토닌과 관계된 한 가지 연구결과를 소개한다. 100마리의 쥐에게
스트레스를 주고, 50마리씩 두 집단으로 나누어 한 집단에는 멜라토닌을 투여하
고 다른 집단에는 투여하지 않고 그 반응을 살펴보았다. 그런데 10일이 지난 후
에 멜라토닌을 투여한 집단의 경우에는 42마리가 살아남은 반면, 투여하지 않은
집단은 7마리만 살아남았다. 이 실험은 멜라토닌이 스트레스 방어에 미치는 영
향을 충분히 말해 주고 있는 것이다. 멜라토닌의 이러한 특수한 효능은 또 다른
동물실험에서도 찾아볼 수 있는데, 멜라토닌을 투여한 동물의 수명이 약 20~
25% 정도 연장되었다는 실험결과도 있다.

나이가 들면 뇌의 호르몬이 줄게 마련이지만 특히 멜라토닌은 중년을 알리는
45세쯤이 되면 그 분비가 현격히 줄어든다. 멜라토닌 분비가 줄어든다는 것은
송과선 자체가 퇴화되기 때문이라고 생각할 수 있다. 송과선은 멜라토닌뿐만 아
니라 여성호르몬인 에스트로겐과 남성호르몬인 테스토스테론 등도 분비하는 지

휘자 역할을 하기 때문에 멜라토닌 분비가 줄어든다는 것은 이들 호르몬이 줄어드는 것과도 관계가 있다. 우리의 삶에 흥분과 투쟁적인 생활이 없을 수는 없겠지만, 그것이 지나쳐 노르아드레날린이나 도파민 등이 지나치게 분비되면 그로 인해서 세로토닌과 멜라토닌의 분비가 억제된다. 이런 상태가 지속되면 밤잠을 이룰 수가 없게 되고 생체리듬이 깨지게 되어 노화시계가 빠르게 돌아가 각종 질병에 시달리는 결과를 초래한다. 따라서 노화시계를 천천히 돌아가게 하기 위해 세로토닌과 멜라토닌의 분비를 촉진하는 방법을 찾는 것은 이 책의 중요한 목적 중의 하나이다.

고통에서 벗어나고 싶다

마라톤 선수를 생각해 보자. 마라톤 선수가 그 엄청난 거리를 힘차게 달릴 수 있는 것은 노르아드레날린 같은 호르몬이 분비되어 대사활동을 활발하게 촉진시키기 때문이다. 하지만 인간이 한 번도 쉬지 않고 42.195km를 달린다는 것은 잘 훈련된 선수라 하더라도 보통 사람들은 상상할 수 없는 엄청난 고통을 주는 일이다. 그런데 우리는 골인 지점에 이르러 태극 머리띠를 드높이 치켜드는 이봉주 선수나 감격의 입맞춤을 관중에게 보내는 황영조 선수를 본 적이 있다. 몹시 일그러진 표정으로 그 머나먼 거리를 달려온 그들이 어떻게 고통이 극에 달하는 마지막 순간에 그렇게 환한 미소를 지으며 멋진 행동을 할 수 있는 것일까?

그 이유는 간단하다. 누구나 힘들고 고통스러운 운동을 반복할 때, 어느 순간이 지나고 나면 오히려 몸이 개운해지고 기분이 상쾌해지는 것을 경험해 본 적이 있을 것이다. 마라톤 선수가 그 많은 고통 속에서도 매일 훈련에 훈련을 거듭할 수 있는 것은, 그리고 골인하는 순간 미소지을 수 있는 것은 바로 고통을 잊고 환희를 느끼게 하는 '엔도르핀'이라는 호르몬 때문이다.

엔도르핀은 마약과 같은 특성을 지니고 있다. 모르핀이나 코카인 같은 마약은 사실 우리 몸에 아픔을 멎게 하는 진통제로 사용되어야 하는 것이다. 그런데 이 것이 쾌락을 주는 도구로 사용되면 강한 중독성으로 인하여 자신과 가족을 파멸의 길로 몰아넣는다. 그러나 이들 마약과는 달리 뇌에서 분비되는 엔도르핀은 중독성이 없는 매우 고마운 호르몬이다. 마라톤 선수가 목표지점까지 힘차게 달릴 수 있도록 힘을 북돋아 주는 것이 노르아드레날린이라면, 달리는 동안의 고통을 잊게 해 주고 오히려 기분을 상쾌하게 해 주는 것은 엔도르핀이다.

또한 엔도르핀은 도파민 같은 호르몬을 조절하는 역할을 하는 감마 - 아미노산이라는 호르몬을 억제하는 기능을 한다. 결국 엔도르핀이 감마 - 아미노산을 억제함으로써 '억제의 억제'에 의하여 도파민의 효과를 상승시키면서도 지나친 분비를 억제하는 역할을 하는 것이다. 즉 엔도르핀의 분비는 고통의 부담을 덜어주고 노르아드레날린이나 도파민의 분비를 적게 하면서도 이들의 상승작용을 높여 의욕과 성취욕 등을 불러일으킨다.

우리는 흔히 인생을 마라톤에 비유하곤 한다. 살아가는 동안 좋은 일, 기쁜 일들도 있지만 그보다 고통스럽고 괴로운 시련들이 더 많은 것이 우리네 인생이다. 그러나 시련의 고통들을 하나씩 극복하고 해결해 감으로써 우리는 성취감을 느끼고 나름대로의 행복을 찾는 것이다. 따라서 삶의 거친 파도를 헤쳐나가는 데 있어서 특히 노르아드레날린과 엔도르핀의 조화로운 분비가 무엇보다 중요하다.

그리고 남은 일

우리의 삶을 한마디로 표현한다면 즐거움을 찾고 괴로움에서 벗어나고자 하는 것이라 할 수 있다. 여기에 상대적 대립관계 사이의 갈등에서 어떻게 타협하느냐에 따라 우리의 삶이 달라진다. 즉 한 차량이 올라가면 자동적으로 다른 한 차량이 내려오게 마련인 케이블카와 같이 인생에 있어서 이익과 불이익, 쾌락과 불쾌, 행복과 불행, 사랑과 증오 등 상대적 대립관계를 어떻게 해석하고 타협하느냐에 따라 우리의 삶이 달라지는 것이다.

지금까지 우리는 노르아드레날린, 도파민, 세로토닌, 멜라토닌, 엔도르핀, 이렇게 5가지 신경전달물질에 대해 알아보았다. 물론 위와 같이 몇 가지 신경전달물질로 복잡다양한 개개인의 생활모습과 감정표현을 모두 설명할 수 없지만, 삶의 상대적 대립관계를 어떻게 해석하고 타협할 것이냐에 대해 어느 정도 시사점을 던져주고 있다.

그럼 각각의 물질이 우리 삶에서 어떤 의미를 가지는지 한번 정리해 보자.

- 노르아드레날린의 적절한 분비리듬은 시련의 고통을 극복하고 삶의 의욕을 솟구치게 하는 의미가 있다.
- 도파민의 적절한 분비리듬은 고통을 극복해 가는 과정에서 기쁨을 만끽하게 하는 의미가 있다.
- 세로토닌과 멜라토닌의 적절한 분비리듬은 고통을 극복하는 과정에서 심신이 지칠 때, 쉴 수 있는 마음의 여유를 갖게 하는 의미가 있다.
- 엔도르핀의 빠른 분비리듬은 고통이 따를 때마다 올바른 삶을 살려는 긍정적인 사고를 갖게 하는 의미가 있다.

결국 우리가 삶의 목적을 실현하고 육체적으로나 정신적으로 건강하게 살기를 바란다면 마음의 여유를 찾고 고통을 극복하려는 긍정적인 사고가 필요하다. 긍정적인 사고를 가질수록 우리의 심신은 더욱 강하게 단련될 것이고, 강하게 단련되는 자신을 바라보며 고통보다는 기쁨을 느끼게 될 것이다.

반면에 탐욕과 잔꾀, 부정적인 사고 속에서 사는 사람은 세로토닌(멜라토닌)의 적절한 분비리듬과 엔도르핀의 빠른 분비리듬은커녕 노르아드레날린과 도파민의 분비리듬만 지나치게 빠르게 하여 일찍 병들어 쓰러질 뿐이다.

마라톤 선수가 그 먼 거리를 달려 승자가 될 수 있는 것은 탐욕이나 잔꾀, 거짓 훈련이 아니라 올바른 훈련을 통해 신경전달물질을 균형 있고 적절히 분비할 수 있는 마음을 가졌기 때문이다. 우리도 인생이라는 마라톤에서 승자가 되기 위해서는 신경전달물질을 균형 있고 적절히 분비할 수 있는 마음을 가져야 하고, 이를 위해 꾸준히 정진精進과 수련修鍊을 해야 한다.

그럼 어떻게 그런 정진과 수련의 길을 떠날 수 있을까? 먼저 뇌의 구조와 기능을 알아보는 것에서부터 시작해 보자.

뇌의 세 부분이 조화를 이루어야 한다

140억 개나 되는 신경세포들과 이들 각각이 수천 개의 접합부로 연결되어 있는 인간의 뇌는 전체적인 구조를 뚜렷하게 구분할 수는 없지만 일반적으로 〈그림 2-17〉과 같이 기능별로 크게 세 부분으로 나눌 수 있다. 뇌는 아랫부분으로 갈수록 '본능적 생명유지 기능'을 담당하고, 중간 부위는 '생명유지 기능과 더불어 감정과 밀접한 관계'를 가지며 윗부분으로 올라갈수록 인간만이 가지고 있는 '고등정신 기능'을 담당하고 있다. 이러한 뇌의 삼중 구조에 따라 각각의 기능이 다르다는 것을 이해함으로써 우리는 생명활동과 인간의 본질을 알 수 있게 된다.

중앙통제실 – 아랫부분의 뇌

뇌의 아랫부분에 위치하는 신경세포 집단은 심장과 폐의 기능, 혈액 속에 있는 여러 물질의 농도를 일정하게 유지하는 기능 등을 담당하고 있다. 그리고 공격 및 방어, 구애, 짝짓기 등 생명과 종족을 보존하는 데 필요한 단순하고 본능적인

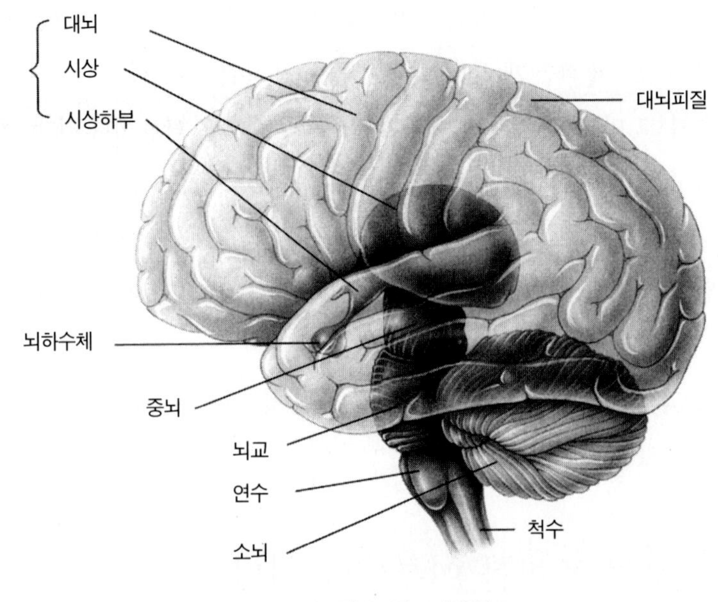

〈그림 2-17〉 뇌의 구조

행위를 조절하는 이른바 생존의 '중앙통제실' 역할을 한다.

파충류가 짝짓기를 하여 새끼를 낳지만 새끼가 자라도록 보호하고 양육하는 것에는 전혀 무관심한 것은 단지 이 부분의 뇌만을 가지고 있기 때문이다. 이처럼 뇌의 아랫부분에 위치한 신경세포들은 파충류의 행동에 해당하는 역할을 한다는 의미에서 '파충류 뇌'라고도 하며, 또한 가장 먼저 발생되었다 하여 '원뇌'라고도 한다.

이 부분에는 연수, 뇌교, 중뇌, 뇌하수체, 그리고 시상하부와 시상 등의 신경장치 전부, 또는 일부가 위치하고 있다. 오늘날 첨예한 대립을 이루고 있는 '뇌사'의 인정문제도 바로 파충류 뇌만 살아 있는 사람을 죽은 사람으로 볼 것인가 살아 있는 사람인가로 볼 것인가에 대한 문제이다.

신비의 금고 – 윗부분의 뇌

뇌의 윗부분을 차지하는 대뇌피질*Cerebral Cortex*은 많은 주름을 가진 회백질로 백억 개 이상의 신경세포와 수천억 개의 접합부를 포함하고 있다. 이곳에서는 인간만이 가진 특성인 추리, 수학적 능력, 언어기술, 상상, 예술적 재능, 개성 등을 만들어 내고 눈, 귀, 코, 촉각 등의 감각기로부터 받아들인 정보를 종합 판단하여 과연 그것이 무엇인가를 알 수 있게 하는 역할을 한다. 그리고 뇌의 다른 부분으로부터 다양한 정보를 받아들여 그것에 대한 추측과 도덕적·윤리적 판단 등을 통해 미래를 계획해내는데, 대뇌피질 중 한 부분인 운동피질*Motor Cortex*이 이런 계획을 적절하게 골격근육에 전달함으로써 우리가 말을 하고, 글을 쓰고, 무거운 물건을 들거나 달리고, 사랑을 하게 되는 것이다. 인간이 동물과 구별되어 만물의 영장이 될 수 있는 것은 바로 이 대뇌피질이 발달되었기 때문이다. 또한 개개인을 구별해 주는 고유의 특징도 바로 대뇌피질 작용의 차이에서 나타나게 된다. 한마디로 대내피질은 고도의 사색과 판단, 창조의 발원지인 것이다.

이처럼 대뇌피질은 지성과 이성을 지배한다고 하여 '지성 뇌', '이성 뇌'로 불리며, 또는 인간만이 지니고 있다고 하여 '인간 뇌'라고도 한다. '파충류의 뇌'가 생명을 조절하는 '중앙통제실'이라면, '인간 뇌'는 의문과 비밀이 가득 차 있는 '신비의 금고'라고 할 수 있다.

감정의 뇌 – 중간부분의 뇌

우리는 커피를 마시고 싶을 때 커피잔을 들도록 팔근육에 명령할 수 있고, 마시고 싶지 않을 때에는 명령하지 않을 수 있다. 이것이 대뇌피질의 작용이다. 그러나 사랑, 분노, 기쁨, 슬픔 등의 감정은 자기가 원한다고 느끼도록 명령할 수 없고, 원하지 않는다고 해서 느끼지 않도록 명령할 수도 없다.

물이 가득 찬 욕조에 들어갔다가 금관의 순도를 감정할 방법을 알아낸 아르키

메데스가 "유레카!"를 외치며 발가벗은 채 거리를 달렸다는 유명한 일화가 있다. 그는 왜 부끄러운 줄도 모르고 벌거벗은 채 거리로 뛰쳐나온 것일까? 그것은 강렬한 감정을 억누를 길이 없었기 때문이다. 우리도 때때로 아르키메데스처럼 강렬하게 요동치는 감정을 느끼곤 한다. 그런데 과연 감정이란 무엇이고, 어디에서 발생하고, 무엇 때문에 발생하는 것일까?

우리에게는 두 개의 가슴이 있다. 하나는 흉부에서 고동치는 심장이고, 다른 하나는 사랑·분노·기쁨·슬픔 등의 감정을 발생시키는 신경세포집단이다. 이런 신경세포집단은 뇌의 중간부분에 위치하고 있는데 단순한 반사작용을 제외한 모든 인간행동의 뿌리인 감정이 바로 이 뇌 중간부분의 신경세포집단에서 비롯되는 것이다.

뇌 중간부분의 신경세포집단은 일명 '파충류의 뇌'와 '이성 뇌'의 경계(변두리)에 위치한다고 해서 '대뇌변연계'라고 한다. 또 개나 고양이와 같은 동물에서 볼 수 있듯이 새끼를 낳아서 보호하고 양육하고, 구성원들끼리 서로 어울리면서 슬픔·공포·욕망·불쾌감·불안·분노와 같은 감정을 표현할 수 있도록 한다고 해서 '감정 뇌' 또는 '동물 뇌'라고도 한다.

그런데 모든 자극은 척수를 통해 뇌의 아랫부분을 거쳐 위쪽으로 전달되기 때문에 해부적으로 '감정 뇌'는 '이성 뇌'보다 자극을 먼저 받아들이게 되고 그 자극에 대해서도 '감정 뇌'가 '이성 뇌'보다 먼저 반응하게 된다. 또한 생리적으로 '감정 뇌'는 '이성 뇌'보다 강하게 반응하면서, '이성 뇌'의 영향은 받되 명령은 받지 않는다. 즉 우리가 어떤 사건(사실)에 부딪히면 '감정 뇌'가 그것을 먼저 접수하고 우리는 그에 따른 반응을 행동으로 옮기게 된다. 그리고 '감정 뇌'보다 자극을 늦게 접수한 '이성 뇌'는 그 옳고 그름을 판단한 후에 '감정 뇌'의 행동을 수정할 필요가 있으면 그 행동을 수정하라고 '감정 뇌'에게 전달하지만 '감정 뇌'는 반드시 그대로 따르지는 않는다. 다만 영향만을 받을 뿐이다. 따라서

‘감정 뇌’의 행동과 ‘이성 뇌’의 판단이 같거나 ‘감정 뇌’가 ‘이성 뇌’의 영향을 그대로 받아들이는 경우에는 문제가 없지만, ‘감정 뇌’가 ‘이성 뇌’의 판단에 영향을 받기는커녕 제멋대로 행동하면 문제가 발생하게 된다. 이성이 개입되지 않은 감정은 ‘감정 뇌’에서 발생되는 본능이다. 본능대로만 산다면 인간은 동물과 다를 게 아무것도 없다.

그런데 현대를 사는 우리는 이성과 지성이 도대체 무엇이냐는 듯이 감정에만 치우친 삶을 살려고 한다. 그리고 더욱 큰 문제는 사람들이 감정을 마음껏 표출하면서 사는 것도 아니라는 점이다. 한편에서는 감정을 부채질하고, 다른 한편에서는 감정을 억압하는 모순된 사회구조 속에서 우리의 ‘감정 뇌’는 끊임없이 괴로움에 허덕이고 있다.

우리가 느끼는 모든 감정은 나름대로 의미와 가치가 있다. 그리고 감정이 배제된 삶은 한마디로 무의미한 삶이 된다. 따라서 우리는 희로애락이라는 감정의 바다 속에 살되 한쪽으로 치우치지 않고 조화를 이루며 살아야 한다. 즉 감정이 배제되어 멍청하고, 무반응적이거나, 지나치게 냉담해져 비인간적인 삶을 살아서도 안 되고, ‘이성 뇌’는 꼼짝달싹 못하고 ‘감정 뇌’에 지배되어 짐승과 다름없는 삶을 살아서도 안 된다. 더구나 감정과 이성의 상호 관계에서 내려진 결론은 그대로 우리의 몸에 전달되어 영향을 끼친다. 삶의 풍요로움은 서로가 열린 가슴으로 만나고 느끼고 마음을 나눌 때 이루어지는 것이므로, 밖에 온통 불만거리가 쌓여 있으면 안에도 스트레스 호르몬이 꽉 차지 않을 수 없을 것이다.

우리는 이미 ‘자극→반응→적응→강화’의 생물학적 원리를 알고 있다. 감정대로 행동하면 ‘자극→반응→적응→강화’에 따라 가뜩이나 우세한 ‘감정 뇌’의 작용이 더 강화되어 더욱 제멋대로 행동하게 된다. 그러나 이성적인 행동을 하려고 노력하면 비록 약한 ‘이성 뇌’라도 ‘자극→반응→적응→강화’에 따라 그 작용이 강화되어 보다 이성적으로 행동하는 능력을 향상시킬 수 있다.

그러면 '이성 뇌'가 '감정 뇌'에 효과적으로 영향을 미칠 수 있을 것이다. 물론 이것은 말처럼 그리 쉬운 일이 아니다. 그러나 인간이라는 이름으로 태어난 이상 결코 포기해서는 안 되는 일이기도 하다. 남과 더불어 풍요롭게 살기 위해서는 부단한 정진과 수양을 통해 '이성 뇌'의 작용을 강화시켜 제멋대로 행동하려는 '감정 뇌'의 사슬에서 벗어나야 한다.

우리 몸의 전달체계

'감정 뇌'와 '이성 뇌'의 상호 관계에서 얻어지는 결론은 모든 장기들에 그대로 전달되는데 그 전달체계가 어떻게 구성되어 있는지 알아보자.

신경계는 〈그림 2-18〉과 같이 중추신경계와 말초신경계로 나뉜다. 우리가 길을 가다가 무의식중에 못을 밟으면 반사적으로 발을 들어올리게 된다. 그리고 나서 못을 집어들어 쓰레기통에 버리고 발을 치료한다. 또 골목길을 지나다 갑자기 개가 달려들려는 것(자극)이 시야에 들어오면 순간적으로 개를 피하게 된다. 일단 개를 피하고 나서 계속 도망칠 것인가 아니면 몽둥이를 들어 개를 쫓아버릴 것인가를 판단한다. 이러한 행동은 순간적이고 단순하게 이루어지는 것 같지만, 사실 신경계라는 매우 복잡한 회로를 통해서 나온 결론이다.

못을 밟거나 달려들려는 개를 본 것 같은 자극은 감각신경을 통해 뇌에 전달된다. 그러면 뇌는 자극의 강도에 따라 반사적으로, 또는 의식적으로 운동신경을 통해 근육을 수축시켜 행동을 일으킨다. 이렇게 어떤 자극이 감각신경을 통해 척수까지 옮겨지는 전달경로, 그리고 척수에서 운동신경을 통해 근육까지 옮겨지는 전달경로를 말초신경이라고 하고, 척수로 들어온 자극이 반사적이든 의식적이든 모든 신경활동으로 이루어져 척수 밖으로 나가기 전까지의 전달경로를 중추신경이라고 한다.

그런데 우리가 중요하게 생각할 점은 중추신경에서 무엇이 일어나고 있느냐 하는 것이다. 바로 앞에서 예를 들었듯이 우리는 '개를 피해 계속 도망갈 것이냐, 아니면 몽둥이를 들고 쫓아버릴 것이냐'와 같은 '투쟁-도피fight-flight'의 행동을 하루에도 수없이 경험하게 된다. 이런 투쟁-도피 행동은 근육을 수축시킴으로써 이루어지고 근육을 수축시키려면 그에 상응하는 에너지가 필요한데, 이 에너지의 생성과 에너지 사용의 효율성을 돕는 것이 바로 자율신경계이다(에너지 생성에 대해서는 2장 p.61에서 자세히 언급되었다).

자율신경계는 교감신경과 부교감신경으로 나누어지는데 이 중 교감신경은 투쟁-도피의 행동을 원만히 할 수 있도록 ATP를 많이 생성해서 소비

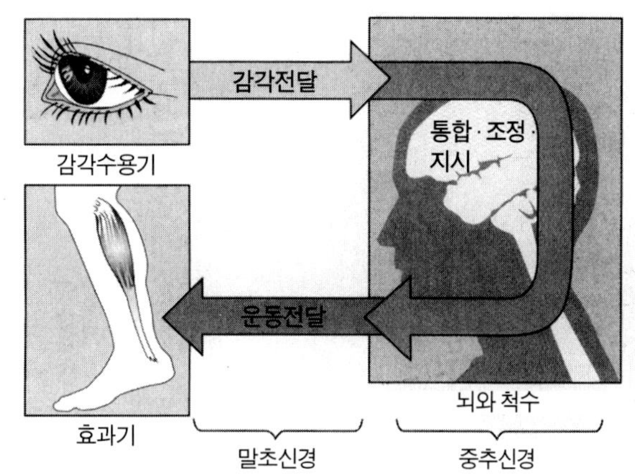

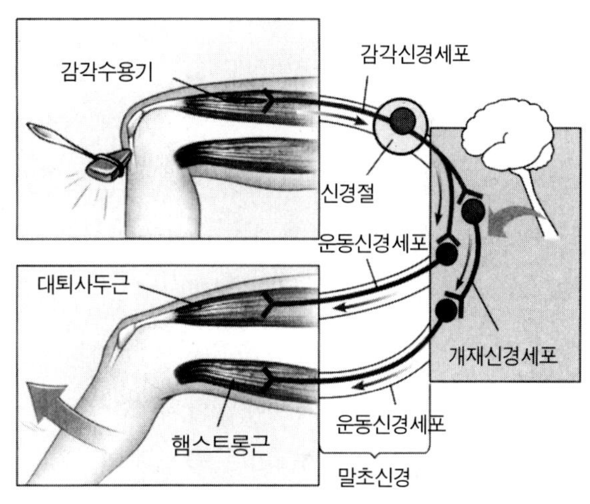

〈그림 2-18〉 신경계의 전달구조

하는 역할을 담당한다. 반면 부교감신경은 우리 몸이 투쟁-도피의 행동을 계속하는 동안에 심신이 피로해 지쳐버리는 것으로부터 회복을 하기 위해, 즉 ATP를 적게 생성해서 가능한 한 적게 소비케 하는 '살림살이house-keeping'를 담당한다. 즉 이 두 신경이 서로 반대작용을 하면서 우리 몸의 항상성을 유지시키는 것이다.

간단한 예를 들어 보자. 할 일이 많은 낮 시간에 교감신경은 많은 ATP를 만들어내기 위해 활발하게 활동을 하는 반면, 부교감신경은 교감신경의 활동을 방해하지 않기 위해 활동을 양보한다. 그러나 편안하게 잠을 자야 하는 밤에는 부교감신경이 활동하도록 교감신경은 침묵을 지킨다.

이처럼 우리 몸은 일생 동안 끊임없이 변화하는 상황에 대처하여 교감신경과 부교감신경이 서로 밀고 당기면서 조절작용을 해 나간다. 교감신경과 부교감신경이 서로 적절히, 조화롭게 활동을 하기 때문에 우리 몸의 내부환경은 일정한 대사를 유지하여 평온한 상태에 있게 되는 것이다.

그런데 만약 '감정 뇌' 와 '이성 뇌' 의 상호 관계에서 얻어지는 결론이 '감정 뇌' 에 치우치면 〈그림 2-19〉에서 보는 바와 같이 부교감신경은 침묵을 지키고, 교감신경의 활동은 증가하여 심장의 동방결절과 방실결절의 활동을 촉진시켜 심장박동을 빠르게 하고, 이로써 혈압이 오르게 된다. 반면에 '감정 뇌' 와 '이성 뇌' 의 상호 관계가 균형을 이루게 되면 교감신경과 부교감신경의 활동도 균형을 이루어 심장박동과 혈압도 정상을 유지한다. 이러한 현상은 심장뿐만 아니라 모든 장기에도 같은 영향을 미치게 된다. 결국 '감정 뇌' 와 '이성 뇌' 의 상대적 대립관계가 적절히 조화되어 어느 한쪽에 치우치지 않도록 하는 것이 건강을 유지하는 길인 것이다. 건강은 '마음을 다스리기에 달려 있다' 는 말이 과학적으로 입증되는 부분이다.

건강한 뇌를 위해

지금 우리는 매우 복잡하고 이해하기 어려운 뇌에 관하여 살펴보고 있다. 독자들 중에는 뭔가 유익한 것 같기는 하나 내용이 복잡해서 싫증이 나는 사람도 있을 것이고, 도무지 뭐가 뭔지 이해가 되지 않아 짜증이 나는 사람도 있을 것이

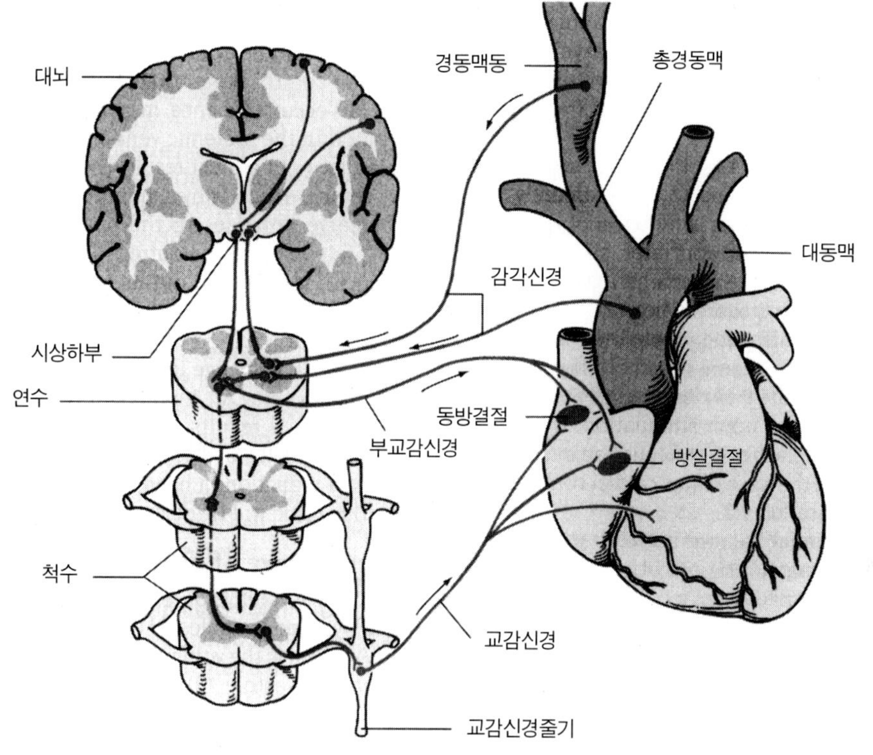

〈그림 2-19〉 교감신경과 부교감신경의 심장활동 조절

다. 그런가 하면 내용을 잘 이해하면서 자신의 생활에 적용시킬 방법을 찾으며 차분한 마음으로 계속 책을 읽는 사람도 있을 것이다. 어째서 이런 차이가 생기는 것일까? 그것은 다음 몇 가지 이유 때문일 것이다.

첫째, 이 책은 건강에 관한 문제를 이해하기 위해 먼저 몸에 관한 매우 복잡한 해부·생리의 원리를 다루고 있다. 원리란 몇몇 사람을 제외하고는 그 자체에 대해 별로 흥미를 느끼기가 어려운 것이다. 특히 뇌의 해부·생리의 원리는 다른 신체기관보다 더욱 복잡하고 일반인들에게는 생소하기 때문에 이해한다는 것이 쉬운 일은 아닐 것이다. 즉 독자는 기존에는 전혀 없던 뇌에 관한 지식을

‘접합부-화학기계’에 새롭게 형성하려고 하기 때문에 흥미를 느끼기는커녕 짜증이 나는 것이다.

둘째, 뇌는 다른 기관에 비해 엄청난 에너지를 소비한다. 그 무게는 전체 몸무게의 2%에 불과하지만 몸 전체가 소비하는 에너지양의 20% 이상을 차지하는 것이다. 그런데 주위가 산만하거나 이것저것 겹쳐 생각할 일이 많으면 그만큼 에너지를 많이 소비하기 때문에 곧바로 에너지 부족상태가 생겨 ‘접합부-화학기계’가 제대로 작동 또는 형성될 수 없게 된다. 결국 책을 읽으면서도 무엇을 읽고 있는지 알 수 없게 되어 짜증이 나는 것이다.

셋째, 뇌는 에너지뿐 아니라 산소도 몸 전체가 소비하는 양의 20% 이상을 소비한다. 통풍이 안 되는 탁한 실내에는 산소가 충분하게 공급되지 못하기 때문에 ‘접합부-화학기계’의 작동과 형성이 이루어질 수 없다. 당신이 지금 답답한 실내에서 오랜 시간 이 책을 읽고 있다면 아무리 재미있는 내용이라도 곧 싫증이 날 것이다.

자, 그럼 ‘나’를 대표하고 ‘나’의 생명활동을 하나도 빠짐 없이 지배하는 뇌의 건강과 활발한 활동을 위해서는 어떻게 해야 할까? 다음 몇 가지 방법들을 살펴보자.

첫째, 뇌를 지속적으로 훈련시켜야 한다. 우리의 행동은 기억으로부터 이루어지는데, 이런 기억은 ‘접합부-화학기계’의 신경회로망 연결이 새롭게 형성되거나 수정되어 이루어진다. 예를 들어 책의 글자 하나하나의 내용이 유익하다고 판단되어 기억(저장)되는 것은 ‘접합부-화학기계’의 신경회로망 연결이 새롭게 형성되거나 수정된 것이고, 기억이 잊혀지는 것은 새롭게 형성되거나 수정된 신경회로망이 풀어져 버렸기 때문이라고 할 수 있다.

뇌훈련brain building은 마치 운동선수가 근육훈련body building을 하는 것에 비유될 수 있다. 근육훈련은 근육세포의 액틴 필라멘트와 미오신 필라멘트의 수와 크기를 증가시켜 근육세포를 굵어지게 하는데, 마찬가지로 뇌훈련을 하면 신경세포의 돌기들이 굵어지고 그 수가 증가하여 접합부-화학기계의 회로망을 새롭게 형성하고 수정해 간다. 우리의 뇌는 이렇게 이미 형성된 신경회로망의 수용능력을 더 효과적으로 확장해 나감으로써 더 많은 기능을 발휘할 수 있게 된다.

뇌훈련을 하는 다음 몇 가지 방법들을 살펴보자.

자투리 시간을 활용한다. 아침에 화장실을 이용하는 시간에 하루에 해야 할 일들의 목록을 만들어 보고 이를 닦으면서 출근할 때 챙겨야 할 것들을 생각해 본다.

기억을 정리한다. 신문이나 책을 읽은 후에 다시 정리해 보고 기회가 있으면 옆 사람에게 정리된 내용을 이야기해 준다. 주요 단어들을 외우고 기억을 더듬어낸다. 그동안 무심코 넘겨버렸던 거리 이름이나 정류장 이름, 음식점 이름, 친구나 거래처의 전화번호 등을 외우고 기억을 더듬어본다.

연상해 낸다. 친구에 대한 다양한 정보들을 떠올려본다. 이를테면, 출신교, 나이, 얼굴 면면의 모습 등을 떠올리고 관련된 사실들을 계속 연관시킨다.

둘째, 영양소를 충분히 공급해야 한다. 모든 신체기관이 건강하려면 우선 영양소가 충분히 공급되어야 하는데, 영양소 공급은 특히 뇌의 건강에 초점을 맞춘다고 하면 거의 틀림이 없을 것이다. 뇌는 온몸이 필요로 하는 에너지의 20% 이상을 사용하며, 이 때 사용되는 에너지원은 탄수화물(포도당)이다. 뇌는 에너지원을 따로 저장하지 않기 때문에 에너지가 그때그때 공급되어야 한다. '접합부-화학기계'의 신경회로망이 형성되고 수정되는 재료가 단백질이고, 정보전달을 담당하는 신경전달물질 재료도 단백질이다. 그리고 뇌가 건강하려면 뇌신경세포막이 튼튼해야 하는데, 뇌신경세포막은 지방덩어리이다. 지방덩어리 중에서도 주로 오메가-3는 불포화지방산과 인지질(레시틴)로 되어 있다. 이것은 뇌신경세포막이 그만큼 이들 지방을 많이 필요로 하다는 증거이다. 또한 이러한 영양소들이 잘 활성화되기 위해서는 특히 비타민 B가 필요하다. 뇌신경세포막이 지방덩어리라고 했듯이, 뇌신경세포는 활성산소의 공격에 노출되어 있다. 그래서 뇌신경세포를 보호하기 위해 비타민 C, E, 베타-카로틴 등의 항산화제 식품을 충분히 섭취해야 한다. 이렇게 볼 때 뇌를 건강하게 하는 영양소 섭취는 한마디로 다양한 식품을 통하여 골고루 섭취해야 한다는 것이 된다(4장 참조).

셋째, 스트레스를 가능한 한 적게 받아야 한다. 스트레스는 '감정 뇌'를 작용시켜 두통과 불안, 걱정, 우울증, 의기소침, 수면장애를 일으키고 스트레스 호르몬은 집중력과 기억력 등 학습수행 능력을 떨어뜨린다. 이것은 스트레스에 의해 '감정 뇌' 중에 단기기억을 장기기억으로 변화시키는 데 중요한 역할을 담당하는 해마 *hippocampus* 의 세포 일부가 손상되기 때문이다. 알츠하이머병 환자들에게서 때때로 스트레스 호르몬의 증가가 나타난다는 사실에서 우리는 스트레스가 뇌세포의 손상을 초래한다는 사실을 추론할 수 있다.

예를 들어 지금 편안한 마음으로 책을 읽고 있는데, 옆집에서 몹시 시끄러운 소리가 계속해서 들려 스트레스를 받는다고 해 보자. 이런 스트레스는 이미 구축된 신경회로망을 파괴시킬 뿐만 아니라 아드레날린이나 노르아드레날린과 같은 흥분성 신경전달물질의 분비를 증가시키는 반면, 세로토닌과 같은 억제성 신경전달물질의 분비를 감소시킨다. 그러면 마음이 흥분되고 혈압이 오르게 되며 불필요한 신경회로망이 만들어지거나, 이미 구축된 신경회로망이 파괴되어 효과적인 기능을 할 수 없게 된다. 즉 지금 무엇을 읽고 있었는지, 지금까지 읽었던 내용이 무엇인지를 잊어버리게 된다. 이럴 경우 계속 스트레스를 받으며 책을 읽을 것이 아니라 책을 덮고 다음 기회에 읽는 것이 낫다.

넷째, 혈액이 원활히 공급되어야 한다. 뇌는 잠시라도 혈액(포도당과 산소)을 충분히 공급받지 못하면 그 기능을 잃게 되고, 단 3분만이라도 산소공급이 중단되면 중대한 손상을 입게 된다. 이렇게 뇌가 손상되면 신체의 일부 또는 전부가 마비되며, 그 정도가 심해지면 사망에까지 이를 수 있다.

예를 들어 우리나라에서 주요 사망원인으로 손꼽히는 뇌졸중(중풍)은 뇌에 혈액을 공급하는 혈관이 파열되거나 혈전(핏덩어리)에 의해 혈관이 막혀 혈액이 공급되지 못하는 경우에 생기는 병이다. 기억상실이나 치매 또한 뇌혈관이 부분적으로 막히거나 파열되어서 특정 부분의 뇌세포가 죽어서 생기는 병으로, 뇌와 관련된 질환은 이렇게 대부분 뇌혈관의 이상으로 발생한다. 그러므로 뇌에 혈액을 원활히 공급하기 위해서는 우선 뇌혈관을 튼튼히 해야 한다.

뇌혈관은 물론 모든 혈관을 튼튼히 하려 할 때 가장 중요한 것이 규칙적으로 적당한 운동을 하는 것이다. 특히 최근 연구보고들에 의하면 뇌신경세포의 건강은 콜레스테롤과 관계가 있다고 한다. LDL-C(저밀도 지단백, 콜레스테롤)의 증가는 뇌신경세포를 파괴하고, HDL-C(고밀도 지단백, 콜레스테롤)의 증가는 뇌신경세포를 보호하는데, 이 때 규칙적인 운동은 LDL-C를 감소시키고, HDL-C를 증가시킨다. 이처럼 운동은 뇌신경세포의 건강을 유지하는 데 큰 효과를 발휘한다.

호르몬이 생명활동을 조절한다

호르몬이 건강의 열쇠를 쥐고 있다

앞서 불로장생의 약까지는 안 되더라도 '노화→병→노화' 의 순환고리를 끊는 데 중요한 역할을 하는 물질이 신경전달물질이라고 하였다. 그런데 우리 몸 속에는 이런 신경전달물질을 넘어서는 또 다른 물질들이 있다. 바로 내분비선에서 분비되는 성장호르몬, 성호르몬, 갑상선호르몬, 부신호르몬 등이다.

이들 호르몬은 〈그림 2-20〉과 같이 내분비계의 내분비선에서 분비된다. 이 호르몬들에 대해서 쉽게 이해하려면 신경계를 다시 떠올려야 하는데 생명활동을 지배하는 것은 뇌이고, 뇌는 신경계를 통하여 생명활동을 지배하기 때문이다. 즉 뇌는 직접적으로 신경계를 통해서 우리 몸을 지배하기도 하고〔마음(뇌)→뇌의 신경전달물질→자율신경계→신체기관→건강상태〕, 간접적으로 신경계를 통해 내분비계를 거쳐 우리 몸을 지배하기도 한다〔마음(뇌)→뇌의 신경전달물질→자율신경계→내분비계→신체기관→건강상태〕.

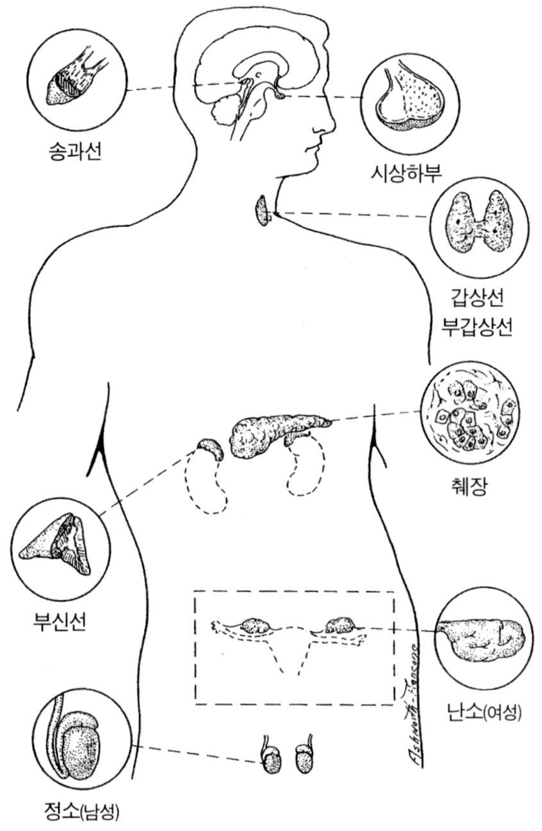

〈그림 2-20〉 인체의 주요 내분비선

그렇다면 왜 이 같은 두 종류의 지배체계가 필요하며, 또 그 차이점은 무엇일까? 시간과 범위가 그 답이 될 것이다. 우리 몸은 생명을 유지하기 위해 복잡하고 다양한 상황에 따라 통제조절 범위와 완급緩急이 필요하며 그것에는 한 치의 오차도 없는 상호보완적인 작용이 필요하다. 즉 우리 몸의 장기들을 통제·조절한다는 목적에서는 두 지배체계의 역할은 같다. 그러나 자율신경계는 신체의 일부분에 매우 긴급하고 빠르게(초 단위) 조치를 취하는 반면 내분비계는 자율신경계의 조치에 따라 신체에 광범위하고 지속적으로(몇 분, 몇 시간, 몇 일) 조치를 취한다는 점에서는 다르다.

하지만 이 두 지배체계는 우리 몸을 정확하게 상호보완적으로 통제·조절할 수 있기 때문에 그 기능을 분리하여 생각할 수는 없다. 즉 마음에 변화가 일어나면 자율신경계를 작동시켜 직접적으로 빠르게 장기들을 지배하고, 또한 자율신경계의 작동이 내분비계를 통하여 간접적이고 느리지만 장기들을 확대 지배하고 있는 것이다. 그러므로 건강과 젊음을 유지하기 위해서는 신경전달물질과 호르몬, 즉 자율신경계와 내분비계가 중요하며 역으로 그것들에 영향을 미치는 마음의 적절한 조절이 필요한 것이다. 마음을 적절히 조절할 수만 있다면 신경전달물질과 호르몬이 다름 아닌 불로불사不老不死의 중요한 명약名藥 역할을 할 것이다.

만능 엔터테이너, 시상하부

시상하부Hypothalamus는 '감정 뇌'의 가장 중요한 부분으로 외부환경과 다른 뇌의 상당부분으로부터 정보를 받으며, 그것에 따라 즉각적으로 자율신경계와 내분비계를 통하여 여러 장기들을 폭넓게 통제·조절한다. 즉 시상하부는 체온조절, 갈증조절, 식욕조절, 체중조절 등 우리 몸의 광범위한 내부환경을 조절할 뿐만 아니라 흥분, 분노, 쾌감, 불쾌감 및 두려움 등 정서적 행동은 물론 성적충동에까지 많은 영향을 미친다. 시상하부의 기능을 좀더 구체적으로 알아보기로 하자.

예를 들면, 우리가 영하 50℃까지 내려가는 시베리아나 60℃까지 올라가는 리비아에서도 생명을 유지할 수 있는 것은 시상하부가 항상 체내의 온도를 37℃로 유지시켜 주기 때문에 가능한 것이다. 즉 외부온도가 올라가면 시상하부는 뇌하수체와 함께 신경계를 통하여 피부의 혈관들을 확장시키고 수만 개의 땀구멍을 열도록 명령을 보내줌으로써 땀을 흘려 피부를 식혀주고, 동시에 혈액 속의 불필요한 열을 제거해 준다. 또한 동시에 시상하부는 호흡을 빠르게 하라는 신호를 호흡중추에 보내서 숨을 내쉴 때 체내의 열을 밖으로 내보내게 한다.

반대로 외부온도가 내려가면 시상하부는 뇌하수체와 부신에 지시를 보내어 간에 저장된 당원을 포도당으로 변화시켜 혈당을 증가시키고 근육으로 더 많은 포도당을 공급해 주는 동시에 몸을 덜덜 떨게까지 하는 근육활동으로 열을 발생하도록 한다. 그리고 모든 땀구멍을 닫아버리고, 혈액에 열을 빼앗기지 않도록 피부 혈관을 수축시킨다. 추운 날 피부빛이 푸르게 변하는 것과 소름이 돋는 것은 모두 이 같은 작용 때문이다(소름이 돋으면 피부에 돋은 털이 곧추세워짐으로써 외부와의 절연효과를 얻게 된다). 이렇듯 우리가 추위와 더위 속에서도 체온을 유지할 수 있는 것은 시상하부의 기능 덕분인 것이다.

또 다른 예를 들어보자. 우리가 배가 고프다는 것을 느끼는 것은 시상하부가 이를 알려주기 때문이다. 시상하부는 식사시간이 지나면 혈당이 떨어진다는 정보를 입수하여 위와 침샘에 위액과 침의 분비를 증가시키라는 신호를 전달한다. 그러면 위는 수축·확장 속도가 빨라지고, 침샘은 한층 더 예민하게 작동한다. 동시에 근육에 가벼운 피로를 느끼게 됨으로써 우리는 배고픔을 알게 되고 식사시간이 되었음을 깨닫게 된다.

시상하부의 또 다른 중요한 역할은 체내 수분의 균형을 유지하는 것이다. 앞서 체내에서 수분은 체중의 약 60%를 차지한다고 하였다. 우리는 매일 폐를 통하여 그리고 오줌 등으로 약 3l의 수분을 잃게 되는데, 만약 체내 수분량의 1/5 이상을 잃으면 우리는 죽게 된다. 때문에 시상하부는 체내 수분량의 동태를 항상 확인하고 있다. 만약 체내 수분량이 부족하여 혈액의 소금 농도가 높아지면 시상하부와 뇌하수체는 공동 작업으로 항이뇨호르몬을 분비하여 신장으로 하여금 평상시보다 많은 수분을 흡수케 하며, 그로 인하여 오줌이 진해진다. 그리고 동시에 침샘에서 침의 분비를 줄여 갈증을 느끼게 한다. 이 때 우리가 한두 잔의 물을 마시게 되면 수분의 균형이 회복된다. 한편 우리가 맥주 등을 많이 마셔 혈액이 너무 묽어지면 시상하부는 뇌하수체에게 이 사실을 알려준다. 그러면 뇌하수체는 항이뇨호르몬의 분비량을 줄인다. 신장은 필요 이상의 수분량을 보존할 필요가 없으므로 보다 빨리 오줌을 만들어 배설한다.

그런데 우리가 시상하부에 대해 특별히 주목하는 이유는 이것이 분노와 두려움 등 스트레스와 깊은 관련이 있기 때문이다. 시상하부는 우리가 화나거나 두려움 등을 느끼는 일에 대항하거나 도망칠 수 있도록 많은 일을 해 주고 있다. 즉 정서적 행동이나 동기유발 등이 시상하부에서 주로 이루어진다는 것이다. 시상하부가 교감신경과 뇌하수체를 통하여 신진대사율을 높이면 우리의 몸은 근육에 필요한 혈액을 충분히 공급하기 위해 호흡과 심장박동이 빨라지고, 피부 혈관 등이 폐쇄·차단되며 근육 혈관들이 확장된다. 그래서 얼굴이 창백해지고, 위의 활동이 떨어지고, 또한 소변이 마려워지는 느낌 등이 일어나게 된다. 그리고 우리가 스트레스에서 벗어나 진정되면 모든 것이 반대로 작동하여 몇 분 뒤에 정상으로 돌아간다.

시상하부의 이러한 역할은 두 가지 길, 즉 자율신경계과 내분비계를 통하여 이루어진다. 자율신경계의 역할은 앞서 이미 설명되었으므로 내분비계에 대해 좀 더 자세히 살펴보기로 하자.

뇌하수체는 인체의 화학공장이다

뇌하수체 *Hypophysis* 는 시상하부 밑에 위치하며 시상하부의 지시를 받아 내분비계를 지휘하는 총책임자라고 할 수 있는데, 그 구성은 크게 뇌하수체 전엽과 후엽으로 나뉜다. 뇌하수체 전엽에서는 갑상선자극호르몬과 성장호르몬, 난포

자극호르몬, 황체형성호르몬, 부신피질자극호르몬을 분비하고 뇌하수체 후엽에서는 항이뇨호르몬과 자궁근수축호르몬(옥시토신)을 분비한다.

이처럼 뇌하수체가 하는 일은 시상하부의 지시를 받아 이들 호르몬을 정확히 분비하고 다른 내분비선계 활동을 감독하면서 이들이 저마다 적정량의 호르몬을 정확하게 분비하고 있는가를 확인하는 것이다. 그래서 뇌하수체는 내분비계의 우두머리인 셈이며, 인체의 '화학공장 사장'에 비유될 수 있다.

앞서 뇌의 이야기도 매우 복잡하고 이해하기 어려웠지만 내분비계의 호르몬 이야기도 만만치 않게 어렵다. 그리고 지금까지 밝혀진 호르몬 수는 50가지가 넘는다. 호르몬의 종류에 따라 일일이 설명하는 것은 생략하기로 하고 몇 가지 중요한 호르몬만을 살펴보기로 하자.

으뜸의 갑상선호르몬

쉽게 피곤하고, 불안정하고, 맥없이 동작이 느리고, 또한 추위를 잘 타는 사람들이 있다. 어째서 그럴까? 그런 사람들은 한마디로 전체 대사과정이 몸에서 제대로, 균형있게 조절되지 않기 때문이다. 즉 우리 몸의 대사과정을 전체적으로 조절하는 갑상선호르몬이 제대로 분비되지 않기 때문인 것이다.

뇌하수체 전엽에서 분비되는 호르몬 중의 하나인 갑상선자극호르몬(Thyroid Stimulating Hormone : TSH)이 우리의 목젖 바로 아래에 자리잡고 있는 갑상선을 자극하면 티록신*Thyroxine*과 트리요오드티로닌*Triiodothyronine*이라는 갑상선호르몬이 분비된다. 이들 갑상선호르몬이 바로 인체의 대사기능을 촉진시키는 호르몬이다.

한 인간이 태어나서 죽을 때까지 갑상선에서 분비되는 이들 호르몬은 단 2g도 안 된다. 하지만 그렇게 적은 양이라도 만약 정상보다 조금만 더 분비되면 우리는 체내의 에너지를 거의 다 소모해 버리고 만다. 따라서 왕성한 식욕으로 게걸

스럽게 먹어대도 몸은 여전히 바싹 마른 상태로 남게 된다. 반대로 정상보다 조금만 덜 분비되면 우리는 비만증으로 고통을 받게 될 것이다. 다행히 뇌하수체는 자동제어장치를 갖추고 있어서 그런 극단적인 현상이 일어나는 것을 방지하고 있다. 만약 자동제어장치에 이상이 생긴다면 의사의 치료를 받아야 한다.

한편 골다공증 이야기가 나올 때면 어김없이 등장하는 칼시토닌 *Calcitonin* 이라는 호르몬 역시 갑상선에서 분비된다. 혈액에는 칼슘(Ca)농도가 일정하게 유지되어야 하는데, 이를 유지하기 위해 갑상선 표면에 있는 부갑상선에서 분비되는 부갑상선호르몬 *Parathyroid Hormone* 은 뼈로부터 칼슘(Ca)을 빼내는 작용을 하는 반면 칼시토닌은 뼈로부터 칼슘(Ca)이 빠져나가는 것을 억제하는 작용을 한다(4장 p.305 참조).

그렇다면 이렇게 중요한 역할을 하는 갑상선호르몬 분비를 유지하기 위해서는 어떻게 해야 할까? 갑상선호르몬의 주요 기능이 대사조절인 만큼, 특히 연료대사에 많이 참여하는 '탄수화물을 적게 섭취' 해야 한다. 이 말의 뜻은 애초에 탄수화물을 적게 섭취하라는 것이 아니라 오히려 충분히 섭취하고 많은 신체활동을 통해서 그만큼 소비하라는 것이다. 탄수화물을 충분히 섭취하고 소비하지 않으면 그만큼 갑상선의 대사조절 기능을 방해하기 때문이다. 또한 갑상선호르몬의 원료가 요오드이기 때문에 요오드 결핍이 되지 않도록 하는 것도 중요하다. 이 밖에도 스트레스 호르몬인 코르티솔의 수준이 증가하면 갑상선호르몬의 생성이 감소되므로 가능한 한 스트레스도 줄일 필요가 있다.

청춘의 샘, 성장호르몬

사춘기에서 청년기, 중년기, 또는 노년기로 갈수록 우리의 신체에는 확연한 차이점들이 생긴다. 어째서 일까? 그 대답은 성장호르몬 *Growth hormone* 에서 찾을 수 있다.

성장호르몬은 뇌하수체가 만들어내는 호르몬 중에 가장 많은 양을 차지하는 호르몬으로서 혈액 속으로 직접 분비되어 전신에 널리 퍼진다. 성장호르몬은 뼈를 자라게 하고, 단백질을 합성하고, 간에서 소위 성장인자(Insulin like Growth Factor-1 : IGF-1)로 바뀌어 면역체계를 활성화시키고, HDL-C를 증가시키는 반면에 LDL-C를 감소시키며, 또한 지방세포를 자극하여 지방을 에너지 대상으로 사용하는 등, 여러 가지 물질대사에 관여함으로써 우리가 정상적으로 성장 발달하도록 촉진시켜주고 건강을 지켜준다.

따라서 성장호르몬 분비가 부족하면 근력 감소, 면역체계 약화, 뼈 밀도 감소, HDL-C 감소와 LDL-C 증가, 성기능 감퇴, 수면 장애, 지방 축적, 얇은 피부 등 노화와 질병발생이 촉진된다(어린이의 경우에는 성장호르몬이 너무 많이 분비되면 거인이 되고, 너무 적게 분비되면 소인이 된다).

이런 현상을 볼 때 성장호르몬은 젊음을 유지하는 '청춘의 샘'이라고 할 수 있을 것이다. 그런데 성장호르몬의 분비량은 사춘기에 최고에 이르러 성장 발달도 최고에 이르다가, 나이가 들면서 감소하여 60세 정도가 되면 그 분비량이 사춘기의 1/4도 채 못 된다. 그래서 나이가 들어감에 따라 청춘은 어디로 가버리고 힘없이 비실거리게 되는 것이다. 그렇다면 감소되는 성장호르몬을 다소나마 유지시키거나 증가시킬 방법은 없을까? 어느 정도 가능할 수 있다. 여러 가지 연구결과에 의하면 운동은 성장호르몬 분비를 증가시킨다. 그래서 일부 학자들은 우리가 운동을 통해서 얻는 이점은 운동에 의해 증가된 성장호르몬 때문이라고 믿고 있다. 이것만 보아도 운동의 중요성이 입증되는 것이다. 그런가하면 스트레스는 정상적인 성장호르몬 분비를 방해한다고 한다. 건강의 문제는 이렇게 서로 관련되는 것들이 많다.

청춘과 성을 지켜주는 성호르몬

갓난아이가 태어나서 얼마 지나면 성장호르몬이 체내에서 주도권을 쥐게 된다. 그러나 사춘기에 접어들면 성장호르몬의 주도권은 서서히 상실되고, 대신 성호르몬이 등장하여 주도권을 잡기 시작한다. 따라서 성장호르몬의 주도권에 의한 신체의 왕성한 성장 발달은 멈추기 시작하고, 성호르몬의 등장에 의해 성장 발달이 보다 성숙하게 마무리되면서 생식生殖과 성행위를 관장하는 제 2차 성징性徵이 나타나기 시작한다.

성호르몬을 분비하는 생식선은 남성의 정소와 여성의 난소이며, 이 곳에서 남성호르몬인 테스토스테론 Testosterone과 여성호르몬인 에스트로겐 Estrogens, 프로게스틴 Progestin이 분비된다. 이처럼 남성은 남성호르몬을 많이 분비하고 여성은 여성호르몬을 많이 분비하여 각각 그 분비 비율이 다르기 때문에 남성과 여성이 서로 다른 특징들을 나타내게 되는 것이다.

사춘기에 들어선 남성은 남성호르몬이 주도권을 쥐어 얼굴의 수염, 굵은 목소리, 더 크고 튼튼한 뼈가 만들어진다. 그리고 지방조직의 불필요한 지방을 분해하여 제거함으로써 날씬한 몸매가 되고 근육조직의 단백질을 탄탄하게 합성하여 더욱 팽팽한 근육을 만드는 등, 남성성과 왕성한 성욕을 갖게 된다. 한편 여성은 여성호르몬이 주도권을 쥐어 높은 목소리, 유방, 넓은 엉덩이, 부드러운 피부, 피부의 지방 증가(피부가 늘어지거나 주름지지 않도록) 등, 아름다운 여성성과 임신을 할 수 있는 능력을 갖게 된다.

그러나 자연의 섭리가 그러하듯이 모든 것에 자신만만했던 사춘기와 청년기를 지나 중년기에 들어서면 누구나 젊었을 때에 가졌던 팽팽한 근육과 힘센 근력, 지칠 줄 모르는 심장은 간데없고 성적 능력마저 퇴화하여 생명력을 잃어가게 된다. 이것은 성호르몬의 샘이 마르기 때문이다.

원숭이 무리에서 대장자리를 차지하고 있는 원숭이에게서 고환을 거세하였더니, 그 원숭이는 곧바로 대장자리를 내놓았다고 한다. 그런데 다시 그 놈에게 수 컷호르몬인 테스토스테론을 주사하였더니 놀랍게도 대장자리를 다시 차지하였다. 이처럼 테스토스테론은 의심할 여지없이 남성다운 힘을 지켜주고 성욕을 자극하여 성적 활력에 대한 책임을 다하게 하는 호르몬인 것이다. 그래서 중년의 남성들은 감소되는 테스토스테론 때문에 특히 성적 활력을 잃어감으로써 불안과 침묵 속에서 고통을 받는다. 그런데 이러한 상황에서 파트너가 성적으로 왕성하여 실망하고 불쾌감을 나타내면 남성들은 더욱 테스토스테론의 퇴색에 전전긍긍하면서 그것에 대한 향수를 갖게 된다.

그래서 남성들은 어떻게 하면 테스토스테론의 퇴색을 조금이나 지연시켜 자신의 욕구와 파트너의 만족을 실현시킬 수 없겠는가에 관심을 갖게 된다. 이에 대해서는 다음에 자세히 언급하기로 하자(2장 p.175참조).

한편 여성은 40대에 가까워지면서 임신을 할 수 있는 능력을 상실해 가고, 또한 에스트로겐 생산량이 점차 감소하기 시작하는데 40대 후반에서 50대 초반에 도달하면 그 양이 아주 급격하게 하락하기 시작한다. 이에 따라 중년부인들에게 흔히 있는 군살이 생길 수도 있고, 또 유방이 축 늘어질 수도 있다. 또한 폐경기 전에는 동년배의 남성들에 비해 30~40배 정도 동맥의 지방축적률이 낮아 관상동맥질환으로부터 보호를 받아 왔으나 폐경기 후에는 그러한 보호를 받을 수 없게 된다. 이 밖에도 골다공증의 위험에 노출되는가 하면 노인성 치매의 발병률 역시 남성의 3배가 된다.

따라서 여성들은 생명(자손)을 이어갈 능력(임신)으로부터 벗어나면 그에 따른 새로운 변화에 적극적인 대처가 필요하다. 이에 대해서는 다음에 언급하기로 하자(2장 p.187 참조).

나이가 들어감에 따라 증가하는 호르몬

나이가 들면서 성장호르몬과 성호르몬 분비는 줄어드는 반면 코르티솔과 인슐린 분비는 대체로 증가한다. 이런 코르티솔과 인슐린의 증가는 특히 우리가 건강을 유지하기 위해서는 어떻게 살아가야 하는가를 잘 말해 주기 때문에 지금부터 자세히 살펴보기로 하자.

스트레스에 대처하는 부신호르몬

스트레스를 받으면 우리 몸이 어떻게 반응하며, 또한 어떤 반응결과를 나타내는가를 알려면 〈그림 2-20〉의 시상하부와 뇌하수체, 그리고 부신의 연결체계를 확대한 〈그림 2-21〉을 들여다보아야 한다. 스트레스 반응은 그림에서 보여주는 것과 같이 3단계 비상조치의 과정을 거치게 된다.

- 1단계 비상조치 : 우리가 스트레스 상황에 처하면 이를 '감정 뇌'에 위치하고 있는 시상하부가 감지하게 된다. 시상하부는 이를 즉각적으로 교감신경과 뇌하수체에 전달한다.
- 2단계 비상조치 : 교감신경은 부신수질에, 그리고 뇌하수체는 부신피질에 (부신피질호르몬을 분비하여), 이 사실을 역시 지체없이 전달한다.
- 3단계 비상조치 : 부신수질은 아드레날린과 노르아드레날린을 분비하고, 부신피질은 코르티솔 *Cortisol* 과 알도스테론 *Aldosterone* 이라는 호르몬을 분비한다.

이런 3단계 비상조치의 과정에서 빠른 전달경로는 '교감신경→부신수질' 연결체계이다. 이를 좀더 자세히 살펴보면, 시상하부가 스트레스를 감지하면 이

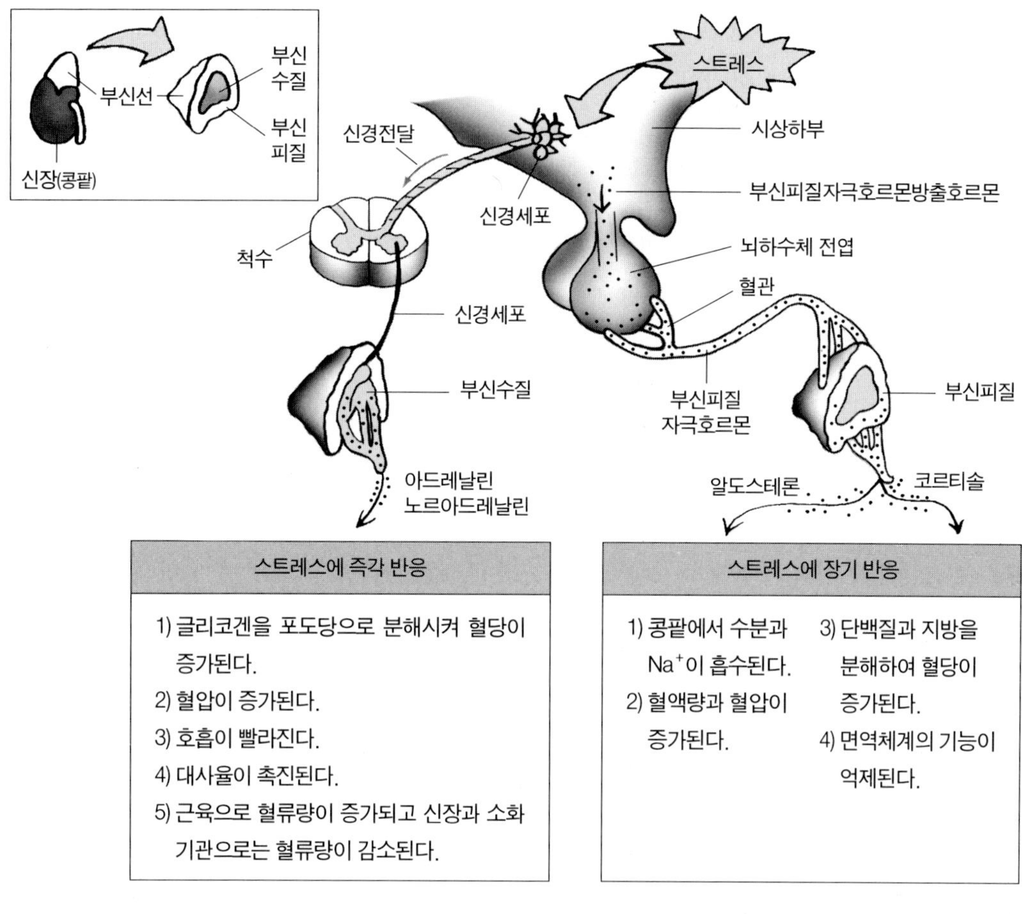

〈그림 2-21〉 스트레스의 반응 메커니즘

사실을 교감신경을 통하여 부신수질에 전달하고, 이를 전달받은 부신수질에서는 아드레날린과 노르아드레날린을 분비한다. 이들 호르몬은 간에 저장된 글리코겐을 포도당으로 분해하여 혈당을 증가시키는 동시에 증가된 혈당을 근육으로 신속히 공급하기 위해 심장박동을 빠르게 하고(그로 인해서 혈압이 오르고), 산소를 많이 들이마시기 위해 호흡을 빠르게 하고, 근육의 대사율을 높이기 위해

효소들을 활성화시키는 반면, 근육으로 혈액의 흐름을 증가시키기 위해 소화기관과 신장, 피부 등으로 혈액의 흐름을 억제하여 순간적으로 스트레스에 대응한다〔스트레스→시상하부→교감신경→부신수질→스트레스 대응〕. 이렇게 해서 일단 스트레스에 대처하게 된다.

한편 '교감신경→부신수질' 연결체계보다 느린 전달경로는 '뇌하수체→부신피질' 연결체계이다. 이들 연결체계는 시상하부가 스트레스를 감지하면 부신피질자극호르몬 방출호르몬(Corticotrophic Releasing Factor : CRF)을 분비하여 뇌하수체전엽에 전달하고, 이를 전달받은 뇌하수체전엽에서는 부신피질자극호르몬(AdrenoCoticoTrophic Hormone : ACTH)을 분비하고, 이 호르몬은 부신피질에서 코르티솔과 알도스테론을 분비하게 한다. 이 중 코르티솔은 '교감신경→부신수질' 연결체계가 긴급히 스트레스에 대처하느라 소비된 포도당을 보충하기 위해 근육조직의 단백질과 지방조직의 지방(글리세롤)을 분해하여 포도당으로 전환시켜 혈당을 증가시킨다. 한편 알도스테론은 수분과 염기의 균형을 잡기 위해 신장에서의 Na^+와 물의 재흡수를 유도하여 전체적으로 혈액의 양을 증가시키고 혈압을 상승시킨다〔스트레스→시상하부→뇌하수체→부신피질→스트레스 반응의 후속 대응〕. 이 때 분비된 코르티솔은 면역기능을 억제한다.

이상과 같이 우리 몸은 스트레스에 대응하기 위한 생리적 반응이 자연스럽게 이루어진다. 만약 이렇게 반응하지 못한다면, 스트레스 강도가 클 경우에는 당장 쓰러지고 말 것이다. 우리는 이러한 생리적 반응을 별 생각 없이 겪고 넘기지만, 우리 몸은 스트레스에 의해 분비되는 호르몬에 의해 이중삼중으로 괴로움을 당하고 있는 것이다. 그래서 '스트레스를 줄이고 또 줄이라'고 그다지도 강조하는 것이다.

위의 내용은 생소한 용어도 많고 복잡하기도 해서 이해하기가 다소 힘들 것이다. 하지만 다음에 제시되는 '어머니, 슈퍼우먼 되다'의 예를 살펴보면 위의 내용을 이해하는 데 크게 도움이 될 것이다.

어머니, 슈퍼우먼 되다

"어떤 아이가 차에 치이려는 순간 멀리 있던 아이의 엄마가 순식간에 달려와 아이를 구해 냈다지 뭐야!"

우리는 이처럼 어린 자녀가 위급한 상황에 처했을 때 어머니가 슈퍼우먼과 같은 믿을 수 없이 엄청난 힘을 발휘하여 자녀를 구했다는 이야기를 듣곤 한다. 어떻게 힘없고 가녀린 한 여성이 순식간에 슈퍼우먼이 될 수 있었을까? 그것은 앞서 언급한 3단계의 비상조치 때문에 가능한 것이다. 앞의 내용을 상기하면서 그 과정을 자세히 살펴보자.

첫째, 위기에 대처하기 위해선 순간적으로 엄청난 힘이 필요한데 이 힘은 부신수질에서 분비되는 노르아드레날린과 아드레날린 호르몬이 다음과 같은 작용을 하기 때문에 가능한 것이다.

어머니의 팔다리근육이 엄청난 힘을 발휘하는 데 필요한 에너지를 생성하기 위해 간에 저장되어 있는 글리코겐을 포도당으로 분해하여 혈당을 높인다.

심장은 가능한 한 많은 혈당을 신속히 팔다리근육으로 공급해 주기 위해 펌프작용을 빠르게 한다. 이 때 심장박동이 증가하면서 가슴이 철렁 내려앉는 느낌을 느끼게 된다. 팔다리근육으로 가능한 한 보다 많은 혈액을 공급할 수 있도록 이들 근육에 퍼져 있는 혈관들을 확장시키는 한편, 긴급한 상황에 직접 참여하지 않는 피부나 내장기관 등에 퍼져 있는 혈관들은 폐쇄시킨다(이 때 혈관의 폐쇄로 얼굴은 창백해지고 내장기관은 거의 움직이지 않는다). 그러므로 팔다리근육으로 많은 혈액이 흐르게 되어 혈압이 상승하게 되며 혈관세포들이 상처를 입게 된다. 이러한 조치는 눈 깜짝할 사이에 이루어진다〔아기의 위험→시상하부→교감신경→부신수질→노르아드레날린과 아드레날린→위기 대처→혈당 감소〕.

이러한 순간적인 행동에는 최대의 에너지가 사용되기 때문에 혈액에서는 혈당이, 간에서는 글리코겐이 거의 바닥이 나게 된다. 그러므로 이러한 상태는 오래 지속될 수 없으며, 만약 지속된다면 기진맥진하여 숨이 끊어질 지경에 이르게 될 것이다.

둘째, 이렇게 바닥난 혈당과 간의 글리코겐은 재빠르게 다시 보충되어야 한다. 이런 보충은 시상하부가 뇌하수체를 통하여 부신피질에 지시한 대로 이루어지는데, 그 과정은 다음과 같다.

부신피질호르몬인 코르티솔이 순간적인 힘을 발휘하는 데 사용된 간의 글리코겐을 보충하기 위해 근육조직의 단백질과 지방조직의 지방(글리세롤)을 분해하여 간에서 글리코겐을 만들어 채워 넣고, 동시에 글리코겐을 다시 분해하여 포도당으로 만들어 혈당을 높여준다.

이처럼 혈당이 정상으로 돌아가게 되면 역시 모든 신체기관과 혈압 역시 정상으로 돌아가게 된다. 즉 '아기의 위험→시상하부→뇌하수체→부신피질→코르티솔→안정'의 과정을 밟는 것이다. 이는 코르티솔과 간의 합동 작업이 잘 이루어진 결과라고 볼 수 있다.

셋째, 안정상태로 돌아가는 동안에 신체는 어쩔 수 없이 다음과 같은 후유증을 겪게 된다. 코르티솔은 오직 간에서 바닥난 글리코겐을 보충하고 낮아진 혈당을 높이는 데만 초점을 두기 때문에 팔다리근육은 높아진 혈당을 좀처럼 쉽게 사용하지 못하게 된다. 그래서 혈당은 일정 기간 높은 상태를 유지하게 되고 인슐린도 증가상태에 있게 되어 우리 몸은 기진맥진한 상태가 계속된다. 이러한 상태가 빈번히 지속되면 당뇨병이 생기게 된다.

또한 코르티솔은 근육조직의 단백질을 분해하여 간에 글리코겐을 보충하기 때문에 근육조직은 아미노산으로부터 단백질을 합성할 여력이 없어짐으로써 근육은 위축되게 된다. 그 밖에도 코르티솔은 지방을 분해하는 과정에서 지방을 모든 지방조직에서 골고루 분해시키는 것이 아니라 주로 팔다리에 저장된 지방을 분해한다. 그러므로 이러한 현상이 되풀이되면 몸의 지방축적 형태가 균형을 잃게 된다.

- 1차 경로

긴급한 상황을 시상하부가 감지한다 → 시상하부는 이 사실을 교감신경에 전달한다 → 교감신경은 이 사실을 부신수질에 전달한다 → 부신수질은 노르아드레날린과 아드레날린을 분비한다 → 노르아드레날린과 아드레날린은 간에 저장된 글리코겐을 포도당으로 분해시킨다 → 심장은 포도당을 골격근육에 공급하기 위해 심장박동을 증가시킨다 → 혈압이 오른다 → 피부혈관과 내장혈관이 폐쇄되어 소화작용이 중지된다 → 어머니의 팔다리 골격근육은 슈퍼우먼과 같은 괴력을 발휘한다.

- 2차 경로

긴급한 상황을 시상하부가 감지한다 → 시상하부는 이 사실을 뇌하수체에 전달한다 → 뇌하수체는 이 사실을 부신피질에 전달한다 → 부신피질은 코르티솔을 분비한다 → 코르티솔은 근육조직과 지방조직으로부터 단백질과 지방을 분해한다 → 간에서 글리코겐을 합성하면서 동시에 글리코겐을 분해하여 혈당을 높인다 → 신체기관과 혈압이 정상으로 돌아간다(그러나 당뇨병의 유발, 골격근의 위축 및 몸통부위의 지방 축적, 면역체계 기능의 감소 등, 부작용이 생긴다).

지금까지의 이야기를 종합해 보면 위기, 긴장, 분노 등 스트레스 상황이 벌어지면 우리 몸은 일차적으로 교감신경을 통하여 신속히 대응하고, 이차적으로 내분비계의 뇌하수체를 통하여 후속 조치를 처리하여 안정상태로 돌아가게 한다. 앞의 도표는 그 과정들을 도식화한 것이다.

도식화 속에 숨어 있는 일련의 과정은 혈관세포를 파괴시키고, 당뇨병을 발생시키고, 근육을 위축시키고, 그리고 지방 축적의 균형을 잃게 하는 것 이외에도, 특히 코르티솔이 면역세포에 직접 상처를 주어 면역기능의 방어체계를 무력화시킨다. 방어체계의 무력화는 노화와 질병을 촉진시키는 직접 원인이 되는 것이다. 그뿐만 아니라 뼈 형성에 필요한 칼슘 흡수를 방해하여 뼈를 약하게 하고, 단기적 기억을 조절하는 뇌 속의 해마세포들에 피해를 주는 것으로 추측되고 있다. 또한 성장호르몬과 테스토스테론이 근육조직을 합성하는 반면, 코르티솔은 근육조직을 분해하는 작용을 하는데, 이 상반적인 작용은 결국 코르티솔이 성장호르몬과 테스토스테론의 역할을 억제하여 성장 발달은 물론 생식작용과 성욕까지도 억제되는 결과를 낳는다.

사실 위의 복잡한 과정들을 완벽히 이해할 필요는 없다. 다만 어머니가 위기 상황에서 슈퍼우먼이 되는 것처럼, 스트레스 상황은 크든지 작든지 간에 아드레날린과 노르아드레날린, 코르티솔을 분비시키고 이렇게 분비된 것 중에 특히 코르티솔은 혈액 속에 머무르면서 인체의 장기들에 반드시 영향을 미치게 된다는 것을 이해하면 된다. 그리고 코르티솔은 성장호르몬이나 테스토스테론과 매우 대립적인 관계에 있다는 것도 주목해야 한다. 혈액 속에 분비된 성장호르몬과 테스토스테론은 몇 분간 머물다가 분해되어 사라지는 반면, 코르티솔은 몇 시간 동안 머물다가 분해된다. 그래서 코르티솔 분비가 증가된 상태에서는 성장호르몬과 테스토스테론이 분비되어도 그 기능을 발휘하지 못하게 된다.

이렇듯 나이가 들수록 성장호르몬과 테스토스테론의 분비량은 줄어들고 스트레스에 의해 코르티솔의 분비량이 증가한다면 그야말로 우리 몸은 악전고투를 면할 수 없게 된다.

혈당조절의 메커니즘

우리 몸의 혈액에는 항상 혈당(혈액 속의 포도당 양)이 대략 90mg/100ml을 기준으로 하여 유지되는 것이 정상이다. 우리 몸의 췌장은 이 수치를 유지하기 위해 인슐린insulin과 글루카곤glucagon이라는 두 가지 호르몬을 분비하여 조절하는데, 만약 혈당이 기준치보다 증가하면 인슐린을 분비하여 포도당을 글리코겐 형태로 전환시켜 세포에 저장하고, 감소하면 글루카곤을 분비하여 세포에 저장된 글리코겐 형태를 분해하여 포도당으로 전환시킨다. 이처럼 이 두 호르몬은 혈당이 90mg/100ml를 유지하도록 서로 상반작용(길항작용)을 한다.

〈그림 2-22〉는 혈당치를 유지하기 위한 두 호르몬의 작용을 나타낸다. 여기서 윗부분은 탄수화물 식사를 주로 한 다음 혈당치가 기준치인 90mg/100ml보다 증가할 때 일어나는 현상을 나타내고 있다. 혈당치가 기준보다 증가하면 인슐린이 분비되어 포도당을 간세포와 근육세포에 글리코겐 형태로 저장시킴으로써 혈당치를 기준에 맞춘다. 그리고 혈당이 기준치에 이르면 인슐린 분비는 중지된다.

한편 그림의 아랫부분은 식사시간과 다음 식사시간 사이라든가 격렬한 운동을 하여 혈당치가 기준치인 90mg/100ml보다 감소할 때 일어나는 현상을 나타내는 것이다. 이럴 때면 췌장에서 글루카곤이 분비되어 간세포에 저장된 글리코겐을 포도당으로 분해하여 혈액으로 방출시킴으로써 혈당치를 기준에 맞춘다. 그리고 혈당이 기준치에 이르면 글루카곤 분비는 중지된다.

우리 몸은 이렇게 두 호르몬의 상호작용에 의해서 에너지원을 적절히 사용할

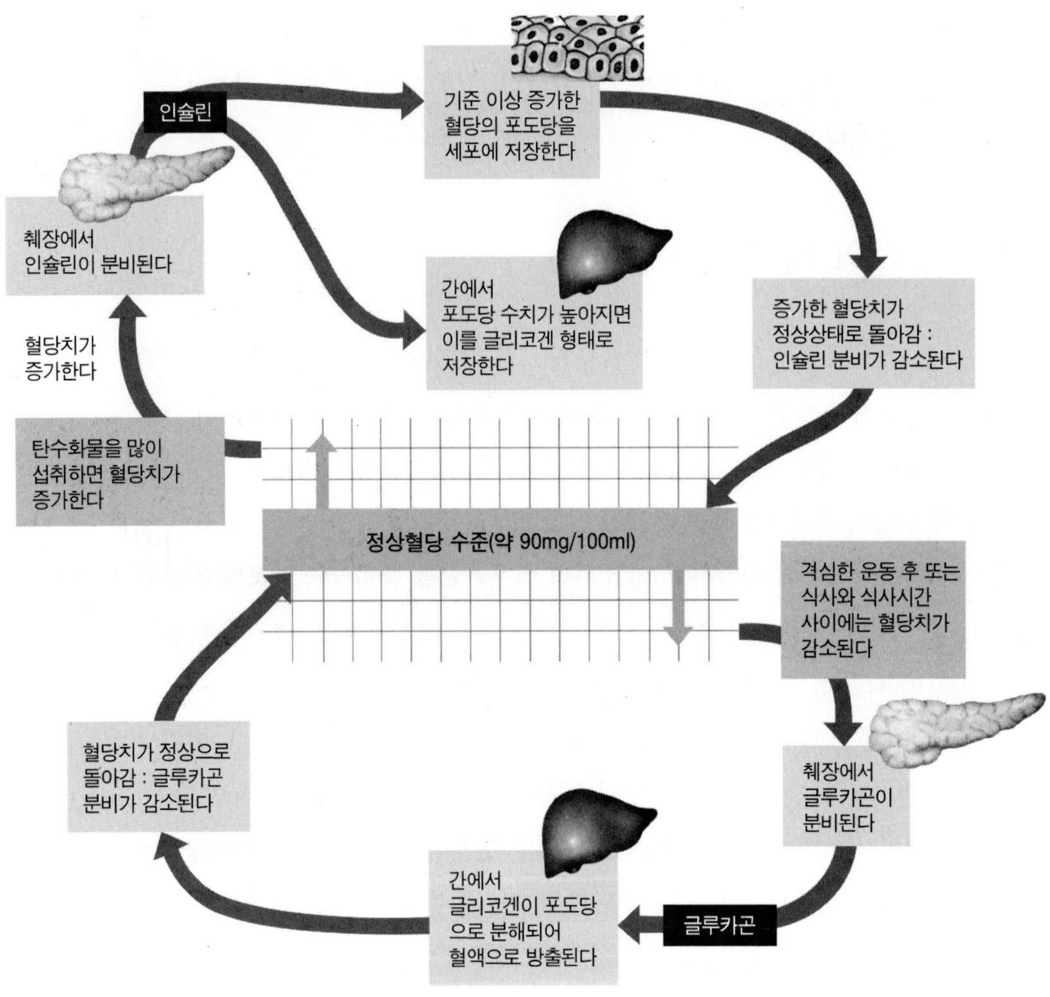

〈그림 2-22〉 혈당조절 메커니즘

수 있게 된다. 그러나 우리가 음식물을 적당량 이상으로 섭취하면 췌장은 이 두 호르몬의 분비를 적절히 조절할 수 없기 때문에 몸에 이상이 발생하게 된다.

이렇게 되면 당뇨병이 생긴다

우리 몸의 모든 세포는 에너지원을 사용하고 단백질 등을 합성하기 위해 영양소를 필요로 하지만 세포에 따라 필요로 하는 영양소와 그 양은 서로 다르며 영양소를 통과시키는 세포막과 영양소를 저장하는 양 또한 다르다. 예를 들어 뇌 신경세포, 신장수질세포 및 적혈구 등은 포도당만을 에너지로 사용하는데 그것을 저장하는 능력은 없다. 반면에 간세포는 포도당을 주로 에너지로 사용하고, 역시 주로 포도당만을 글리코겐으로 변형시켜 저장하며, 근육세포는 모든 영양소를 가리지 않고 에너지원으로 사용하며 일정량의 영양소를 그대로 저장한다. 그런가하면 지방세포는 모든 영양소를 거의 사용하지 않으면서도 그것을 지방으로 변형시켜 저장하는 능력은 거의 무한대이다. 이 중 우리는 에너지원을 많이 사용하는 근육세포와 별로 사용하지 않으면서도 거의 무한대의 저장능력을 갖고 있는 지방세포가 포도당을 어떻게 사용하는지 관심을 가질 필요가 있다.

바로 앞서 살펴보았듯이 혈액 속에는 언제나 일정한 혈당치가 유지되어야 한다. 이런 혈당치유지는 인슐린과 글루카곤에 의해 조절되는데 인슐린에 의한 혈당유지 관계를 좀더 살펴보면 다음과 같다.

인슐린은 혈당이 증가하면 일차로 포도당을 글리코겐 형태로 변형시켜 간세포에 저장한다. 그리고도 남아도는 것을 지방으로 전환시켜 지방세포에 저장한다. 그런데 인슐린은 지방세포에 일단 지방을 저장하고 나면 지방이 다시 출고되는 것을 억제한다. 인슐린의 이러한 역할에 의해 지방이 에너지로 사용되지 않고 지방세포에 계속 쌓이게 되면 비만이 된다(앞에서 비만이 인슐린 저항성을 증가시키는 데 따른 문제점을 살펴보았다. 2장 p.75 참조).

그럼 여기서 비만으로 생기는 인슐린 저항성에 대해서 알아보자.

간세포와 근육세포는 글리코겐을 저장하는 데 한계가 있다. 그리고 지방세포가 아무리 포도당을 지방으로 변형시켜 저장할 수 있다고 하더라도 저장하는 과정에서 시간이 걸리게 되므로 증가한 혈당은 쉽게 떨어지지 않는다. 그러면 췌장은 증가한 혈당을 어떻게 해서라도 줄이려고 더 많은 인슐린을 분비한다.

이처럼 과식으로 혈당증가가 계속될수록 인슐린 분비증가도 그만큼 지속되고, 인슐린 분비가 증가할수록 근육세포막은 인슐린이 포도당을 밀어 넣으려는 것에 대해 저항을 하게 된다. 이것을 근육세포막의 '인슐린 저항성' 이라고 하고, 이것은 당뇨병의 1차 원인이 된다.

그런데 인슐린 저항성이 증가할수록 근육세포는 그만큼 포도당을 에너지로 사용하지 못하게 되는 악순환이 진행되므로 근육세포는 그만큼 위축되고 혈당은 더욱 증가하게 된다. 이러한 상태가 되풀이되면 췌장은 인슐린을 계속 분비하다가 지치게 되어 결국 그 기능을 상실하게 되는데 이것이 당뇨병의 2차 원인이 된다.

즉, 섭취한 음식물이 에너지로 소비되는 것보다 많으면 비만의 원인이 되고, 비만은 근육세포막의 인슐린 저항성을 증가시켜(달리 말하면 근육세포가 포도당을 받아들이는 인슐린 감수성 *Insulin Sensitivity* 이 감소되는 것이라고 할 수 있다) 근육세포에 유입되는 포도당의 양을 감소시킴으로써 그만큼 근육은 위축되고 혈당이 증가하게 되어 당뇨병이 생기는 것이다.

그런데 근육세포로 유입되는 포도당이 적어지면 근육세포가 포도당을 에너지로 사용하지 못한다는 문제 외에도 여러 가지 새로운 문제들이 발생하게 된다. 예를 들어 혈당의 증가로 혈액이 끈적끈적해지면 혈액순환이 잘 되지 않기 때문에 여러 가지 합병증이 생긴다. 그래서 당뇨병이 무서운 것이다. 우리가 비만을 억제하고 인슐린 저항성을 개선시켜야 하는 이유가 바로 여기에 있다.

덧붙이면 혈당은 과식뿐만이 아니라 코르티솔 분비증가에 의해서도 높아진다. 즉 코르티솔 분비를 증가시키고, 그로 인해 혈당을 높이는 스트레스도 당뇨병의 원인 중에 하나가 된다.

지금까지의 내용을 간단히 요약하면 성장호르몬과 테스토스테론이 증가하면 건강에 좋은 것이고, 코르티솔과 인슐린이 불필요하게 증가하면 건강에 나쁘다는 것이다. 그러므로 나이를 먹을수록 우리는 이들 호르몬 분비를 가능한 한 조절할 줄 알아야 한다.

신비의 아이코사노이드

당신은 지금까지 나왔던 호르몬들의 명칭을 모두는 아니더라도 몇 가지쯤은 전에도 들어보았을 것이다. 그러나 아이코사노이드 *Eicosanoid* 라는 물질에 대해서는 거의 들어보지 못했을 것이다. 아이코사노이드는 최근에 알려진 것으로, 호르몬처럼 내분비선에서 혈액으로 분비되어 오랫동안 작용하는 것이 아니라 거의 모든 세포에서 합성되어 그곳에서 불과 몇 초 동안 강력한 생리작용을 하고 사라지는, 건강의 열쇠를 쥐고 있는 중요한 물질이다.

한마디로 호르몬을 여기저기로 연결되는 인터넷에 비교한다면 아이코사노이드는 한 자리에 고정된 마이크로칩과 같다고 할 수 있다. 이 물질은 노르아드레날린, 인슐린, 코르티솔 등의 호르몬체계뿐만 아니라 심장혈관계, 면역체계, 신경체계, 생식체계의 기능 등 우리 몸에서 관여하지 않는 부분이 없을 정도로 중요한 물질이다.

이처럼 우리 몸의 거의 어디서나 광범위하게 작용하는 아이코사노이드는 식생활을 비롯하여 생활방식에 따라 건강에 좋게, 또는 나쁘게 양면적으로 작용하기 때문에 매우 관심의 대상이 되는 물질이다(4장 p.271 참조).

심혈관은 생명활동 그 자체이다

심장은 권투선수 주먹보다 세다

예로부터 '피는 물보다 진하다', '피가 끓는다' 등 피, 즉 혈액에 관한 속담이 많다. 이는 우리들의 생명에 있어서 혈액이 얼마나 중요한 역할을 하는지에 대한 간접적인 증언이라고 할 수 있다.

혈액은 세포가 필요로 하는 산소와 영양소를 공급해 주는 동시에 세포에서 나온 이산화탄소와 노폐물을 모아서 폐와 신장을 통해 체외로 배출시키는 역할을 한다. 그러므로 만약 어떤 원인으로든 혈액의 순환이 방해받거나, 혹은 차단되면 세포는 제기능을 다하지 못하거나 죽게 된다. 즉 세포의 이상은 곧 건강의 이상으로 직결되기 때문에, 우리의 건강은 혈액순환의 상태에 달려 있다고 해도 과언이 아닌 것이다.

그럼 이제부터 이토록 중요한 혈액순환의 상태를 좌우하는 심장과 혈관에 대해 알아보자. 심장은 뇌와 더불어 생명활동을 유지하는 데 있어 가장 중요한 장

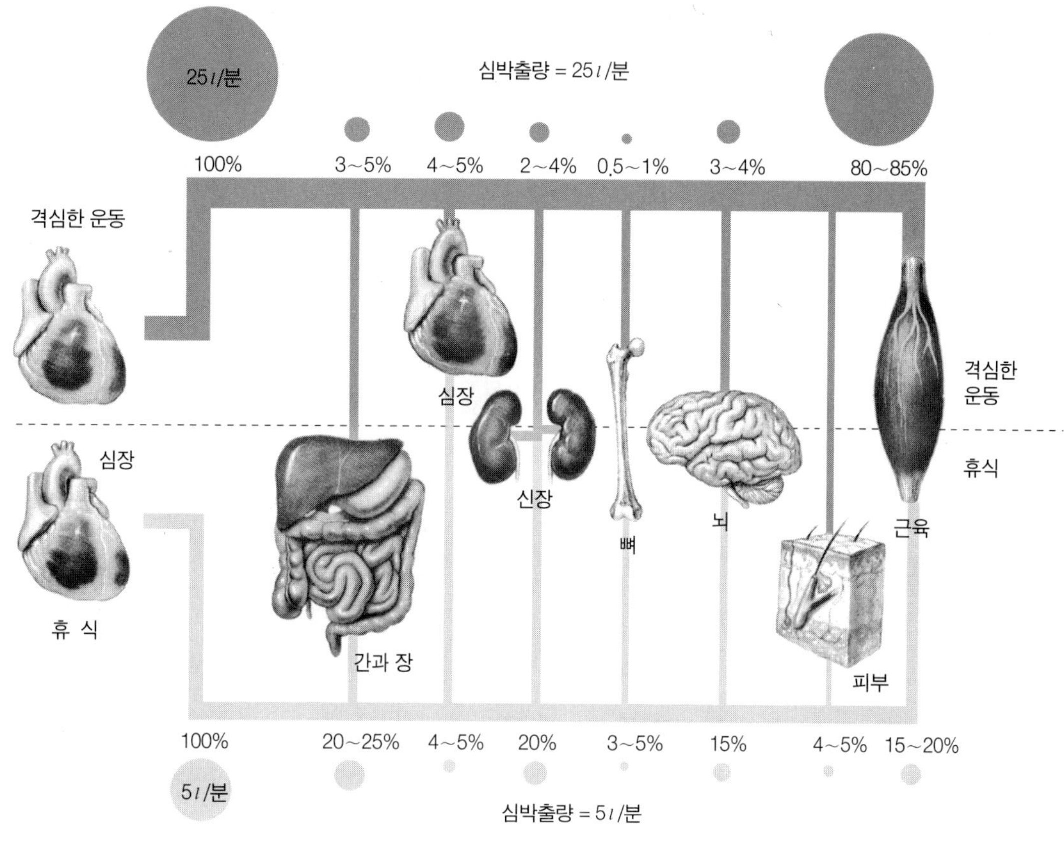

〈그림 2-23〉 휴식 시와 최대운동 시에 심박출량의 조직분포

기이지만, 주먹만 한 크기에 불과하고 뇌에 비해서 지극히 단순한 구조를 갖고 있으며, 그 역할은 오직 전신에 혈액을 공급하는 것뿐이다.

심장에서 펌프작용으로 뿜어져 나온 혈액의 양은 사람마다 다르지만 대체로 〈그림 2-23〉에서 보는 바와 같이 쉬고 있을 때, 1분당 약 5l정도가 된다(심장이 1분간 뿜어내는 혈액량을 심박출량이라고 한다). 결국 심장은 하루에 적어도 약 7,200(5×24×60)l의 혈액을 쉬지 않고 뿜어내는 것이다. 하지만 우리가 적당한 운동을 하게 되면 심박출량은 약 15*l*로 늘어나고, 격심한 운동을 하면 약 25*l*까지 증가되기 때문에 실제로 성인의 심장은 하루에 보통 9,000*l* 이상의 혈액을 뿜어내게 된다.

이렇게 심장에서 뿜어져 나온 혈액은 약 10만km(지구의 2바퀴 반) 이상 되는 혈관을 통해 신체의 구석구석까지 전달되고 다시 심장으로 되돌아오게 되는데, 여기에 소요되는 시간은 불과 1~2분이다. 물론 신체기관에 분배되는 혈액의 비율은 안정 시와 운동 시에 따라 다르게 나타난다.

〈그림 2-23〉 중 아랫부분은 안정 시 1분에 5*l*의 혈액이 신체기관에 분배되는 비율이며, 윗부분은 최대운동 시 1분에 25*l*의 혈액이 신체기관에 분배되는 비율을 나타내고 있다. 예를 들어 쉬고 있다가 격심한 운동을 하게 되면 간과 장으로 흐르는 혈액의 양은 상대적으로 20~25%에서 3~5%로 크게 감소되는 반면에, 근육으로 흐르는 혈액의 양은 15~20%에서 85%까지 크게 증가된다. 즉, 근육으로 흐르는 1분간의 혈액량은 안정 시에는 5*l*의 15~20%에 해당되는 0.75~1*l*이지만 최대운동 시에는 25*l*의 85%에 해당되는 21*l*의 안정 시보다 21~28배의 혈액을 공급받게 된다. 또한 심장근육으로 흐르는 1분간 혈액량도 안정 시에는 5*l*의 4~5%에 해당되는 0.2~0.25 *l*에서 최대운동 시에는 25*l*의 4~5%에 해당하는 1~1.25*l*로 약 5배 늘어나게 된다.

이러한 사실은 심장이 언제든지 평소보다 약 5배 정도 많은 혈액을 뿜어낼 수 있어야 하며, 특히 근육으로는 평소보다 21~28배 정도 많은 혈액을 보낼 준비가 되어 있어야 한다는 것을 의미한다. 그런데 중요한 것은 심장이 이런 준비가 되어 있다고 하더라도 혈관과 폐, 그리고 근육이 이를 따르지 못하면 심장이 제 기능을 발휘하지 못하게 된다는 점이다.

만약 당신이 지금 조금만 빨리 달려도 숨이 차고 다리가 후들거리며 머리가 띵해진다면 당신의 심장과 혈관, 폐 모두, 또는 그 중에 어느 한두 곳에 이상이 있어서 근육세포와 뇌세포까지 혈액이 제대로 공급되지 못하고 있다는 증거이다.

이러한 증거는 당신에게 어떠한 대책을 세우라는 경고이기도 하다. 이러한 경고를 무시하고 대책을 세우지 않는다면 어느 날 문득, 당신은 돌이킬 수 없는 질병에 빠지게 되어 허덕이는 자신의 모습을 발견하게 될 것이다. 그런데 대책을 세우려면 먼저 몸에 대해 알아야 한다. 그것이 이 책의 목적이다.

심장이 혈액을 뿜어내기 위해 한 번 수축할 때의 힘의 강도는 권투선수가 상대방을 향해 힘껏 휘두르는 주먹의 힘보다 더 크다. 믿기 어렵지만 이것은 분명한 사실이다. 그만한 힘이 없다면 어떻게 10만 km가 넘는 혈관을 통해 혈액을 전신의 구석구석까지 보낼 수 있겠는가? 우리가 운동 후에 친구들과 나누어 마시는 페트병에 담긴 음료수가 겨우 1.5l라는 점을 생각해 보면, 1분간 25l의 혈액을 내뿜을 수 있는 심장근육의 힘이 가히 어느 정도일 것인가를 어렵지 않게 짐작할 수 있다. 이 글을 읽는 순간에도 우리의 심장은 단 1초도 쉬지 않고 1분에 65~80회 뛰고 있으며 앞으로도 계속 쉬지 않고 뛸 것이다. 우리가 조금만 흥분, 또는 긴장하거나 담배 한 대를 피우거나 커피 한 잔을 마셔도 심장은 더 빠르게 펌프질한다. 만약 격렬한 운동이라도 하면 심장박동은 1분에 150~170회 이상 뛸 것이다.

이렇듯 심장은 단 1초도 쉬지 않고 말없이 계속 뛰고 있다. 생각조차 하고 싶지 않겠지만 그렇게도 강한 심장도 언젠가는 분명히 속절없이 멈춰 서는 날이 올 것이다. 단지 그 때가 언제인지를 예측할 수 없을 뿐, 누구도 피할 수 없는 운명임에 틀림없다. 심장이 더 이상 뛰지 않는 그 날은 모든 것이 끝나는 날이다. 그래서 심장은 생명활동 그 자체인 것이다.

그러나 "손톱 밑에 가시 든 줄은 알아도 염통 밑에 쉬 스는 것은 모른다"는 말이 있듯이 우리는 심장에 대해서 너무 무관심하다. 누구에게나 학교 운동장 몇 바퀴를 거뜬히 달리던 시절이 있었다. 그런데 어째서 지금은 운동장 한두 바퀴도 마음대로 달릴 수 없게 되었는가? 어떤 사람은 나이가 들어서 그런 걸 어쩌겠냐고 애써 자위할지도 모른다. 그러나 우리보다 훨씬 나이가 많은 할아버지가 흰 수염을 휘날리며 마라톤 경주에 참가해 질주하는 모습을 본다면 그런 생각은 싹 사라질 것이다. 비록 달력상의 나이는 노인이지만 젊은이를 능가하는 튼튼한 심장을 가지고 있는 사람들을 우리는 심심찮게 볼 수 있다.

당신이 선택할 수 있는 '행복의 척도' 는 무엇인가? 돈인가? 지위인가? 명예인가? 심장박동수인가? 1분에 140~150회의 심장박동수로 20~30분 정도를 가뿐히 달릴 수 있다면 비록 돈도 없고 지위가 높지 않더라도 그것이 최고이다. 한두 달 전에 달릴 때는 심장박동수가 1분에 140~150회였는데, 오늘 그 거리를 똑같은 속도로 달리는데 심장박동수가 1분에 135~145회로 낮아졌다면 이보다 신나고 행복한 일이 어디에 있겠는가? 심장이 그만큼 튼튼해졌으니 말이다.

심장은 고혈압을 싫어한다

심장은 신체의 구석구석까지 혈액을 공급해 주기 위해 잠시도 쉬지 않고 강하게 펌프질을 한다. 이 때 뿜어져 나온 혈액이 혈관에 압력을 주게 되는데, 이 압력을 '혈압' 이라고 한다. 따라서 혈압은 기본적으로 뿜어져 나온 혈액량과 혈관의 저항에 의해 좌우된다. 혈액이 조금 뿜어져 나오고 혈관의 내경內徑이 넓고 탄력이 있으면 혈관은 압력을 덜 받게 되어 혈압이 낮아지게 된다. 반면에 혈액은 많이 뿜어 나오는데 혈관의 내경이 좁고 탄력이 없으면 혈관은 압력을 많이 받게 되어 혈압이 높아지게 된다. 또한 혈압은 혈액의 끈적끈적한 점도와도 관계가 깊다. 혈액의 점도가 높으면 당연히 혈관에 저항을 주게 되므로 혈압이 높아지게 된다.

이렇게 높은 압력을 받는 혈관을 향해 혈액을 뿜어내다 보면 심장에는 어쩔 수 없이 피로가 축적되게 마련이다. 그래서 신경계와 신장은 심장의 피로를 막아주기 위해 합동작용을 해서 심장의 펌프작용을 조절하는데, 신경계와 신장의 합동작용으로도 혈압이 조절되지 못하면 결국 신장도 피로가 축적되어 신부전증이 생기고, 또한 심장도 붓게 되는 심장비대증心臟肥大症에 걸리게 된다. 또한 혈압이 높으면 높은 압력 때문에 혈관에 상처가 생기게 된다. 상처가 난 곳에는 콜레스테롤이 쌓이게 되어 동맥경화가 촉진되고 이는 다시 혈압을 높이는 악순환이 되풀이된다〔혈압 증가→동맥경화→고혈압→동맥경화증〕. 그래서 심장은 고혈압을 싫어하고, 우리는 고혈압이 무서운 것이다.

한편 혈압은 심장이 수축할 때 동맥에 미치는 압력인 '수축기 혈압'과, 확장할 때 동맥에 미치는 압력인 '확장기 혈압'으로 나뉜다. 일반적으로 수축기 혈압이 140mmHg 이상, 확장기 혈압이 90mmHg 이상일 경우 고혈압이라고 한다.

고혈압은 특히 순환기 계통의 퇴행성 질환에 근본적 원인이 되는 만성질환으로, 관리하기가 매우 어려운 골치 아픈 질병이다. 고혈압은 전체 환자의 약 90%를 차지하는 본태성 고혈압과 약 10%를 차지하는 이차성 고혈압으로 크게 분류된다. 이런 고혈압의 원인은 매우 복잡하기 때문에 규명하기가 용이치 않으나, 이차성 고혈압은 만성 신장질환, 호르몬성 질환, 약물중독 등을 원인으로 보는 반면, 본태성 고혈압은 유전적 바탕 위에 식염과 알코올의 과다섭취, 흡연, 스트레스, 비만(과체중), 운동부족 등의 생활습관을 그 원인으로 들 수 있다. 이처럼 고혈압 환자의 90%를 차지하는 본태성 고혈압이 주로 생활습관에 의한 것이니, 그 책임은 전적으로 본인에게 있으며 해결책도 본인에게 있는 것이다.

심장은 스트레스를 싫어한다

개나 쥐와 같은 동물의 심장을 분리 추출하여 생리적 식염수에 넣고 영양분과

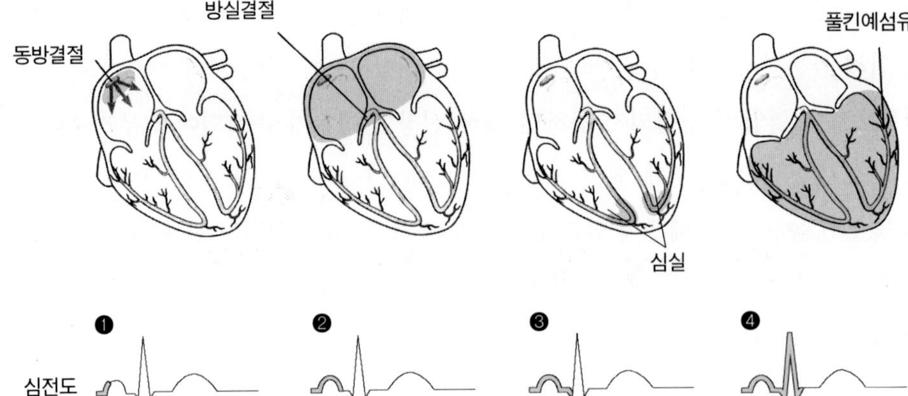

① 동방결절에는 자동차의 자동점화장치와 비슷한 것이 있어서, 자동적이고 규칙적으로 화살표 방향으로 전기를 발생시킨다.

② 전기발생은 양쪽 심방으로 빠르게 퍼져나가 심방을 수축시키는 동시에 심방과 심실 사이에 위치한 '방실결절AV node'로 전도된다.

③ 방실결절에 전도된 전기는 심실로 퍼져나간다.

④ 심실에 전도된 전기는 풀킨예섬유purkinje's fibers를 타고 전도하여 심실근육을 강하게 수축시킴으로써 혈액이 심장으로부터 뿜어져 나오게 된다. 이것을 심장의 자동능自動能이라고 한다.

<그림 2-24> 심장박동조절과 심전도

산소를 공급해 주면 분리 추출 전과 같이 계속해서 뛰는 것을 볼 수 있다. 이는 개나 쥐의 심장이 뇌의 지시를 받지 않고도 스스로 박동할 수 있다는 것을 나타낸다. 사람의 심장도 마찬가지이다. 이러한 사실은 <그림 2-24>와 같이 심장의 우심방과 상대정맥이 접하는 곳에 존재하는 '동방결절SA node' 때문에 가능한 것이다.

심장은 위의 그림과 같이 자동능에 의해서 규칙적으로 수축하지만, 수축의 정도는 자율신경계의 지배를 받아 조절된다. 자율신경계의 부교감신경이 흥분하면 부교감신경 끝에서 아세틸콜린이 분비되는데, 이것이 전기가 느리게 발생되도록 동방결절을 자극하여 심장의 박동을 느리게 하고 수축력도 약하게 한다. 그러면 심장이 혈액을 적게 내뿜게 되어 결국 혈압이 안정된다〔부교감신경 흥분→아세틸콜린 분비증가→심장의 느린 수축→혈압 안정〕.

반면에 교감신경이 흥분하면 교감신경 끝에서 노르아드레날린이 분비되는데, 이것이 전기가 빠르게 발생되도록 동방결절을 자극하여 심장의 박동을 빠르게 하고 수축력도 강하게 한다. 그러면 혈액을 많이 내뿜게 되어 결국 혈압이 오르게 된다〔교감신경 흥분→노르아드레날린 분비증가→심장의 빠른 수축→혈압 증가〕. 또한 교감신경의 흥분은 부신피질에서도 노르아드레날린과 아드레날린 등을 분비케 하여 동방결절에서 전기가 더욱 빠르게 발생되도록 자극한다.

어쨌든 평소에 심장이 너무 빨리 뛰거나 또는 너무 느리게 뛰는 것(지구력 운동 선수는 예외)은 건강상 문제가 있다고 보아야 한다. 그래서 우리 몸은 서로 반대 작용을 하는 교감신경과 부교감신경이 적절히 협조하여 심장의 수축작용을 조절하고 있는데, 만약 두 신경의 밀고 당기는 조절작용의 균형이 깨어지면 심장의 박동과 수축력이 달라져 혈액을 뿜어내는 양도 달라지게 되고 혈압도 달라지게 된다. 예를 들어 우리가 가정과 직장의 어느 한 곳에서라도 갈등과 긴장 속에서 스트레스를 받게 되면 교감신경은 흥분하게 된다. 이런 교감신경의 흥분작용은 직접, 또는 내분비계를 통하여 심장에 자극을 주어 가슴을 두근거리게 하고 혈압을 오르게 하며, 이렇게 혈압이 오르면 앞서 언급한 대로 혈관벽에 상처가 생겨 동맥경화를 발생시키고 이는 다시 심장에 무리를 주게 된다.

우리는 가끔 '피가 거꾸로 흐른다' 는 말을 하기도 하는데(실은 그런 일은 없지만), 이 정도의 감정을 느끼게 되면 자율신경계와 내분비계는 온통 균형이 깨져 심장세포는 물론 혈관세포도 죽거나 죽을 지경에 빠지게 된다. 그렇기 때문에 심장은 우리가 항상 평온한 마음을 갖기를 바라고 있다.

혈관은 10만km 이상의 대규모 수송관이다

강물이 흐르면서 지류로 나뉘어 대지의 곳곳에 '생명의 기운'을 불어넣듯이, 혈액도 '인체의 강'에 비유되는 혈관을 흐르면서 지류로 나누어져 온몸의 세포에 생명활동의 기운을 불어넣는다. 〈그림 2-25〉과 같이 심장에서 나온 혈액은 '대동맥→소동맥→세동맥→모세혈관'을 통해 온몸의 세포에 산소와 영양분을 공급하는데, 세포는 이런 혈액의 공급이 끊기면 죽게 된다. 그래서 우리는 혈관과 함께 늙어간다고 한다. 혈액의 역할은 다음 몇 가지로 요약될 수 있다.

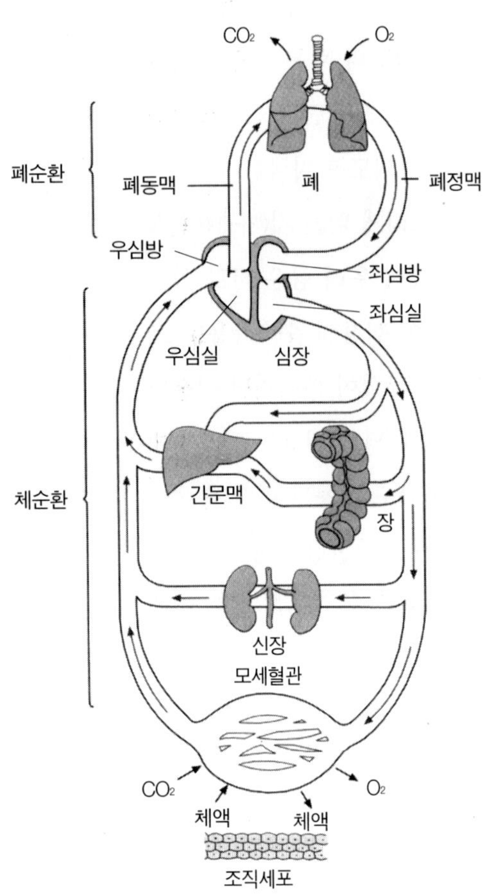

〈그림 2-25〉 폐순환과 체순환

- 소화관에서 흡수된 영양분, 전해질, 그리고 수분과 폐에서 들이마신 산소를 전신의 세포로 전달해 준다.
- 세포에서 생긴 탄산가스를 비롯한 노폐물을 폐와 신장을 통해서 배출한다.
- 체온을 일정하게 유지한다.
- 호르몬샘에서 분비된 각종 호르몬을 목표기관에 공급해 준다.
- 면역물질들을 운반하여 신체방어 임무를 수행한다.

이런 다양한 역할을 하는 혈액을 실어나르는 혈관은 한마디로 세포가 필요로 하는 물질을 공급해 주고 필요 없는 물질을 거두어들여 배출하는 10만km의 대규모 수송관과 같다. 수송관의 출발역은 심장이고, 종착역은 세포이며, 세포까지 파고 들어간 것이 모세혈관이다. 모세혈관은 동맥과 정맥 사이를 거미줄처럼 연결하고 있으며, 이곳을 통과하는 혈액은 1~2초 사이에 매우 바쁘게 역할을 수행하게 된다. 따라서 모세혈관이 잘 발달되어 있는 사람은 체내의 모든 순환이 원활하게 이루어져 건강해질 수밖에 없다.

그렇다면 어떻게 하면 모세혈관을 비롯한 모든 혈관을 발달시킬 수 있을까? 그 해답은 이미 언급되었다. 당신이 그 해답을 찾을 수 있다면 당신은 매우 진지하게 이 책을 읽고 있는 것이다. 만약 해답을 찾지 못했다면 다음 내용을 살펴보자.

근육은 쉬고 있을 때 총 혈액량의 15% 정도를 공급받지만 운동 시에는 80~85%까지 공급받는다고 하였다. 때문에 심장은 언제든지 근육으로 평소보다 21~28배 정도 많은 혈액을 보낼 수 있는 준비가 되어 있어야 한다고 하였다(2장 p.148 참조). 즉 운동을 하면 심장은 혈액을 많이 뿜어내어 그만큼 많은 혈액을 빠르게 근육세포까지 공급해 주어야 하기 때문에 대동맥에서부터 모세혈관까지의 모든 혈관이 발달할 수밖에 없다.

병원을 찾아가면 의사는 우선 눈을 자세히 들여다본다. 왜냐하면 모세혈관의 상태를 외부에서 똑똑히 볼 수 있는 곳이 바로 눈이기 때문이다. 따라서 만약 눈의 모세혈관에 이상이 있으면 다른 곳의 모세혈관에도 이상이 있음을 충분히 예측할 수 있다. 화물 트럭이 싣고 간 물건을 내려놓고 더 이상 쓸모없는 퇴적물을 다시 싣고 나오는 것과 같이 모세혈관은 혈액이 실제적인 일을 하는 곳이다. 그래서 생명활동은 모세혈관에서 이루어지며, 모세혈관의 상태는 곧 건강의 지표가 된다.

혈관은 동맥경화를 싫어한다

　우리는 앞에서 젊은 나이에 세상을 등진 K씨의 사인死因을 알고 있다. 심장의 관상동맥이 좁아져 막혔기 때문이었다. 이 사실을 염두에 두고 다음을 생각해 보자.

　사람이 나이가 들면 한창때처럼 빨리, 그리고 오래 달릴 수 없는 이유는 무엇일까? 앞에서 살펴보았듯이 팔다리근육에서 ATP가 빠르게 생성되지 못하기 때문이다. 그렇다면 ATP가 빠르게 생성되지 못하는 이유는 무엇일까? 그것은 심장이 팔다리근육으로 혈액을 제대로 공급해 주지 못하기 때문이다. 그럼 심장이 팔다리근육으로 혈액을 제대로 공급해 주지 못하는 이유는 무엇일까? 그것은 바로 심장근육이 쇠약해졌기 때문이다.

　심장근육도 힘을 발휘하려면 당연히 혈액을 공급받아야 한다. 〈그림 2-26〉에서 보는 것처럼 심장근육에 혈액을 공급하는 혈관을 관상동맥이라고 하는데 이 관상동맥이 좁아지고 굳어지면 심장근육에 혈액이 원활하게 공급되지 않기 때문에, 심장근육은 어쩔 도리 없이 쇠약해지는 것이다.

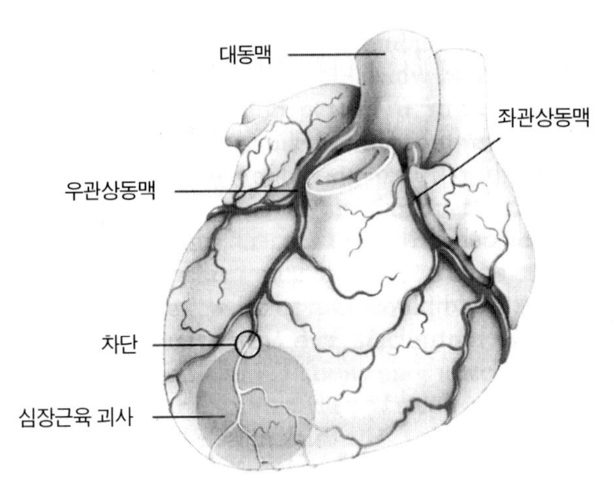

〈그림 2-26〉 관상동맥 차단 모형

　심장은 체중의 1/200 밖에 안 되지만 자신이 뿜어내는 전체 혈액량의 약 1/20 정도를 스스로 사용하고 있다. 그리고 〈그림 2-23〉에서 살펴보았듯이 안정 시에는 5l의 혈액 중 4~5%에 해당되는 0.2~0.25l를 사용하지만, 최대운동 시에는 25l 중 4~5%에 해당되는 1~1.25l를 사용하여 안정 시보다 5배의 혈액을 더 사

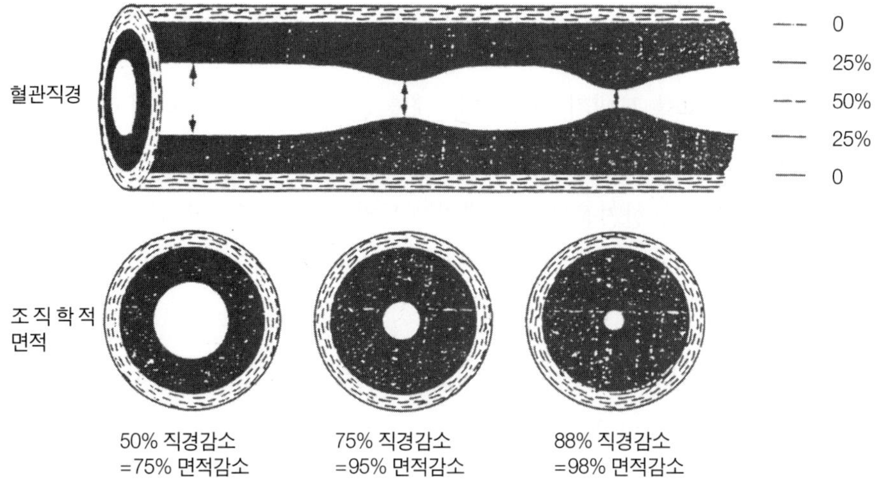

〈그림 2-27〉 혈관의 직경감소와 조직학적 면적감소

용하게 된다. 그러므로 관상동맥이 어느 정도 좁아지고 굳어져도 평상시에는 별로 문제가 되지 않다가 몹시 흥분하거나 운동을 할 때면 예상치 못했던 위험이 초래될 우려가 있다.

그런데 동맥경화는 갑자기 찾아오는 것이 아니라 태어나면서부터 시작된다고 보아야 한다. 특히 20~30대부터 장기간에 걸쳐 서서히 진행되어, 일단 혈액이 흐르는 데 장애를 받을 정도로 동맥경화가 진전되면 치료되기 매우 어렵기 때문에 무엇보다 예방이 중요하다.

아마도 독자들 중에는 이 정도 얘기로는 문제의 심각성을 실감하지 못하는 분이 많을 것이다. 그렇다면 〈그림 2-27〉을 보자. 그림처럼 혈관직경이 절반(50%)으로 좁아지면 실제로 혈류통로는 75%가 좁아지며 더 나아가 혈관직경이 75%가 좁아지면 혈류통로는 95%가 좁아진다. 우리 몸(세포)은 혈액을 먹고사는데 혈관이 조금이라도 좁아지면 그만큼 혈액을 공급받기가 어려워질 터이니 그 결과는 말하지 않아도 뻔하다.

동맥경화에 의해서 관상동맥이 70% 이상 좁아지면 그동안 침묵을 지키던 심장은 우리에게 경고를 보내기 시작한다. 예를 들면 회사에 출근하려고 막 집을 나서 몇 발자국 걸어갈 때, 계단을 오르거나 급히 움직일 때, 혹은 추운 날 식사 직후에 1~2분간 가슴 한가운데가 쪼개지는 듯한 통증이 되풀이되는 것이다. 때로는 이런 통증이 팔, 목, 턱 등으로 퍼지기도 하는데 이러한 증상을 '협심증' 이라고 한다.

이런 협심증을 제때 치료하지 않아 악화되면, 즉 관상동맥경화가 더욱 진행되어 동맥이 완전히 폐쇄되거나 또는 좁아진 동맥이 혈전으로 막히게 되면, 그 아래 부위로는 혈액이 공급되지 못한다. 이 때 5~6시간 이내에 동맥이 다시 뚫리지 않으면 혈액이 공급되지 못한 이 부위는 괴사壞死하는데 이를 '심근경색증' 이라고 한다. 이런 심근경색증은 손상된 부위가 넓거나 중요한 부위인 경우에 곧바로 심장활동이 정지되어 사망하는 무서운 병이다 . 물론 협심증의 경고단계 이전에도 큰 혈전덩어리가 혈관을 막아 급사急死하는 경우도 흔히 있는데 K씨의 경우가 바로 여기에 해당된다고 볼 수 있다.

K씨의 죽음은 남의 일이 아니다. K씨의 심장은 주인의 무지함을 원망하며 서서히 그 생명을 다해 갔을 것이다. 그러나 K씨는 그 사실을 전혀 모르고 있었으니 얼마나 안타까운 일인가? 지금 당신은 당신의 심장이 무엇을 원하고 있는지를 생각해 보아야 한다.

우리의 심장은 운동장 두세 바퀴도 제대로 달릴 수 없게 만드는 관상동맥경화와 고혈압을 가장 싫어한다. 날쌘 짐승을 잡기 위해 산으로 들로 쉬지 않고 달리던 조상들의 심장으로 돌아가기를 간절히 바라고 있다.

그런데 심장만이 동맥경화와 고혈압을 싫어하는 것이 아니다. 뇌 역시 동맥경화와 고혈압을 가장 싫어한다. 죽을 때까지 사람을 한없이 황폐하게 만드는 뇌졸중(중풍) 역시 동맥경화나 고혈압 등으로 혈액공급이 중단되어 뇌신경세포들이 죽기 때문에 생기는 병이다.

혈관질환은 과거와 비교해 볼 때 해마다 증가추세에 있다. 99년도 통계청 자료에 의하면 우리나라 5대 사망원인 중에 혈관질환이 차지하는 비율이 60%가 넘는 것으로 조사되었는데, 혈관질환에 의한 뇌질환과 심장질환은 우리나라 사람의 사망원인 1, 2위를 다투고 있다.

또한 최근 뇌졸중 증상이 전혀 없는 성인 3,825명을 대상으로 한 경동맥 초음파 검사에서 12.5%나 되는 사람들의 몸에서 뇌동맥경화성이 진행되고 있다는 놀라운 사실이 발표되었다. 이 상태를 그대로 방치해 두면 언젠가 뇌졸중으로 쓰러지게 된다. 동맥경화는 마치 수도관 내부에 녹이 슬어 수도관이 좁아지면서 수돗물이 잘 흐르지 못하는 것과 같이 동맥의 벽에 상처가 나서 그곳에 침전물이 쌓여 혈액이 잘 흐르지 못하게 되는 것이다. 동맥벽에 상처를 주는 것으로는 활성산소와 고혈압, 흡연(일산화탄소), 스트레스 등을 들 수 있으며, 침전물은 뭐니뭐니해도 콜레스테롤을 들 수 있으며 그 밖에도 중성지방 등이 있다.

지금까지 내용의 요지는 모든 질병은 혈액이 원활히 공급되지 않는 데서 시작된다는 것이다.

동맥경화가 생기면 혈액이 원활하게 순환되지 못하여 필연적으로 고혈압이 발생하게 되고, 고혈압이 지속되면 그것이 주요 원인이 되어 다시 동맥경화를 더욱 악화시키게 되는 악순환이 되풀이된다. 또한 앞에서 살펴보았듯이 비만은 인슐린 저항성을 증가시키고, 그로 이해 당뇨병은 물론 동맥경화와 고혈압의 발생이 필연적으로 따르게 된다. 이처럼 우리의 건강을 위협하는 질병들은 유전적 요인을 제외하면 결국 자신의 잘못된 생활습관으로부터 시작해서 상호작용을 통하여 빠르게 확산된다는 사실을 기억할 필요가 있다.

혈관은 '제 2의 심장'을 필요로 한다

심장에서 나온 혈액은 다시 심장으로 되돌아가야 한다. 심장에서 나간 혈액이 다시 되돌아오지 못하면, 다음에 나갈 혈액이 그만큼 모자라게 되어 문제가 생기게 된다. 그런데 심장은 권투선수가 주먹을 힘껏 휘두르는 것보다 더 큰 힘으로 혈액을 전신에 뿜어 보내지만 내보낸 혈액을 다시 끌어당기는 힘은 전혀 없다. 심장에서 뿜어져 나온 혈액은 심장에서 멀어질수록 압력이 낮아지다가 모세혈관을 지나 심장으로 다시 되돌아가려 할 즈음에는 압력이 거의 0이 되는 것이다.

압력이 0으로 떨어진 혈액은 스스로 심장으로 되돌아갈 수 없다. 그러므로 반드시 어떤 도움이 필요한데, 이 때 도움을 주는 것이 바로 근육이다. 그렇다면 근육이 어떻게 도움을 줄까? 〈그림 2-28〉과 같이 정맥혈관에는 일정한 간격으로 판막이 배치되어 있는데 이 판막은 심장 쪽으로 열렸다 닫혔다 하게 되어 있다. 그래서 근육이 수축하여 정맥혈관을 늘려주면(근육의 펌프작용 : Muscle Pumping) 판막이 열리면서 이 곳에 모여 있는 혈액을 심장 쪽으로 밀어 올려주고, 근육이 이완하면 판막이 닫히면서 혈액의 역류를 막아준다. 이처럼 혈액의 순환은 심장, 혈관과 더불어 전신의 근육 때문에 가능한 것이다. 따라서 근육운동을 하지 않으면 당장 혈액을 심장으로 올려 보내기 어렵고 또한 근육이 위축되어 근본적으로 혈액순환이 원활하게 이루어질 수 없다.

그런데 만약 이 정맥혈관의 판막이 부실하면 근육이 아무리 정맥혈관을 눌러주더라도 혈액이 역류하여 심장으로 되돌아가지 못하고 결국에는 그대로 머물러 있게 된다. 그렇게 되면 정맥혈관이 부풀어오르게 되고 그 속에서 혈액이 응고되어 혈관을 막는 증상이 발생한다. 이런 증상을 정맥류靜脈溜라고 하는데 이 병은 통증이 수반되는 아주 성가신 것이다.

우리가 피곤을 느끼는 큰 이유 중의 하나는 정맥혈이 심장으로 제대로 돌아가지 못하기 때문이다. 그래서 정맥혈이 심장으로 되돌아가도록 전신운동이 필요한 것이다. 피곤하다고 누워 있기만 하면 노폐물을 가득 담은 정맥혈액이 몸 이곳저곳에 그대로 머물게 되어 우리는 오히려 더욱 피곤함을 느끼게 된다.

이처럼 근육은 생명활동을 표현할 뿐만 아니라, 제 2의 심장으로서 혈액순환이 원활히 이루어지게 하는 역할을 담당한다는 사실을 잊어서는 안 된다.

덧붙이면, 피곤하다고 마사지를 즐겨 하는 사람이 많다. 마사지는 다른 여러 가지 면에서 도움이 되지만 가장 큰 이점은 노폐물이 담겨져 있는 정맥혈을 심장으로 되돌려 보내는 것이다. 그렇다면 마사지를 하는 대신, 그 시간에 적당한 운동을 하는 건 어떻겠냐고 묻고 싶다. 운동을 하면 정맥혈을 심장으로 되돌려 보내는 것과 동시에 심장과 폐, 혈관, 근육, 관절 등의 기능을 향상시키고 더 나아가 지방축적도 예방할 수 있으니 말이다.

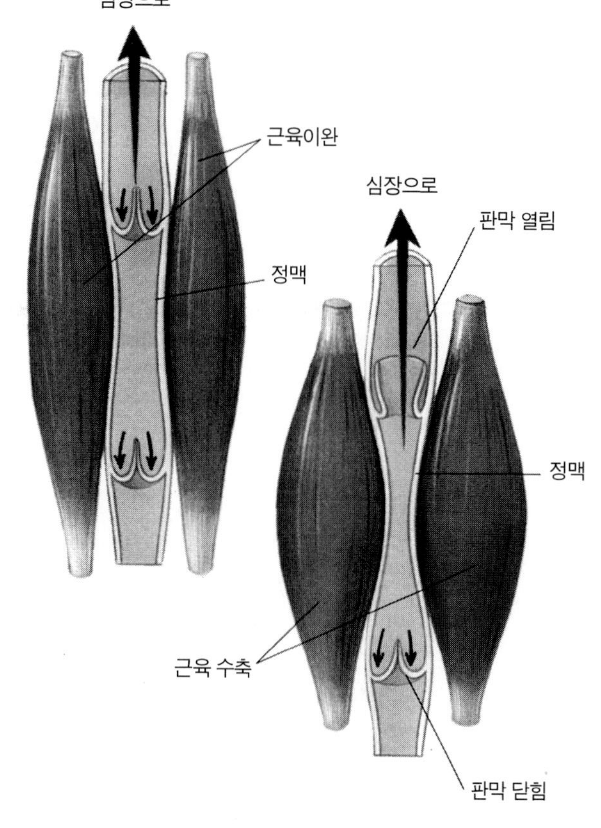

〈그림 2-28〉 정맥혈액 흐름의 판막작용

폐, 생명활동을 위한 가스 교환소

폐는 오염된 공기를 싫어한다

우리는 쉬는 상태에서도 1분 동안에 약 15회 숨을 들이쉬고 내쉰다. 즉 하루에 최소한 2만 회 이상 숨을 들이쉬고 내쉰다는 계산이 나온다. 그리고 한 번의 호흡량이 대략 0.5l정도 되므로, 하루에 적어도 1만l 이상의 공기를 들이마시고 내쉬는 셈이다. 이렇게 엄청난 양의 공기를 평생 동안 들이쉬고 내쉬는 기관이 바로 폐(허파)이다. 우리의 폐는 본래 연분홍색이었지만 50세가 넘은 폐는 분명히 검은 반점으로 얼룩진, 보기 흉한 암회색을 띠고 있을 것이다. 왜냐하면 우리의 폐는 도시의 공기에 함유된 아황산가스나 펜조피렌, 납, 이산화질소 같은 각종 유해화학물질과 담배연기 등에 그대로 노출되어 있기 때문이다.

물론 이 독한 물질들은 코 안에 있는 코털에 의해 큰 입자가 걸러지기도 하고 코와 목, 기관지 통로에서 분비되는 끈적끈적한 점액에 의해 미세한 입자들이 정화되기는 한다. 그러나 진짜 정화작업은 폐 속의 아주 미세한 털인 수천만 개의 섬모纖毛가 담당하고 있다. 이 무수한 섬모들이 공기가 지나갈 때마다 물결치듯이 흔들거리면서 미세한 입자들을 잡아낸 후 이것을 점액에 실어 인후(목구멍)로 쓸어 올린다. 그러면 우리는 쓸어 올린 그 점액을 삼키거나 내뱉게 되는 것이다(이것이 바로 가래이다).

만약 우리가 현미경으로 섬모를 들여다볼 수 있다면, 담배연기나 오염된 공기가 섬모 위를 지나갈 때마다 물결치듯 흔들거리던 섬모의 동작이 마비되어 중지되는 것을 볼 수 있을 것이다. 이처럼 폐 속의 섬모가 담배연기나 오염된 공기 때문에 자주 마비되면 섬모는 결국 쇠약해져 죽게 되며, 일단 죽고 나면 섬모는 재생되지 않는다.

그래서 폐는 더러운 공기를 싫어하며, 특히 폐를 엉망으로 만드는 담배연기를 싫어한다. 한 예로, 오랫동안 담배를 많이 피운 사람은 점액을 분비하는 기관지의 막이 정상인보다 8배 이상으로 두꺼워지는데, 이렇게 되면 점막은 그 기능을 제대로 하지 못하게 된다. 이 밖에 담배의 여러 가지 해악(담배를 피우면 폐암에 걸릴 확률이 10배 이상 높아지고 심장질환에 걸릴 위험도 높아진다는 등)에 대해서는 여기서 더 이상 논할 가치가 없을 것 같다. 건강을 위해서는 무조건 담배를 끊어야 한다.

어쨌든 섬모들이 쇠약해지거나 점막이 그 기능을 제대로 하지 못하는 경우, 우리는 조금만 빠르게 걸어도 숨이 차서 그 자리에 멈춰 설 수밖에 없을 것이다. 그리고 만약 섬모들이 많이 죽어서 제 기능을 하지 못하게 되면 분비된 점액이 쓸려 올라가지 못하고 폐포(허파꽈리) 속으로 흘러 들어가게 되는데, 이러한 상황이 계속되면 결과적으로 폐 속에 물이 가득 찬 것과 같은 상태가 되어 호흡작용이 정지될 것이다. 그런데 우리에게 이런 호흡작용의 정지를 막는 한 가지 방법이 있다. 바로 '기침'이다. 기침은 횡격막과 가슴근육 및 후두가 상호 협동작용을 하여 점액과 유해물질을 기관지를 통해 인후로 밀어냄으로써 바깥으로 배출시키는 과정이다. 즉 이 기침이 죽어버린 섬모의 기능을 대신하는 것이다. 담배를 오랫동안 피운 사람이 기침을 많이 하는 것이 바로 이런 이유 때문인데, 기침이 이처럼 폐 속에 남아 있는 점액을 배출하는 최후의 방법임을 안다면 기침을 더 이상 귀찮은 존재로 여겨서는 안 될 것이다. 오히려 우리에게 담배를 끊으라는 신호를 보내고 있는 기침에게 고마워해야 할 것이다.

우리는 하루 중에 대부분의 시간을 더럽게 오염된 공기를 들이마시도록 자신의 폐에게 강요하고 있다. 더러운 먼지 입자들이 가느다란 폐의 공기통로에 끼는가 하면 어떤 입자들은 폐조직에 상처를 내기까지 한다. 이렇게 되면 연약한 폐포의 벽은 신축성을 잃게 되어 숨을 내쉴 때 폐포가 수축하지 못하게 되고, 이때문에 이산화탄소가 폐포 속에 그대로 남게 된다. 그러면 폐포는 혈액으로부터 이산화탄소를 뽑아내고 산소를 혈액으로 공급하는 기능을 더 이상 수행할 수 없게 된다. 결국에는 폐기종肺氣腫이 생겨 한 번 숨쉬기 위해서 필사적으로 발버둥을 쳐야 하는 비참한 지경에 이르게 될 수도 있다.

폐는 심호흡을 좋아한다

폐가 공기를 가장 많이 들이마셨을 때의 용적은 5~6l정도다. 이것을 폐활량이라고 하는데 보통 우리가 호흡(숨쉬기)할 때 콧구멍을 드나드는 공기량은 0.5l 정도로 폐활량의 1/10에 지나지 않는다. 따라서 일상적인 생활을 하는 데에는 폐가 불필요하게 너무 크다고 생각할 수도 있다. 그러나 폐가 그만한 크기를 가진 데에는 다 이유가 있다. 사냥꾼이었던 우리의 조상들은 활이나 창을 들고 맹수와 싸우고, 사냥감을 쫓기 위해 산과 들을 달리면서 그만큼 공기(산소)를 많이 들이마셔야 했기 때문이다.

그런데 오늘날 우리들의 생활은 어떠한가? 조상들과는 달리 움직일 일이 별로 많지 않다. 그래서 폐 속의 공기는 1/10만 교환되고 나머지는 폐 속에 그대로 남아 있게 되는데, 바로 이것이 문제가 된다. 그대로 남아 있는 공기로 인해 폐 속에 점점 이산화탄소가 많이 쌓이게 되기 때문이다.

폐가 하는 핵심작업은 폐의 끝에 포도송이처럼 다닥다닥 붙어 있는 폐포에서 이루어진다.

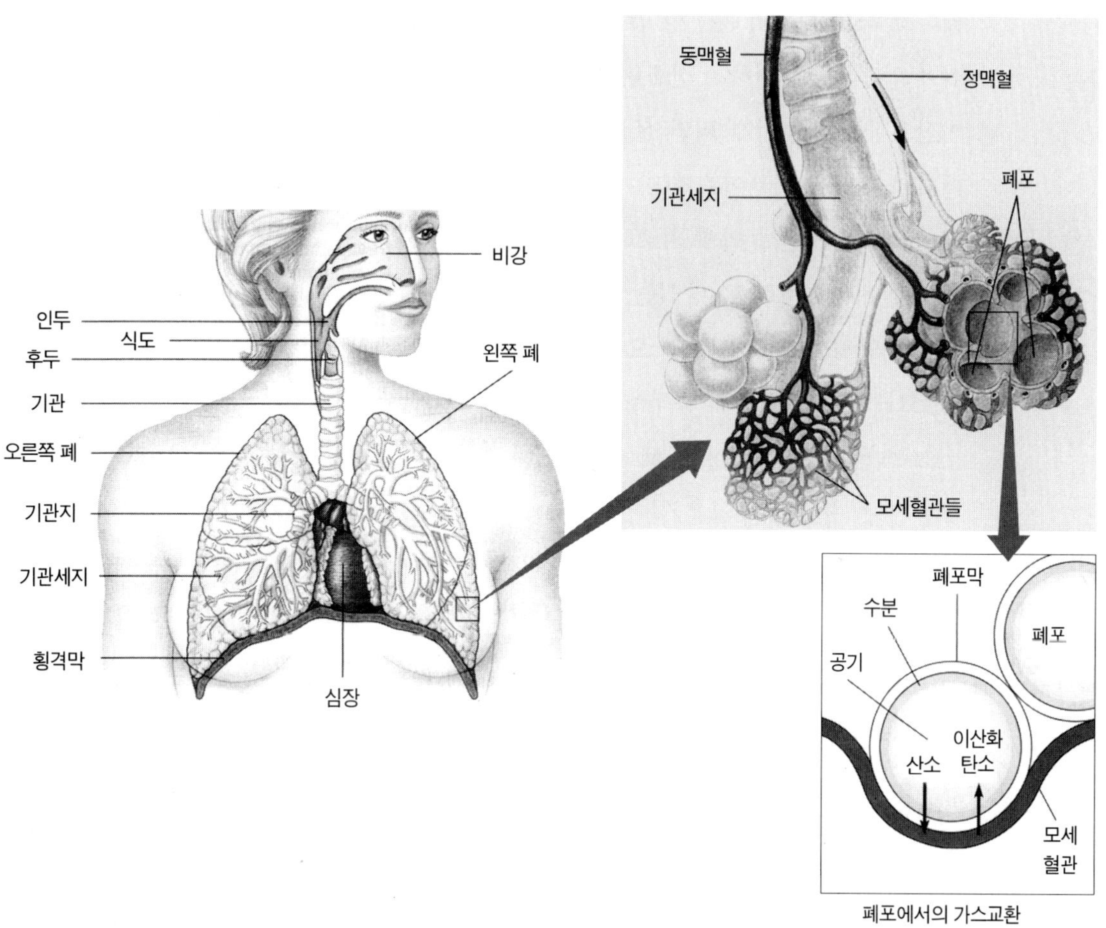

〈그림 2-29〉 호흡계의 구조

폐포는 〈그림 2-29〉와 같이 온몸을 거쳐 돌아온 혈액이 이산화탄소를 버리고 심장으로 갈 산소를 싣는 '가스교환소' 역할을 하는데, 거미줄 같은 모세혈관으로 덮여져 있는 폐포를 펼쳐놓으면 테니스 코트의 한 쪽 면을 덮을 수 있을 정도로 어마어마한 면적이 된다. 이 때문에 우리 몸속의 작은 공간에서도 효율적으로 가스교환이 이뤄지는 것이다.

그런데 아무리 산소와 이산화탄소의 교환이 잘 이루어지도록 폐포의 면적이 넓다고 해도 우리의 콧구멍 밖으로 배출되는 이산화탄소의 양은 폐활량의 1/10밖에 안 되니, 자연히 이산화탄소는 폐 속에 쌓일 수밖에 없다. 이렇게 폐 속에 이산화탄소가 쌓이게 되면 산소공급이 충분히 이루어지지 못하기 때문에 신진대사가 제대로 이루어지지 않아 골치가 아프고, 근육에 젖산이 쌓여 목 뒤 근육 등이 뻣뻣해지면서 쉽게 피로해지는 증상이 나타난다. 이러한 상태가 지속되면 폐포에 거미줄처럼 덮여 있는 모세혈관은 자연히 위축되어 없어지고 가스교환 능력이 약해져, 결국 인체의 모든 세포들에 산소공급이 제대로 이뤄지지 않게 된다. 그래서 조금만 빨리 움직여도 숨을 헐떡거리게 되는 것이다.

그렇다면 우리는 어떻게 해야 할까? 내 몸이 제 기능을 못하고 있는데 그냥 보고만 있을 수는 없지 않은가?

우선, 자주 심호흡을 하여 외부의 신선한 공기와 폐 속에 쌓여 있는 이산화탄소를 교환해 주어야 한다. 호흡방법에는 흉식호흡과 복식호흡의 두 가지가 있다. 먼저 흉식호흡은 갈비뼈 근육(늑간근)의 작용에 의해 가슴을 부풀렸다 줄였다 하는 호흡을 말하며, 복식호흡은 아랫배를 부풀리면서 횡격막을 내리누르는 호흡을 말한다. 흉식호흡은 대체로 얕은 호흡이 되기 때문에 들이마시고 내쉬는 공기의 양이 적다. 반면에 아랫배를 부풀리면서 횡격막을 내리누르는 복식호흡은 들이마시고 내쉬는 공기의 양이 많기 때문에 흉식호흡보다 더 좋은 호흡방법이라고 할 수 있다.

그런데 우리는 주로 가슴을 부풀렸다 줄였다 하는 얕은 흉식호흡을 하고 있다. 특히 여자들은 대부분 흉식호흡을 하는데, 그 이유는 임신을 하여 만삭이 되었을 때 복식호흡을 한다면 태아가 눌려서 고통을 받게 되기 때문일 것이라 추측된다. 그러나 복식호흡에 의해 태아가 눌리는 것도 문제지만 얕은 호흡 때문에 태아에게 신선한 공기가 전달되지 못하는 것도 큰 문제다. 그래서 임산부는 애당초 신선한 공기를 들이마실 수 있는 깨끗한 환경에서 가벼운 신체활동을 하는 것이 필요하다. 그리고 그 외 사람들은 누구나 의식적으로 복식호흡을 자주 해주는 것이 좋다.

그러나 복식호흡보다 더 좋은 방법은 뭐니뭐니해도 빠르게 걷기나 조깅 등의 운동을 하는 것이다. 규칙적인 운동은 찌부러져 위축되어버린 폐포의 모세혈관망을 증가시켜 가스교환능력을 증가시키고 호흡근육도 튼튼하게 한다.

한편 수험생이나 두뇌활동을 많이 하는 직업에 종사하는 사람들이라면 특히 잊지 말아야 할 사실이 있다. 그것은 우리가 다섯 번 호흡을 할 때, 그 중 한 번은 순전히 뇌를 위한 것이라는 것이다. 왜냐하면 뇌는 온몸이 필요로 하는 산소량의 1/5을 사용하기 때문이다. 그러므로 뇌에 산소를 충분히 공급해 주면 뇌의 피로를 막고 학습효율성을 높일 수 있을 것이다.

'다리를 빨리 움직이면 뇌를 먹여 살린다'는 말도 있다〔빨리 움직임→심장·폐활동 증가→혈액순환 원활→뇌의 혈액공급량 증가→뇌의 모세혈관망 증가→건강한 뇌→치매 예방〕. 물론 뇌뿐만 아니라 모든 신체기관에 산소를 원활히 공급하는 가장 좋은 방법이 바로 운동이다.

면역체계는 생명활동을 지켜준다

조물주께서 하신 일 중에 가장 중요한 것은 인간을 창조한 일이다. 그런데 조물주께서는 짓궂게도 인간의 몸에 쉴 새 없이 침투하여 질병을 일으키는 각종 세균과 바이러스, 곰팡이들도 창조하셨다. 그렇지만 조물주는 인간이 자신의 책임 아래 침입자들을 물리칠 수 있는 면역체계도 만들어 주었다. 만약 이런 면역체계가 갖추어져 있지 않았다면 인류는 아마 오래 전에 멸종하고 말았을 것이다.

하지만 인간의 면역체계 기능은 완전하지 못하다. 면역기능의 결핍으로 죽음을 맞게 되는 에이즈*AIDS*의 경우만 보아도 알 수 있다. 만약 면역기능만 왕성하다면 우리는 에이즈에 의한 죽음도 지연시킬 수 있으며, 건강을 위협하는 다른 어떠한 적도 물리칠 수 있다. 그러나 면역체계의 기능이 약화되면 우리는 감기균조차도 방어하지 못하고 죽게 될 것이다. 즉 면역체계의 기능을 강화하는 것이 곧 건강하게 장수하는 길인 것이다.

그러면 먼저 면역체계가 어떻게 되어 있는지부터 알아보자. 면역체계의 주인공은 백혈구이다. 백혈구에는 호중구와 대식세포, B세포, T세포, NK세포 등이 있는데 이들은 혈액이나 림프액을 따라 항상 우리 몸을 순찰하고 있다가 혈액 속에 이물질이 침입하면 튼튼한 팀워크를 발휘하여 침입자와 맞서 싸우게 된다. 우선 호중구가 앞장서서 침입자를 물리치고 호중구의 힘으로 물리치지 못할 경우 대식세포가 등장한다. 그래도 물리칠 수 없게 되면 B세포와 T세포, NK세포 등이 본격적으로 나서서 침입자들을 물리침으로써 우리 몸을 지켜내는 것이다.

그런데 면역체계는 나이가 들어감에 따라 다른 신체기관들보다 그 기능이 빠르게 쇠퇴하게 되어 있다. 그 이유에 대해서는 아직 명확하게 확인이 되지 않았지만 다음과 같이 추측해 볼 수 있다.

- 활성산소 때문이다. 활성산소는 이것저것 모든 세포막을 가리지 않고 공격한다. 그러니 면역세포라고 봐줄 리 없다. 활성산소는 면역세포들을 공격하여 면역체계의 기능을 약화시킨다(3장 p.216 참조).
- 스트레스 때문이다. 스트레스가 어떻게 면역체계에 영향을 미칠까에 대한 대답은 면역체계와 신경계의 연결에 있다(2장 pp.126~128 참조). 인체의 어느 곳에나 모두 분포되어 있는 신경계는 스트레스를 받으면 내분비계를 자극하여 스트레스 호르몬을 분비시킨다. 이 스트레스 호르몬은 다른 호르몬과 달리 좀처럼 물에 녹지 않기 때문에 혈액 속에 그대로 몇 시간 동안 남아 있으면서 우리 몸을 이중 삼중으로 괴롭히고, 특히 면역세포의 기능을 무력화시킨다. 오늘날 스트레스 증가와 건강을 지켜주는 면역체계의 관계로부터 신경계와 내분비계, 면역체계의 상호 삼각관계를 연구하는 '정신신경면역학' 이라는 학문분야가 등장한 것도 바로 이런 이유 때문이다.
- 운동부족 때문이다. 우리는 흔히 '체력' 이란 말을 자주 사용하는데, 이런 체력은 '행동체력' 과 '방위체력' 으로 나눌 수 있다. 이 중 행동체력은 행동을 일으키는 힘(근력, 순발력), 행동을 오래 지속시키는 힘(근지구력, 전신지구

력), 행동을 정확하게 행하는 힘(민첩성, 평형성, 교치성) 및 행동을 부드럽게 하는 힘(유연성)을 말한다. 그리고 방위체력은 저항력, 즉 세균의 감염에 대한 저항력, 온도나 습도에 대한 저항력, 피로나 스트레스에 대한 저항력 등을 말하는데 행동체력이 강하면 대체로 방위체력도 함께 강해진다. 운동을 하면 행동체력과 면역체계가 강화되는 것이다.

- 영양결핍 때문이다. 특히 영양이 결핍된 상태에서 받는 스트레스는 상승작용을 하기 때문에, 영양이 충분한 상태에서 받는 스트레스에 비해 수십 배나 강도가 높다. 더구나 스트레스가 심하면 그나마 부족한 영양분이 몸에 제대로 흡수되지 않고, 흡수된 영양분도 제 기능을 하지 못하게 된다. 따라서 우리는 나이를 먹을수록 면역기능을 보존하는 데 필요한 충분한 영양분을 섭취해야 한다.

- 자가면역상실 때문이다. 나이를 먹어감에 따라 면역세포들은 자기 자신과 외부의 침입자를 인식하여 구별하는 기능이 둔감해진다. 그 결과 면역세포들은 축구 경기를 하다가 자살골을 넣는 선수와 마찬가지로 오히려 자신을 공격하여 파괴하는 어처구니없는 일을 한다. 이처럼 나이를 먹으면서 자가면역의 상실로 인해 일어나는 병들 중에는 인슐린 의존형 당뇨병, 류머티즘성 관절염, 다발성 경화증 등을 들 수 있다. 물론 자기면역 상실은 나이와 더불어 활성산소, 영양결핍, 스트레스, 운동부족 등에 의해서도 촉진된다.

면역체계를 튼튼하게 유지하는 것이야말로 노화와 질병을 예방하고 건강을 유지하는 최선의 방법이다. 그러기 위해서는 위에서 살펴본 바와 같이 활성산소를 막아야 하고, 영양섭취를 충분히 해야 하고, 스트레스를 피해야 하고, 운동을 통해 체력을 튼튼히 하여 저항력을 높여야 한다. 즉 올바른 생활습관이 필요한 것이다.

간, 생명활동의 파수꾼

간은 환경정화기관이다

양에 차지 않는 음식을 먹었을 때, 흔히 '간에 기별도 안 간다' 라는 말을 한다. 그런데 이 말은 아무 의미 없는 말이 아니다. 실제로 간과 음식물은 밀접한 관계가 있다. 음식물이 소화되어 흡수된 포도당이나 아미노산, 지방산, 수용성비타민, 무기질 등은 모두가 간문정맥(肝門靜脈, 창자와 간을 잇는 정맥)을 거쳐 간에 들어온 후에야 각각 필요한 세포로 가게 되어 있는데, 이것만 보아도 우리는 간의 역할을 대충 짐작할 수 있다.

우리들 가운데 술꾼이 아니라면 간에 신경을 쓰는 사람은 그다지 많지 않다. 하지만 병원의 건강검진에서 간 기능검사는 필수사항일 정도로 간은 우리의 건강에 있어 아주 중요한 역할을 하고 있으며, 술꾼이 아니더라도 간에 이상이 생길 가능성을 배제할 수 없다. 간이 하는 일은 흡수된 음식물을 검열하는 것 외에도 500가지가 넘는다. 만약 이 중에 단 한 가지만 이상이 생겨도 우리는 생명을 잃게 된다. 즉 간은 절대로 실수가 용납되지 않는 건강의 파수꾼인 것이다. 여기서 간 기능 중에 몇 가지만 살펴보면 다음과 같다.

- 간은 1,000여 종의 효소를 생산해 내고, 질병으로부터 보호해 주는 항체를 만들어낸다.
- 간은 생체방어에 중요한 면역 글로불린이나, 혈액을 응고시키는 데 중요한 역할을 하는 프로트롬빈, 피브리노겐 같은 물질을 만든다. 만약 이런 응고 인자를 만들어내지 못하면 손가락만 약간 베어도 출혈이 그치지 않아 죽고 말 것이다.
- 간은 심장에 대해 일종의 안전판 역할을 한다. 만약 심장으로 혈액이 갑자기 밀려 들어오면 심장이 이를 처리하기 어렵게 되므로, 간은 심장과 직접 연결되어 있는 정맥을 통하여 심장으로부터 혈액을 빨아들인다. 그런 다음에 심장이 처리할 수 있을 만큼 조금씩 그 혈액을 돌려준다.
- 간은 1초에 1천만 개나 노후되어 파괴되는 적혈구를 보존해서 새로운 적혈구를 만드는 데 이용하고, 그 중 일부는 담즙을 만들어 담낭에 저장하였다가 십이지장으로 분비하여 지방의 소화 및 흡수를 촉진시킨다.
- 간은 콜레스테롤을 조절한다.
- 간은 노폐물로 생성되는 암모니아나 몸 밖에서 들어온 해로운 물질을 제거하는 환경정화기관의 역할을 한다. 아침에 마신 커피 한 잔에 들어 있는 카페인에서부터 점심에 먹은 사과껍질에 남아 있는 농약찌꺼기와 저녁에 먹은 진통제에 이르기까지 모든 오염물질을 제거해 준다.

이처럼 간은 우리 몸에서 많은 일을 해 내고 있다. 따라서 만약 간에 이상이 생기면 우리 몸엔 치명적일 수밖에 없을 것이다.

간은 '침묵의 장기'이다

간에 이상이 없기를 바라는 마음은 누구나 마찬가지일 것이다. 하지만 우리 주변을 보면 간질환으로 고통받는 사람들이 너무나 많다. 간질환은 그 원인에 따라 바이러스성 간염, 알코올성 간염, 약품성 간염, 자가면역성 간염 등 크게 네 가지로 나눌 수 있다. 이 중에 바이러스성 간염이 전체 환자의 약 80% 이상을 차지한다고 한다.

바이러스성 간염은 다시 A형, B형, C형 등으로 나뉜다. A형 간염은 급성이어서 갑자기 증상이 나타나 사망하는 경우가 있지만, 만성화되는 일은 없다. B형 간염은 혈액, 타액, 정액, 질 분비액 등을 매개로 감염된다. C형 간염은 대부분이 수혈이나 의료행위에 의해 감염된다(그러나 요즘에 수혈되는 혈액은 모두 사전에 바이러스의 유무가 검사되고 있다). C형 간염의 절반 정도는 10년에서 20년 사이에 만성간염으로 옮아가며, 그냥 내버려두면 그 70%가 간암으로 된다고 한다.

한편, 간 얘기를 하면서 술 얘기를 빼놓을 순 없을 것이다. 체내로 들어온 알코올의 80%는 간에서 분해된다. 따라서 마시는 술의 양이 많으면 당연히 간도 그만큼 혹사당한다. 특히 단시간에 많은 양의 술을 마시면 간세포들 사이에 중성지방이 쌓인, 알코올성 지방간이 된다. 물론 천천히 마신다고 모든 것이 해결되는 것은 아니다. 술을 자주 마시거나 살이 찌는 것도 지방간의 원인이 된다.

지방간은 간세포에 중성지방이 쌓인 상태를 말하는데, 중성지방이 쌓인 간세포는 제 기능을 할 수 없게 된다. 하지만 이 상태에 이르렀다고 해서 늦은 것은 아니다. 왜냐하면 간세포는 재생능력이 있으므로 술을 끊고 비만에서 벗어나면 치료될 수 있기 때문이다.

그러나 바이러스 등에 의한 만성간염으로 진전되면 간세포가 변성, 괴사하여 재생되더라도 전체적인 간의 조직체계는 일그러지고 만다. 본래의 간 기능이 상실되고 마는 것이다.

　이처럼 지방간과 간염이 치료되지 않아 간경변증으로 진행되면 문제가 심각해진다. 일단 간경변증 단계에 이르게 되면 흉터와 같은 섬유화 현상이 생기기 때문에 정상상태로 돌아갈 수 없다. 쉽게 이야기해서 우리가 피부에 화상을 심하게 입고 나면 흉터가 생겨 정상피부가 될 수 없듯이, 간경변증이 되면 간에 흉터가 생겨 원래의 상태로 회복이 불가능하게 된다. 그러면 마치 지하도 공사로 큰길이 막혀 차가 밀리듯이 간으로의 혈액공급이 어려워진다. 또한 간암이 대부분의 경우 간경변증을 거쳐서 발생한다는 사실은 간경변증이 얼마나 위험한 질병인가를 보여준다.

　더구나 다른 장기들은 이상이 생기면 통증을 호소하며 어떤 조치를 취해 줄 것을 요구하지만 우리의 간은 멍청한 건지 우직한 건지, 자신의 70% 정도가 파괴될 때까지 묵묵히 견디면서 일만 계속한다. 그래서 간은 '침묵의 장기'라고 불리기도 한다.

　우리는 간이 신호를 보내기 전에 먼저 간을 살피고 보살펴야 한다. 그러기 위해서는 우선 체중에 주의할 필요가 있다. 살이 찌면 간세포에 지방이 쌓이게 마련이다. 술을 적게 섭취하고 균형된 식사를 하는 것이 무엇보다 중요하다. 물론 바이러스성 간염에 걸리지 않도록 위생관리를 철저히 하는 것이 선행되어야 함은 두말할 나위도 없다. 간이 우리에게 어떤 신호를 보낸다면 그건 이미 돌이킬 수 없는 지경에 이른 것이라는 사실을 명심해야 한다.

성기능은 생명활동의 자존심이다

어느 부부의 이혼 사유

인간은 가장 강한 동물적 본능인 '성욕'을 지니고 태어난다. 그런데 인간에게 자연스럽게 주어진 성욕은 하나의 '애물단지'이자, 이 세상에 둘도 없는 영웅상英雄像과 여신상女神像으로서 언제나 결합할 수 있는 사랑의 '창조자'이기도 하다. 진정한 사랑으로 몸과 마음을 하나로 결합하고자 하는 욕구는 자연의 조건이자 충동이며 세상에서 가장 아름다운 행동이다. 그리고 영웅상과 여신상의 창조적 결합이야말로 나이를 먹을수록 삶의 질을 더욱 높은 수준으로 이끌어줄 뿐만 아니라 심신의 건강을 증진시켜 주는 특효약이다.

남성에게는 결합의 횟수, 여성에게는 결합이 주는 기쁨의 크기가 장수와 관계가 있다고 한다. 즉, 만족한 결합의 횟수가 많을수록 심장·혈관질환의 발병이 예방되고 만족하지 못한 결합은 동맥을 쉽게, 빨리 노화시키는 경향이 있다. 그래서 결합의 횟수가 많고 만족도가 큰 사람은 그만큼 오래 산다.

　중년의 부부가 이혼할 경우 부인 쪽은 남편이 자주 술을 많이 먹고, 귀가시간이 늦고, 자녀들에 대해 무관심하여 남은 인생을 같이 못살겠다는 주장을 한다. 그런가하면 남편 쪽은 아내가 바가지를 자주 긁고, 걸핏하면 계모임이니 동창회니 하며 자주 집을 비우면서 집안살림을 돌보지 않기 때문에 같이 못살겠다고 한다. 그러나 그들의 이혼사유가 정말 이런 것들에 국한된 것일까? 실제로 그 내면을 들여다보면 그보다 큰 문제가 있다. 바로 삶의 질을 높여주고 심신의 건강을 증진시키는 영웅상과 여신상의 결합이 퇴색하였기 때문이다. 인간의 감성을 풍요롭게 하고 부부간의 애정을 돈독하게 하는 결합의 연출행위는 가정을 지키고 삶의 질을 높이는 최고의 필요충분조건이다.

　애정이 어우러진 결합의 연출행위를 통하여 삶의 질을 높일 수 있는 영웅상과 여신상은 나이가 들어감에 따라 다른 신체기관과 마찬가지로 쇠퇴하게 되어 있다. 남성의 경우 20대 전후에 가장 왕성하게 유지되다가 30대 중반에서 서서히 약화되어 50대부터 감퇴현상을 느끼게 된다(실은 그보다 훨씬 빠른 남성들도 많다). 여성의 경우는 30대 후반에서 40대 초반에 최고가 되며 그 이후에도 최고 수준을 오래 지속할 수 있지만, 그것은 남성의 능력에 따라 좌우되기 마련이다. 이렇게 영웅상과 여신상이 왕성하게 발현되는 시기가 서로 다르며 또한 발현 지속능력도 서로 다르기 때문에 실은 여성들에게 불만족이 생기게 되는 경우가 흔하다.

　그런데 우리 주변에는 이런 불만족을 물개의 생식기, 뱀, 녹용 등과 같은 각양각색의 정력제라는 물질들로 해결하려는 남성들이 있다. 그러나 그러한 물질들이 남성의 기능에 도움이 된다는 어떤 과학적 임상 근거도 없을 뿐더러 오히려 부작용이 생기는 경우도 많기 때문에, 그러한 물질들에 집착할 것이 아니라 성의 능력 자체를 이해하는 것이 보다 중요하다고 하겠다.

자존심의 결합은 4단계로 이루어진다

성의 결합행위는 '흥분기→절정기→쾌감기→회복기' 의 4단계로 이루어진다. 이러한 4단계의 과정을 좀더 자세히 살펴보면 다음과 같다.

남성에 있어서 음경의 흥분은 성적 자극이 뇌의 시상하부를 자극하면서부터 시작된다. 즉 시상하부가 자극을 받으면 곧바로 생식선 자극호르몬방출호르몬(Gonado-tropin Releasing Hormone : GnRH)을 방출하여 뇌하수체로 보내주고 뇌하수체는 난포자극호르몬(Follicle Stimulating Hormone : FSH)과 황체형성자극호르몬(Luteinizing Hormone : LH)을 혈액으로 분비한다. 이들 호르몬이 혈류를 타고 고환에 도착하면 고환에서는 테스토스테론 분비가 증가한다. 증가한 테스토스테론이 다시 혈류를 타고 시상하부에 도달하면 시상하부는 다시 뇌하수체에 지시하는 되풀이 과정이 진행되면서 흥분이 증가되고 지속된다. 이와 동시에 자율신경계의 부교감신경은 음경의 동맥혈관을 확장시키고 음경근육조직(해면체 평활근 : 해면체는 스펀지와 비슷함)도 이완시킴으로써 혈액이 음경 내로 많이 유입된다. 또한 유입된 혈액이 누출되지 않도록 정맥을 수축시켜 차단한다. 그로 인하여 음경 내로 유입되는 혈액량은 보통 때보다 7배가 넘어 음경이 팽창된 상태를 유지하게 되는데 이렇게 음경이 팽창되어 있는 기간을 흥분기라고 한다. 이를 도식하면 '자극(성욕)→시상하부(방출호르몬)→뇌하수체(자극호르몬)→음경(테스토스테론)→흥분' 으로 나타낼 수 있다.

절정기는 흥분상태에서 결합의 연출행위를 지속적으로 유지하는 기간을 말하며, 쾌감기는 절정기가 점점 고조되면서 최고의 성적 쾌감(사정, 오르가슴)에 도달하는 시점을 말한다. 최고의 성적 쾌감기가 끝난 후 정신적으로나 육체적으로 흥분되기 이전의 정상상태로 돌아가는 기간을 회복기라 한다.

성의 결합효과는 마치 강물이 유유히 흐르다가 빠르게 흐르듯이 완급의 조화
가 있어야 보다 효과적이다. 그런데 성 결합의 원천인 테스토스테론이 철철 솟
아난다면 문제가 될 것이 없겠지만, 완급의 조화는커녕 테스토스테론이 말라 가
는 사람들에게는 기회조차 없거나 기회가 있더라도 불만족으로 끝나버리게 되
니 심각한 문제가 아닐 수 없는 것이다.

자극이 필요하다

젊을 때처럼 테스토스테론이 철철 솟아나지는 않더라도 정상적인 남성의 경
우라면 70세가 되어서도 '짧은 스커트와 살이 비치는 블라우스' 를 보는 순간 시
상하부가 자극을 받아 테스토스테론이 분비되어야 한다. 나이가 들어감에 따라
테스토스테론 분비가 감소한다고 하더라도 그 수치는 20대의 2/3 이하로 떨어지
지 않는 것이 일반적이기 때문에 서로의 노력에 따라 문제를 해결할 수 있다. 즉
젊을 때처럼 테스토스테론이 분비되지는 않더라도 시각, 촉각, 청각, 후각, 또는
경험의 회상과 상상력에 의해서 충분히 그 분비를 증가시킬 수 있는 것이다. 시
각의 예를 들어보자. 성인 여성의 경우 '30%가 에로틱한 예술에 성적 자극을 느
끼고, 45%가 남성의 성기를 보고 반응을 일으키며, 57%가 매력적인 근육질의 남
성을 보고 성적으로 흥분한다' 라는 조사결과가 있다. 남성은 이러한 시각적 자
극에 더욱 민감하다. 이것이 자연적인 생리인 것이다.

그런데 테스토스테론 분비는 스트레스에 가장 약하다. 따라서 나이가 들어 테
스토스테론의 분비는 줄어드는데 성적 자극은커녕 이러쿵저러쿵 서로 스트레스
를 준다면 부부관계라는 것은 그 의미를 잃을 수밖에 없는 것이다.

욕구는 왔다가도 가버리는 것, 욕구는 우리 삶의 많은 다른 요인들에 의해 강
해지기도 약해지기도 한다. 바로 성의 연출행위는 감성을 풍요롭게 하고 애정을

돈독케 한다. 달리 말하면 인간의 감성을 풍요롭게 하고 부부간의 애정을 돈독하게 하는 사랑의 연출행위는 상호 협조에 의해서만 만족에 도달할 수 있으며, 또 그렇게 이루어져야 하는 것이다.

오직 부부간만이 가질 수 있는 사랑의 격려와 이해가 통하는 성적 자극의 분위기는 서로의 테스토스테론 분비를 증가시키고 음경발기와 질경膣頸의 탄력을 지속시킨다는 사실을 알아야 한다. 부부는 서로를 사랑스러운 눈빛으로 바라보고, 몸을 보는 것(시각)부터 오고가는 대화(청각), 키스와 애무(촉각) 등이 진행됨에 따라 침묵과 명목(瞑目, 눈을 감음)의 세계로 빠져 들어가고 테스토스테론 분비는 더욱 증가된다. 그럼으로써 성기로 혈액의 흐름이 증가됨으로써 성적 결합은 보다 감미롭게 된다. 거기에다 이따금 들려오는 사랑의 속삭임과 튕겨져 나오는 쾌감을 긍정하는 짧은 감탄사는 서로의 성감을 더할 나위 없이 격앙시켜 두 사람만의 세계가 펼쳐지게 할 것이다.

이러한 사실을 조금만 생각해 보면, 그동안 서로의 성적 자극에 대해서는 무관심한 채, 상대방만을 원망한 자신을 반성하게 될 것이다. 자신이 과연 얼마만큼 상대방에게 성적 자극의 동기를 주었는가? 그리고 이것이 건강에 얼마나 중요한가를 곰곰이 생각해 보아야 할 것이다. 그래도 어느 부부의 이혼사유가 전적으로 상대방만의 책임이라고 할 수 있겠는가?

연출이 필요하다

대부분의 남성들은 자신만 일방적으로 절정기에 도달하고, 쾌감기에 도달하면 그만인 경향이 있다. 상대의 절정기나 쾌감기는 물론 흥분기조차를 생각하지 않고 상대방이 왜 만족감을 느끼지 못하는가에 대해서는 진지하게 생각하지 않는다. 이것은 어디까지나 애정 결합의 연출행위를 무시한 가혹한 폭군의 행위이다. 그러므로 남녀 상호가 만족하는 사랑의 행위를 연출하기 위해서는 다음과 같은 4단계에 대한 남녀의 차이를 아는 것이 중요하다.

첫째, 남성들은 흥분기에서 절정기에 빠르게 도달하나, 여성들은 흥분기와 절정기에 도달하는 시간이 느리다.

둘째, 남성들은 절정기에 도달하면 흥분자극과 관계없이 거의 오르가슴(쾌감기)을 느낄 수 있으나, 여성은 절정기에서 오르가슴을 경험하기 바로 직전이나 도중에 흥분자극이 멈추면 오르가슴을 느끼지 못하고 끝나게 된다.

셋째, 남성들은 오르가슴 후 빠르게 정신적으로나 육체적으로 정상상태로 되돌아가지만, 여성들은 훨씬 느리게 정상상태로 되돌아간다.

넷째, 남성들은 오르가슴 후에 일정 시간이 지날 때까지는 좀처럼 다시 흥분기를 이루지 못하지만, 여성들은 오르가슴 후에 정상상태로 돌아가는 기간이 길므로 연속적으로 오르가슴을 경험할 수 있는 능력을 갖고 있다.

대체로 남성들은 이러한 차이점을 생각하지 않거나 더 나아가서 남성들의 발기능력 자체부족으로 자신은 물론, 상대에게 만족을 경험할 수 있도록 사랑의 행위를 연출하지 못하는 경우가 있다. 그러므로 두 사람이 모두 만족하는 사랑의 연출행위를 이루기 위해서는 자극의 중요성을 충분히 인식하면서 성기에 대한 직접적인 자극은 처음에는 천천히, 그리고 약하게 해야 한다. 이런 행위로부터 여성의 점액분비가 진행되어 흥분기에 충분히 도달한 후에야 강한 자극이 의미가 있으며, 성급하게 강한 자극을 주면 오히려 통증이나 염증을 가져오는 경우가 있다.

여성의 분비가 좋지 않을 경우에 윤활제를 사용하는데 그런 수단을 쓰는 것은 한마디로 졸렬하다. 자연스럽게 점액분비를 촉진하도록 연출하는 노력이야말로 애정의 표현이며 만족의 상책이다. 강한 접촉자극이 반드시 강한 자극효과를 가져오는 것은 아니다. 약한 접촉자극과 느린 율동자극이 자신은 물론 상대방에게 보다 큰 기대와 감미로운 절정기를 이끌어낼 수 있다는 것을 잊어서는 안 된다. 사람이 생각해 낼 수 있는 온갖 자극방법은 그 모두가 자연스럽고 정상적인 서비스자극으로 인정되어야 한다. 그리고 서로 어떠한 자극을 요구하거나 혹은 받아들인다는 그 자체가 인간의 감성을 풍요롭게 하고 부부간의 애정을 돈독하게 하는 사랑의 연출행위라는 점에 유의해야 한다. 그리고 남성은 능동적이고 여성은 수동적이라는 관점은 잘못된 생각이다. 불만족의 문제가 있을 때에는 서로가 감정을 건드리지 않는 한도 내에서 솔직하고 정직해야 한다. 상대방에 대한 불만을 상대방의 탓으로만 돌리지 말고 공동의 문제로 인식하고 만족스러운 관계를 이룩할 수 있는 길을 찾아야 한다. 부부간에 무슨 대화인들 못하겠는가?

문제에는 원인이 있다

고령화시대에 삶의 질을 높이는 데 빼놓을 수 없는 문제가 성문제이다. 성문제에는 '정년' 이 따로 없으며 황혼의 성이야말로 아름다운 것이다. 황혼기의 성은 그 어느 것보다 신체적·정신적으로 삶을 풍요롭고 윤택하게 가꿔주는 윤활유이다.

따라서 황혼이 되려면 아직 멀었는데 벌써부터 서로가 영웅상과 여신상이 퇴색해 버렸다고 탓하기만 할 것이 아니라 서로 노력해야 한다. 그런데 아무리 성적 자극을 주거나 받는다고 해도 꿀먹은 벙어리처럼 흥분이 되지 않거나 흥분이 되더라도 흥분기를 유지하지 못하면 그야말로 한심한 일이 아닐 수 없다. 그렇다고 '안 되는 것, 어쩔 수 없지 뭐' 하고 포기할 수도 없고 비싼 '비아그라' 의 힘에나 의존하려고 일일이 병원에 다닐 수도 없는 일이다.

지금까지 살펴본 바를 보면 대체로 알 수 있지만 발기가 되지 않거나 홍분기가 오래 유지되지 못하는 이유를 다시 몇 가지로 정리하여 살펴보자.

- **성적 자극의 연속이 부족하기 때문이다**

  키스와 애무, 침묵과 명목의 세계, 오고가는 사랑의 속삭임과 쾌감을 긍정하는 짧은 감탄사들은 두 사람만의 세계를 지속시켜 줄 것이다. 그러한 노력이 필요하다. 그렇지 못할 경우 불만족스럽게 끝날 수도 있다.

- **혈액공급이 안 되기 때문이다**

  아무리 서로가 노력하여 성적 자극을 발휘한다고 할지라도 음경 동맥경화로 혈관이 확장될 수 없거나 근육조직이 굳어 늘어나지 못하면 음경 내로 충분한 혈액이 유입되지 못한다. 그러면 제아무리 애를 써도 말짱 헛일이 되어 버린다. 동맥경화는 우리의 성생활까지 위협하는 것이다.

- **음경의 근육과 혈관이 수축되어 있기 때문이다**

  부교감신경은 음경의 근육을 이완시키고 동맥을 확장시키는 반면, 교감신경은 음경의 근육과 동맥을 수축시킨다. 만약 교감신경이 부교감신경보다 우세하게 작동하면 음경의 근육이 이완될 수 없고 동맥이 확장될 수 없다. 그로 인해 음경의 동맥이 경화되어 있지 않더라도 음경 내로 혈액이 유입될 수 없게 되어 또한 말짱 헛일이 되어 버린다. 그러므로 교감신경의 작용을 잠재우고 부교감신경의 작용을 활성화시키기 위해서는 둘만의 아늑한 주변 분위기를 조성하는 것이 중요하다. 즉 긴장을 하거나 산만한 분위기 등 스트레스를 주는 분위기는 교감신경의 활동을 증가시킨다.

마른나무에 꽃이 필 수 없다

　이쯤해서 '흥분기→절정기→쾌감기→회복기'의 4단계를 바탕으로 한, 성에 대한 올바른 지식만이 우리가 오랫동안 자신의 영웅상, 혹은 여신상을 지키며 사랑을 나눌 수 있게 하는 효과적인 방법을 제시할 수 있다는 것을 알았을 것이다. 그럼 도대체 우리는 어떻게 우리의 '사랑'을 유지할 수 있을까? 다음 몇 가지로 요약될 수 있다.

• 자극이 필요하다

　나이가 들어감에 따라 성욕을 일으키는 테스토스테론 분비가 줄어드는 것은 그리 큰 문제가 되지 않는다. 대부분의 전문가들에 의하면 70~80세까지도 정상적인 성생활이 가능하다고 한다. 90세가 넘어서도 성생활을 즐기고 있는 사람도 있다.

　문제는 자극이다. 자극이 없거나 지속되지 못하면 시상하부와 음경 사이의 교류가 일어나지 못하거나 일어난다고 해도 지속되지 못하게 됨으로써, 역시 흥분이 되지 못하거나 되더라도 바로 사라지게 된다. 자극은 서로의 사랑을 바탕으로 하여 시각과 촉각, 청각, 후각, 또는 경험의 회상과 상상력 등에 의해서 이루어진다. 자극은 나이와 관계없이 노력 여하에 달려 있는 것이다. 그에 따라 생리적인 기능은 자연적으로 따르게 되는 것이다.

• 스트레스를 멀리해야 한다

　스트레스는 교감신경의 활동을 촉진시키고 부교감신경의 활동을 억제시킨다. 게다가 스트레스 호르몬인 코르티솔은 테스토스테론 생산을 억제한다. 즉 코르티솔은 분해작용을 하고 테스토스테론은 합성작용을 하기 때문에 서로의 관계는 대립적이다. 그래서 스트레스는 테스토스테론 샘을 마르게 하여 성기능을 감퇴시킨다. 현대인들은 가족문제, 직장 내의 갈등, 사회적 지위의 박탈 등으로 인한 불안과 같은 스트레스 속에서 '발기불능'을 자초하게 되고 계속되는 발기불능은 심리적 콤플렉스로 이어져 더욱 테스토스테론 샘을 마르게 하는 악순환을 되풀이하게 된다. 그러므로 때로는 세상만사가 어떻게 돌아가든 가능한 한 잊어야 할 것은 잊어버려야 한다. 거기다가 부부간의 이해와 격려, 애정의 발휘는 나이와 관계없이 테스토스테론 샘을 마르지 않게 하고 삶의 질을 높은 수준으로 이끌어줄 뿐만 아니라, 심신의 건강을 증진시켜 주는 특효약을 창출해 낼 수 있을 것이다. 이것이 내일의 또 다른 활력을 불러일으키는 길이다.

- **정기적으로 성생활을 한다**

훌륭한 사랑의 결합은 테스토스테론의 분비를 이틀 동안이나 50%까지 높일 수도 있게 한다. 그로 인해 테스토스테론 샘을 그대로 유지하게 하는 중요한 요인이 될 뿐만 아니라 음경의 동맥경화도 예방해 준다. 그래서 정기적인 훌륭한 성생활은 그야말로 성기능을 그대로 유지하게 하는 유일한 방법이다. 또한 성결합이란 하면 할수록 하고 싶어지기 때문에 자가동력이 생겨 더욱 훌륭한 성생활로 발전하게 되며, 이로 인해 남성으로서의 자신감도 생기게 된다.

- **배에 쌓여 있는 지방을 제거한다**

지방세포에는 아로마타제 *Aromatase*라는 효소가 많이 있는데, 이 효소는 테스토스테론을 에스트로겐으로 전환시킨다. 즉 지방세포에 지방이 많이 쌓이면 아로마타제가 증가하여 테스토스테론 수위를 내리기 때문에 성능력은 물론 생명력도 함께 감소되고, 또한 성적자극의 매력도 상실된다. 그뿐만 아니라 배가 많이 나와 있는 사람은 대체로 직업상의 열성도가 감소되어 있는 것으로 평가되고 있다. 테스토스테론 샘이 말라 있으니 활력이 떨어질 수밖에 없는 것이다.

• **규칙적인 운동을 한다**

아내가 남편의 성적 고민을 덜어준답시고 값비싼 보약 등을 사다주는데 전혀 그럴 필요가 없다. 대신 그 돈으로 평소 식생활을 개선하고 아령과 역기, 조깅화를 사서 함께 운동을 하라! 규칙적으로 아령과 역기를 들고 운동을 하고, 조깅화를 신고 신바람 나게 달리면 매력을 잃게 하는 뱃살을 뺄 수 있고, 동맥경화를 예방하거나 치료할 수 있고, 비록 젊었을 때와 같은 늘씬한 몸매는 아니더라도 나름대로 건강하고 균형 잡힌 몸매를 갖출 수 있다. 그러한 몸매는 상대방에게 충분히 시각적 자극을 줄 수 있고, 그로 인해 서로 테스토스테론 분비를 높일 수 있어 성적으로 흥분하게 만들 것이다. 거기에 금상첨화로 성숙된 사랑의 연출을 한다면 영원히 늙음을 잊게 될 것이다.

그렇지 않고 배는 불쑥 튀어나오고 온몸이 쓸모 없는 지방으로 축 늘어져 있다면 당연히 상대의 성적 자극을 발동시키지 못할 뿐더러 자신의 테스토스테론 샘도 메마르게 한다. 그뿐인가! 거의 막혀가고 있는 혈관과 허약한 체력은 흥분기를 지속시킬 수도 없으니, 이래 가지고는 말 그대로 '마음만 청춘' 일 따름이다.

그러니 무엇보다 자극을 줄 수 있는 근육질과 늘씬한 몸매를 갖추어야 한다. 나이를 무색케 하는 탄탄하고 늘씬한 몸매는 서로에게 믿음과 함께 성적 자극을 주기에 충분하고 흥분기를 지속시킬 수 있는 원천이다. 이렇게 볼 때 성적 자극은 여성의 책임이 더 크고 동맥경화는 전적으로 남성의 책임이라고 할 수 있다.

한마디로 정기적인 성생활은 '자극→반응→적응→강화'의 생물학적 원리이다. 이러한 원리를 모르고 남편에게 바가지만 긁어서는 안 될 것이다. 90세가 넘어도 성생활을 즐기고 있는 사람들의 체력은 비록 젊은 시절만큼이야 못해도 제법 무거운 물건도 어렵지 않게 들어 올리고 5, 6층의 계단을 부담 없이 오를 수 있으며 근육과 혈관 또한 탄력이 있다. 물론 당뇨병이나 고혈압과도 거리가 멀다. 복부에 지방이 쌓여 있지도 않다. 그만큼 열심히 운동으로 몸을 단련시킨 결과이다.

잘 가꾸어진 나무는 생명력이 강할 수밖에 없다. 푸른 나무라야 꽃이 필 수 있고 푸른 나무에 핀 꽃이라야 꽃인 것이다. 꽃피지 못하는 나뭇가지에 '비아그라'의 조화造花를 걸쳐놓아 봤자 일시적인 처방이며 돈 낭비일 뿐이다. 비아그라는 결코 테스토스테론 샘을 개선시키지 못하고 동맥경화와 당뇨병을 물리치지 못한다. 오히려 몸에 부담을 주거나 위험만 준다. 늘 푸른 나뭇가지에 생화生花가 피도록 해야 한다. 그러기 위해서는 식생활을 개선하고 규칙적으로 운동을 해야 한다. 규칙적인 운동으로 가꾼 몸매는 자극을 주는 첫째 조건이고 스트레스를 물리쳐 준다. 그리고 긍정적인 마음은 부교감신경을 활성화시키고 스트레스 자체를 물리쳐 줄 것이다.

지금까지 우리 몸의 구석구석에 대해 상세하게 살펴보았다. 자신의 '몸'에 대해 이 정도의 지식을 쌓고 관심을 갖는다는 건, 우리 영혼의 평생 동반자인 몸에 대한 최소한의 예의이자 의무라고 생각한다. 그리고 또 하나, 자신의 분신이자 미래의 주인공인 후손을 탄생시키기 위한 최소한의 자격요건이기도 하다. 이제 마지막으로 새로운 생명이 태어나는 과정과 여러 가지 문제점들을 간략하게 살펴보자.

생명의 탄생

생명의 시작은 수정으로부터

남성과 여성 모두는 생식세포를 생성하는 한 쌍의 정소(남자)와 난소(여성)를 가지며, 생식세포를 운반하고 저장하는 기관과 성교에 필요한 구조를 갖고 있다.

〈그림 2-30〉은 여성 생식계의 구조이다. 난소(卵巢, ovary)는 약 2.5cm 정도의 크기로 좌우 하나씩 두 개로 되어 있으며, 그 형태는 울퉁불퉁한 표면을 가지고 튀어나와 있는데, 이것을 난포(卵胞, follicles)라고 하며, 한 개의 난포 안에는 한 개의 난자(卵子, ovum)가 들어 있다.

한 사람의 여성은 40만 개 정도의 난포를 갖고 태어나 일생을 통해 그 중의 대부분이 소멸되고 약 400여 개만이 생식이 가능한 기간 중에 배란(排卵, ovulation)된다. 배란이란 난포로부터 난자가 방출되는 것을 말하는데, 난소에서는 사춘기부터 폐경이 될 때까지 난포자극호르몬(Follicle Stimulating Hormone, FSH)의 자극을 받아 약 28일을 주기로 하여 한 개의 난포가 성숙하여 그 안에 존재하는 난자

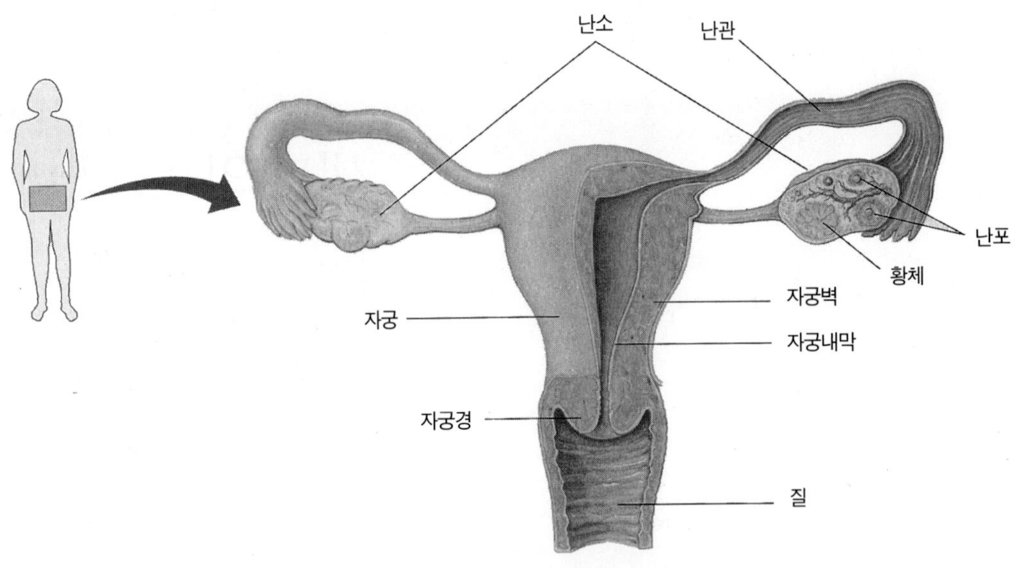

〈그림 2-30〉 여성생식계 구조(앞면)

를 방출한다. 이렇게 방출된 난자가 정자와 수정하여 임신을 하게 되는 것이다.

난포로부터 방출된 난자는 남성의 정소로부터 사정된 2~3억 정도의 정자들이 천신만고 끝에 살아남아 빨리 도착한 것들 중에 가장 우수한 정자 하나만을 받아들여 수정受精을 한다. 이렇게 수정한 수정란受精卵은 약 1주일간 세포분열을 계속하면서 난관(卵管, oviduct)을 따라 자궁(子宮, uterus)으로 이동하여 자궁내막에 착상한다.

여기서 잠깐, 배란 전후의 호르몬을 살펴보기로 하자.

시상하부의 지시를 받는 뇌하수체 전엽은 황체형성호르몬과 난포자극호르몬을 분비한다. 난포자극호르몬은 난포의 성장을 돕는다. 한편 난포는 에스트로겐을 분비한다. 이처럼 배란 때가 다가오면 이들 호르몬은 최고로 분비되어 난포

자극호르몬과 에스트로겐은 수정란이 착상하기 좋게 자궁내막을 두껍게 한다. 한편 배란이 된 후 남아 있는 난포가 황체(黃體, corpus luteum)로 변해서 황체형성호르몬(Luteinizing Hormone, LH) 분비를 증가시키는데, 황체형성호르몬은 에스트로겐과 프로게스테론 분비를 도와 자궁내막으로 영양분과 수분을 흡수케 하여 자궁내막은 더욱 두껍고 부드럽게 된다. 즉 수정란을 맞을 준비를 완벽하게 갖추는 것이다(배란이 된 후 남아 있는 난포세포가 변하여 만들어지는 것이 황체임). 실제로 난자와 정자가 수정하여 자궁에 착상할 때부터 비로소 임신(姙娠, pregnancy)이 일어나는 것이며, 착상으로부터 출산까지의 총 기간(266일 38주)을 임신기간이라고 한다.

배란된 후 시간이 지나면 황체형성호르몬과 난포자극호르몬은 분비가 감소되면서 배란 후 난포의 발달이 중지되고, 배란도 중지된다. 그리고 배란 후기가 거의 끝날 무렵이 되어 배(胚, embryo)가 착상하지 않으면 에스트로겐과 프로게스테론의 분비는 멈추게 된다. 그러면 다시 시상하부는 뇌하수체에 지시하여 황체형성호르몬과 난포자극호르몬을 분비하여 다시 새로운 난소주기ovarian cycle가 시작된다.

자궁은 약 7.5cm 정도밖에 안 되나, 임신을 하게 되면 그 길이가 늘어나기 시작하여 약 4kg의 태아를 보호할 수 있을 만큼 늘어난다. 자궁에 착상한 수정란이 분열을 시작하여 신체구조가 나타나기 시작한 때까지의 9주(발달단계)를 배(胚, embryo)라고 하며 9주부터 출산할 때까지는 태아(胎兒, fetus)라고 한다.

그런데 난자가 방출되어 생존하는 기간은 18~24시간 정도이고, 정자가 사정되어 생존하는 기간은 48~72시간 정도이다. 즉, 난자의 생존기간이 정자의 생존기간보다 짧기 때문에 정자는 난자가 생존하는 기간 내에 방출되어야 수정이 가능해지는 것이다. 따라서 이 기간을 벗어나면 난자는 수정되지 못하고, 임신을 위한 준비과정도 모두 헛일이 되어버린다. 그리고 다음 준비과정까지 또 28

일이 걸린다. 이것을 난소주기라 한다.

만약 임신을 하지 못하게 되면 그동안 수정란을 맞이하기 위해 준비를 갖추었던 자궁내막의 세포덩어리가 허물어져 혈액과 점액질 등이 몸 밖으로 나오게 되는데, 이것이 바로 월경(月經, menstruation)이다. 그러니까 난소주기는 월경주기와 맞물려서 일어나게 된다. 일반적으로 여성의 월경 첫날이 월경주기의 첫날로서 대략 3~5일간 계속된다. 이 시기는 난소주기의 배란 전 단계의 시작에 해당된다. 월경 후 자궁내막은 다시 자라기 시작하며, 다음 배란될 때까지 계속 자라서 20~25일째에 최고에 이른다. 그러나 만약 이 때에 수정란이 자궁내막에 착상하지 못하면, 다시 월경이 시작된다.

이처럼 여성의 난소주기와 월경주기는 맞물려서 일어난다.

아기가 태어나기까지 어머니의 신체 변화

아버지의 정소에서 한 번에 3~4억 개 이상의 정자세포들이 사정되면 이것들이 앞 다투어 험악한 산을 넘은 끝에 단 하나의 정자세포만이 천우신조의 행운을 얻어 어머니의 난자세포와 수정(결합)함으로써 아기의 생명이 시작된다. 부모가 된다는 마음은 하늘을 나는 듯 기쁘다. 그러나 한편으론, 어머니의 신체 변화와 태아의 안전한 성장을 위해서는 무엇을 어떻게 해야 하는지 궁금하고 불안해지게 마련이다.

- **임신 1개월** : 임신은 난자와 정자가 수정하여 1주일간 나팔관을 따라 자궁으로 이동하여 착상함으로써 시작된다. 착상한 수정란은 자궁에 비축된 영양분을 흡수하면서 자라다가 착상 후 2주가 지나 형성되는 태반(胎盤, placenta)을 통하여 모체(母體)의 모든 것(적혈구와 고분자 단백질은 제외)을 공급받고 부

산물을 모체로 배출한다. 그러므로 이제부터 모체의 혈액 내에 어떤 것들이 존재하느냐에 따라 문제가 될 수도 있다. 심지어 의사가 처방하는 대부분의 일상 약제에서부터 알코올과 흡연물질도 태반을 자유롭게 통과할 수 있기 때문에 임산부의 각별한 주의가 필요한 것이다.

즉 임산부가 흡연, 부적합한 음주, 약물남용, 독극물 노출, 불균형한 식사, 운동부족 등으로 건강을 상실하면 앞으로 태어날 아기가 뇌성마비, 저능, 학습장애 및 행동장애 등을 갖게 될 수도 있다. 그러므로 어머니가 되기 위해서는 임신 후는 물론 임신 전부터 정신적·육체적 건강에 각별히 유의해야 함은 재론할 필요가 없다.

이 기간에 배胚는 대략 무게 2~3g, 길이 4~6mm 정도로, 안구의 기원인 안포眼胞가 생성된다. 임산부는 임신이 되어도 이 시기에 자각증세를 거의 느끼지 못한다. 그러나 황체형성호르몬에 변화가 생기기 시작하여 임산부에 따라 다소 미열이 계속되고 한기를 느끼기도 하고 구토현상과 함께 아랫배가 살살 아픈 것을 느끼기도 한다.

- **임신 2개월** : 배는 대략 무게 16g, 길이 3cm 정도가 되고 뇌와 신경세포의 80%가 형성되는 등, 전신의 기관형성이 빠르게 일어나는데, 이 기간을 기관형성기라고도 한다. 즉 심장·간·신장·위 등의 기관 분화가 시작되는 중요한 시기이고, 머리가 몸 전체의 반 정도를 차지하면서 머리와 몸통으로 구분된다. 또 손과 발의 구별이 확실해지며, 머리는 가슴을 향해 구부리는 자세가 된다.

  임산부에 따라 다르겠지만 입덧을 하는 사람도 있고, 자궁이 방광을 압박하기 때문에 소변이 자주 마려워지기도 한다. 쉽게 피로를 느끼기 시작하고 유방에 변화가 생기기 시작한다.

- **임신 3개월** : 수정 후 9주부터 태아라고 칭하는데, 태아는 머리와 몸·다리로 나뉘어 빠르게 성장하는 시기로 무게 54g, 길이 9cm 정도가 된다. 즉 눈, 코, 귀, 입이 생겨 얼굴모양이 정리되고, 손가락과 발가락이 생기고, 내장기관의 활동이 시작된다. 그래서 임신 10개월 중 첫 번째 3개월을 가장 중요한 기간이라고 하는 것이다.

  임산부는 이 시기에 입덧이 최고조에 이르고 3개월이 지나면서 차츰 사라진다. 또한 자궁이 조금 커짐에 따라 아랫배에 손을 대보면 부풀어 있는 듯한 느낌을 갖게 된다. 소변이 자주 마렵고 장의 활동도 둔해져 변비가 생기기 쉽기 때문에 섬유질이 풍부하게 들어 있는 식품을 충분히 섭취하는 것이 좋다. 수면과 적당한 운동이 필요한 시기이기도 하다.

- **임신 4개월** : 태아의 성별이 뚜렷이 구별되고, 움직임이 시작되는 시기로 무게 128g, 길이 13cm 정도가 된다. 즉 순환기 계통이 모두 완성되고 손발 등의 뼈, 근육 등이 현저하게 성장하는 본격적인 성장·발달단계에 들어간다. 임산부는 입덧이 거의 사라지고 식욕이 돌기 시작하므로 이 시기에는 체중 관리와 균형된 식사에 관심을 두어야 한다. 그리고 복부가 당기거나 다리가 저리기도 하고 땀을 많이 흘리는 등 임신의 특유한 증세가 나타난다.

- **임신 5개월** : 태아의 체형이 어느 정도 균형을 잡아가는 시기로 골격과 근육이 발달하여 팔다리를 움직이기도 하며 무게 240g, 길이 18cm 정도가 된다. 이 때부터 임산부는 태아의 태동을 느끼게 되며, 신체적 안정상태에 들어가면서 입덧이 끝나고 식욕이 왕성해지고 활력이 솟아난다. 따라서 몸 전체에 살이 붙기 시작하여 두루뭉술한 임산부의 체형이 되어가면서 체중이 현저히 증가한다.

- **임신 6개월** : 태아의 얼굴모양이 어느 정도 갖추어지고 뇌세포가 발달하여 완성되기 시작하는 등 생리적인 기능의 기초가 거의 갖추어지는 시기이다. 이 때부터 태아는 모체의 심장박동 소리, 위에서 음식물이 소화되는 소리 등을 듣고, 더 나아가 어머니의 몸 밖에서 나는 소리에 반응하기 시작한다. 태아는 무게 600g, 길이 25cm 정도가 된다.

  임산부는 태아·지방·혈액량 등의 증가로 체중이 임신 전보다 5~6kg 정도 증가하고, 호흡이 빨라져 조금만 움직여도 숨이 차고, 복부가 불러 상체가 뒤로 젖혀지게 되어 허리가 아프게 되며, 또한 발·다리가 붓고 쉽게 피로해진다. 유방도 점점 커지고 유선도 발달하기 시작한다.

- **임신 7개월** : 태아는 폐와 뇌가 발달하여 스스로 호흡하는 흉내를 내고 몸의 방향을 돌릴 수 있고 손가락을 빨기도 한다. 이 시기에는 대략 무게 1kg, 길이 33cm 정도가 된다. 가끔 조산이 되기도 하는데, 이 때 태어난 아이는 미숙아未熟兒로 인큐베이터에서 키워야 한다.

  임산부는 양수가 늘어나 복부가 더욱 불러짐으로써 몸을 움직이기가 더욱 부자연스러워지고 허리가 아프게 된다. 또한 자궁의 크기가 증가하여 하반신의 정맥을 압박하고 호르몬 분비 등의 영향으로 정맥류가 생기기도 한다.

- **임신 8개월** : 태아는 뇌의 크기 증가와 함께 근력이 발달함에 따라 신경계의 활동이 활발해지고, 피하지방조직이 증가하면서 얼굴이나 몸 전체에 주름이 없어지면서 통통해지기 시작한다. 어머니의 몸 밖에서 나는 소리에 반응하는 시기로 무게 1.5kg, 길이 40cm 정도가 된다. 이 때 태어나는 아이를 조산아早産兒라고 한다.

  임산부는 자궁의 크기가 증가하여 심장과 위를 압박하므로 가슴이 답답하고 위가 쓰리게 되는 증상을 경험하게 되고 소변을 자주 보게 된다. 또한 팔다리가 붓고 정맥류가 나타날 확률도 높아지며 쉽게 피로해진다.

- **임신 9개월** : 태아는 무게 2.2kg, 길이 45cm 정도로 자라 모든 신체기관이 완벽하게 형성된다. 이 때가 되면 외부 자극에 적극적으로 반응하는 힘도 생기고 웃거나 화를 내는 표정을 짓기도 한다.
  임산부는 신체의 변화가 더욱 커지면서 출산에 대한 심리적 불안감을 갖게 된다. 그러므로 수면과 휴식을 충분히 취하면서 불안감보다는 어머니가 된다는 마음으로 여유를 갖는 것이 필요하다.

- **임신 10개월** : 태아는 무게 3.4kg, 길이 50cm 정도가 되면 어머니의 준비 여부와 관계없이 세상 밖으로 나올 준비를 완전히 갖추고 대기하다가 세상 밖으로 나오게 된다. 아기가 세상에 나오면서 하는 첫번째 행동은 바로 '고고지성呱呱之聲'을 질러대는 것이며, 이것은 독자적으로 생명을 유지하기 위한 호흡순환계의 작동을 위한 것이다.

지금까지의 임산부의 신체변화는 다음과 같이 요약할 수 있다.

입덧과 피로가 시작된다

임신한 모든 여성은 많은 신체의 변화를 경험하게 된다. 대체로 체온이 높아지고 속이 울렁거리거나 메스꺼운 입덧증세, 쉽게 피로증세가 나타나면서 졸음이 오는 것이 일반적인 현상이다. 임신 10주쯤 되면 태아는 조금씩 자라 자궁이 주먹만하게 커지면서 소변이 자주 마렵고 장의 활동이 둔해져 변비에 걸리기 쉽게 된다. 이 때쯤이면 입덧이 최고조에 이른다.

14주쯤 되면 자궁이 커져 손으로 만져봐도 볼록하게 느껴지고, 입덧이 사라지기 시작하면서 기분도 상쾌해지고 식욕이 돌기 시작한다. 이후 18주쯤 되면 입덧은 완전히 끝나고 식욕이 더욱 왕성해진다. 그러나 출산 1개월 정도 남겨놓고는 자궁이 커질 대로 커져 위를 압박하게 되므로 입덧할 때처럼 메스껍기도 하고 입맛을 잃기도 쉽다. 또한 출산에 대한 두려움 등으로 심리적으로도 불안정해지며 신체적으로 몹시 피로해진다.

생식 계통의 변화

임신 중 가장 큰 변화는 생식기관의 변화일 것이다. 임신 전 자궁은 약 7.5cm 정도의 길이밖에 안 되지만 태아가 성장함에 따라 자궁의 체적은 2,000배까지 증가하게 된다. 이것이 횡격막을 밀어올리고 방광과 요관을 압박하여 누르기 때문에 여러 가지 증상이 나타나게 된다. 즉 임신 동안에는 성가실 만큼 소변을 보는 횟수가 증가하는가 하면 심지어 요실금까지 경험하게 된다. 경우에 따라서는 출산 후에도 이것이 만성화되어 여성들을 괴롭히기도 한다.

임신 10주쯤 되면 자궁이 커지기 시작하면서 자궁을 지탱하는 인대가 당겨져 요통과 더불어 배가 당기거나 다리가 저리는 통증을 가끔 느끼기 시작한다. 임신 35주가 되면 자궁이 더욱 자라 배꼽이 튀어나올 정도로 배가 불룩해지는데, 이것이 위나 폐, 심장을 압박하게 되므로 숨이 차고 가슴이 답답해지고 식욕이 떨어진다. 소변의 횟수가 늘어나면서 소변을 본 후에도 기분이 개운치 않다.

심폐혈관 계통의 변화

태아와 자궁 등의 크기에 따라 산소의 필요량은 약 15~20%나 증가되며 그로 인해 심장은 더 많은 혈액을 뿜어내기 위해 활동을 더 활발히 한다. 심장이 뿜어내는 심박출량은 심박수와 일회박출량에 의해 결정지어지는 것으로 임신 10주부터 증가하기 시작하여 20주가 지나면 임신 전의 약 40%까지 증가한다. 심박수는 1분에 약 15회, 일회박출량은 30%까지 증가하기도 하며, 심박출량이 증가하면 심장도 그만큼 더 많이 활동해야 하기 때문에 심장근육의 산소요구량도 증가한다. 그렇기 때문에 숨쉬기가 힘들게 되고 쉽게 피로해진다.

출산 3개월을 남겨놓고 심장에서 뿜어져 나오는 혈액은 특히 신장과 자궁으로 많이 흘러 들어가는데, 그 혈액흐름의 양은 평상시보다 6배 정도까지 증가한다. 한편 다리, 특히 음문(陰門, vulva : 여성의 외부 생식기), 항문부위에서는 혈액이 심장으로 되돌아가지 못하는 정맥류현상이 생기기 쉽다. 이러한 정맥류의 원인은 주로 팽창된 자궁에 의한 물리적 압력이 혈액이 심장으로 되돌아가는 것을 방해하기 때문이다. 그래서 임산부는 오랫동안 서 있는 것을 피해야 하며, 가능한 한 자주 다리를 심장 위치보다 위로 올려주는 자세를 취하는 등 적당한 다리 운동을 해야 한다. 또한 음문과 항문부위에 정맥혈이 모이는 현상을 방지하기 위해서는 괄약근(조임근) 조이기 운동이 필요하다.

심박출량의 증가는 임산부와 태아의 산소 요구량이 증가한 것을 의미하므로 호흡량을 늘릴 필요가 있다. 호흡량의 증가는 호흡의 횟수와 일회호흡량의 증가에 의해서 가능해진다. 그러나 호흡량이 증가하더라도 폐 속에 이산화탄소가 많고 산소가 적으면 폐포에서의 산소교환이 적어지므로, 호흡의 횟수보다는 심호흡에 가까운 호흡을 하여 일회호흡량을 늘려야 한다. 일회호흡량을 크게 하려면 복식호흡을 해야 하지만 이는 자궁 속의 태아가 눌려 고통을 받게 되기도 한다. 그렇다고 복식호흡을 피하고 흉식호흡만을 취하는 것도 좋지 않다. 일반적으로 임신기간 동안 호흡의 횟수는 변하지 않는 대신 일회호흡량이 크게 증가하는 경향이 있으므로 무엇보다 불필요한 신체활동을 피하고 적당한 휴식을 취하는 것이 중요하다.

골격근육 계통의 변화

임신 중에는 척주 끝 부분인 천골과 하지골을 연결하는 부위인 치골결합이 부드러워지고 관절 사이의 연결이 넓어져 움직임이 수월해진다. 관절의 유연성은 점차적으로 증가하여 출산 3개월을 남겨놓고는 최대에 이른다. 이러한 변화의 현상은 골반경의 크기를 증가시켜 분만을 보다 쉽게 하기 위함이다. 〈그림 2-31〉처럼 누구나 본래 요추의 형태는 전만형(C자 형)으로 되어 있는데다가 임산부가 되어 배가 불러짐으로써 더욱 전만형으로 깊어지기 때문에 요통으로 고생하게 된다. 그러므로 평소에 허리와 복부근육을 강화시켜야 하며 임신 초기에는 적당한 운동이 필요하고, 임신 후기의 초반에도 가벼운 운동이 필요하다.

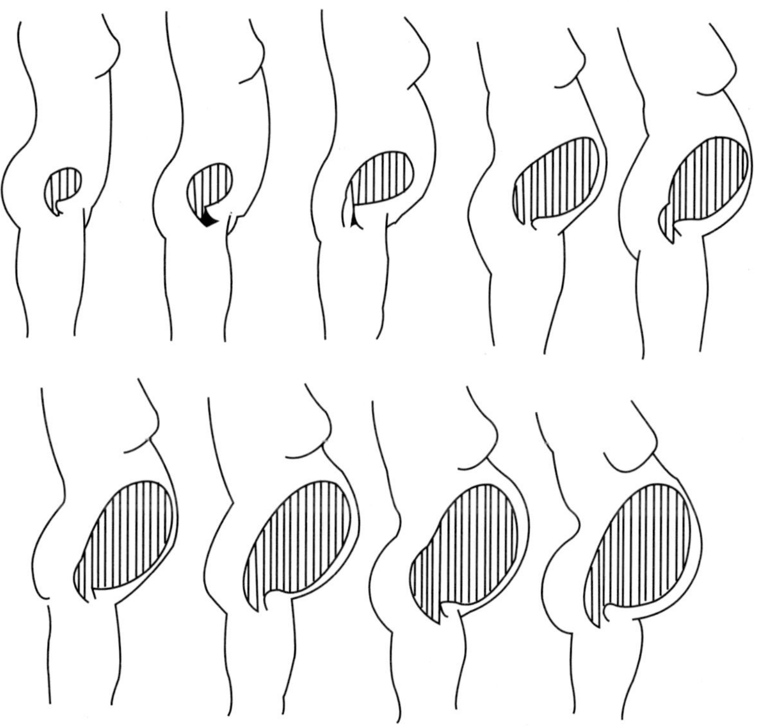

〈그림 2-31〉 태아의 성장과 어머니의 신체 변화

체중의 변화

임신을 하면 체중이 대체로 임신 전보다 10~12kg 정도 증가한다. 이는 태아 약 3.4kg, 지방 약 3.5kg, 혈액량 약 1.4kg을 비롯해서 유방, 자궁, 양수 등의 무게가 증가하기 때문이다. 임신 20주쯤에서는 태아도 자라지만 산모의 엉덩이나 허벅지, 팔 등 몸 전체의 피하지방 역시 현저하게 증가한다. 또 입덧이 완전히 사라져 식욕도 왕성해지므로 엄격한 체중 조절이 필요하게 된다. 출산을 1개월 정도 남겨 놓고는 체중이 1주일에 400~500g씩 증가한다.

한 조사연구에 의하면 임산부 700명을 대상으로 출산 후 1.5개월 후에 체중의 변화를 살펴보았더니, 임신 전보다 0.5kg 감소에서부터 4kg 증가로 그 차이가 매우 크게 나타났다. 만약 출산 후에 4kg이나 체중이 증가했다면 이는 앞으로 체중 조절에 있어서 골치 아픈 문젯거리가 된다. 이러한 체중 증가를 그대로 방치해두면 자녀 두셋을 낳은 후에는 완전 비만이 되기 쉽다. 더욱이 임신은 인슐린 농도를 증가시키는데 한 연구보고에 의하면 임신 말기에 인슐린 저항성이 약 70~80%까지 증가되는 경우도 발견되었다. 이 또한 건강상 문젯거리가 된다. 그러므로 임신 중 체중 관리는 단순한 외모상의 문제가 아니라 건강을 위해서도 매우 중요한 것이다.

위에서 살펴본 바와 같이 태아는 어머니에게 많은 신체 변화를 경험하게 한다. 이에 어머니는 건강한 아이가 태어날 수 있도록 균형잡힌 영양(비타민 C·E·B, 섬유질, 칼슘, 철분, 규칙적인 식사 등), 적당한 운동과 휴식, 충분한 수면, 약물의 절제 등에 각별히 주의가 필요하다. 남성 또한 여성이 어머니가 되기 위해 겪어야 하는 모든 경험들을 같이 하면서 진심 어린 격려를 해 주어야 함은 두말할 필요가 없을 것이다.

chapter 3

노화는
어떻게 진행되는가?

- 자신의 모습이 바로 자서전이다
- 노화는 어떻게 진행될까?
- 산소가 수명을 단축시킨다?
- 암세포가 하루에 3천 개 이상씩 생긴다?

자신의 모습이 바로 자서전이다

당신의 자서전은 어떻게 그려져 있는가?

누구나 진시황제가 갈망했던 영생까지는 아니더라도 가능한 한 오래 살기를 원할 것이다. 여기서 오래 산다는 것은 단순히 긴 시간 동안 산다는 양적인 개념만이 아니라, 건강한 삶을 유지한다는 질적인 개념이 내포되어 있어야 한다. 그러나 우리 주변엔 건강하게 오래 살기 위한 것과는 거리가 먼 생활만을 골라서 하고 있는 사람들이 많은 것 같다. 그렇지 않고서야 어째서 100세 이상 살 수 있는 몸을 가지고 태어났는데도 불구하고 K씨처럼 그 절반도 채우지 못하고 죽는 사람들이 그렇게 많단 말인가!

반면에 우리 주변엔 나이보다 젊게 사는 사람들 또한 많다. 겉으로 보기에는 40대 초반처럼 보이는 사람의 실제 나이가 60세란 사실을 알고 놀랐던 경험, 누구에게나 이와 비슷한 경험이 있을 것이다.

이처럼 우리는 태어날 때 모두 똑같이 태어났지만 그 모습은 시간이 흐를수록 천차만별이 된다. 동창회에 모인 친구들을 보자. 어떤 친구는 잘 단련된 근육, 건강미가 넘치는 피부, 힘찬 걸음걸이와 바른 자세, 긍정적인 태도를 가진 반면 어떤 친구를 보면 여기저기 축 늘어진 살결, 굽은 등, 가느다란 팔다리, 그리고 힘없는 걸음걸이를 하고 있다. 이런 겉모습을 통해 우리는 굳이 이야기를 나누지 않아도 그 친구들이 어떤 삶을 살아왔는지 대충 짐작할 수가 있다. 중년을 넘어선 사람들의 겉모습은 바로 그 사람이 살아온 삶의 자서전인 것이다.

지하철 역 계단을 내려가는 도중에 전차가 오는 소리를 듣고 서둘러 뛰어가 전차를 타는 사람들을 종종 보게 된다. 그렇게 뛰어가서 전차를 타고난 직후에, 들고 있던 신문을 여유 있게 보는 사람의 건강나이는 40대이다. 그러나 서둘러 뛰어가 전차를 타기는 했지만 두세 번째 정거장에 도착할 때까지도 신문을 보기는커녕 숨 고르는 데 급급한 사람도 있다. 이런 사람의 건강나이는 50대이다. 또한 아예 전차를 탈 생각조차 하지 못하고 아예 기다렸다가 다음 차를 타겠다고 일찌감치 포기해 버리는 사람도 있다. 그 사람의 건강나이는 60대 이상이다. 당신의 건강나이는 어떤가? 건강나이가 달력나이와 일치하면 그래도 다행이다. 하지만 이 책을 읽는 독자들 중에서도 분명히 건강나이가 달력나이를 초과하는 분들이 있을 것이다.

또 다른 예를 살펴보자. 50대 중반을 넘어선 사람이 웬만한 층수는 그냥 계단으로 오르내리는데, 40대를 갓 넘은 사람이 굳이 엘리베이터를 이용하는 경우가 있다. 그런가 하면 40대 중반인 사람이 60대 초반인 사람의 뒤를 좇아가면서 숨을 가쁘게 몰아쉬는 것을 볼 수도 있다. 도대체 누가 젊은이고 누가 늙은이인가?

당신(나이와 관계없이 누구나)이 6층 정도는 계단으로 올라가도 별로 부담을 느끼지 않는다면 건강한 편이라고 할 수 있다. 만약 6층 계단을 올라갈 때 숨이 차서 옆 사람과 대화를 나누기가 어렵다면, 비록 특별한 질병이 없다 하더라도 건강하다고 할 수 없다. 왜냐하면 필경 당신의 심장근육은 부어 있고, 폐의 정화 기능은 약화되어 있고, 혈관은 좁아져 있고, 근육 속에 미토콘드리아는 쭈그러들어 있고, 평형감각은 둔화되어 있을 것이기 때문이다. 이처럼 대부분의 신체기관이 고장나 있거나 고장 직전에 있으니 어떻게 건강하다고 할 수 있겠는가.

굳이 병원에 가서 건강진단을 받아보지 않아도, 이렇듯 자신의 건강나이와 달력나이를 비교해 보면 대략의 건강상태를 알 수 있다.

그리고 일단 자신의 건강상태를 파악했다면 그동안 건강관리를 어떻게 해 왔느냐는 더 이상 중요하지 않다. 앞으로가 중요한 것이다.

'한 살 젊어지는 생일 파티'를 자축하자

당신에게도 분명 6~7km 정도는 거뜬히 달리고 하루 정도 밤을 새워도 다음날 끄떡없이 버틸 수 있었던 때가 있었다. 그런데 건강에는 도무지 신경을 쓰지 않은 당신의 지금 모습은, 그런 시절과는 너무나 거리가 멀다. 심장의 관상동맥은 상처투성이로 노폐물이 잔뜩 끼어 있을 것이고 '발전소' 역할을 하는 미토콘드리아는 마지못해 겨우 작동하고 있을 것이다. 그리고 젊었을 때 100조 개나 되었던 싱싱한 세포들은 파괴되어 그 숫자가 현저히 줄어들었고, 그 기능도 둔화되어 있다. 더구나 어느 한 구석에는 암세포마저 자라고 있을지도 모른다. 겉으로 나타난 불룩한 배와 가느다란 팔다리, 힘 없는 걸음걸이, 굽어진 등은 그렇게 망가져 있는 당신의 몸을 그대로 표현해 주는 척도이다.

그러나 지난날이야 어쩔 수 없다. 지금부터 삶의 자서전을 제대로 그려 나가도 늦지는 않았다. 혹자는 '내 인생 내 마음대로 살겠다는데 왜 그리 잔소리가 많냐'고 하겠지만 건강이 우리 인생에서 얼마나 중요한 것인가를 생각한다면, 그리고 나의 건강이 나뿐만 아니라 사랑하는 주위 사람들에게까지 얼마나 큰 영향을 미치는가를 생각한다면, 그런 무책임한 자세는 버려야 한다.

110회 생일날 당당히 앉아 자손들로부터 축하인사를 받고 용돈을 나누어주는 모습을 그려보자. 그 모습이 도저히 상상이 가지 않는다면 100회 생일날의 모습을, 그 모습도 그려보기 어렵다면 90회 생일날의 모습이나 85회 생일날의 모습을 그려보자. 아무리 건강에 무관심한 사람이라도 85회 생일날의 모습은 그려볼 수 있어야 한다. 그러기 위해서는 우선 지금 우리 몸의 세포들이 어떻게 돌아가고 있는지에 대해서부터 알아야 한다.

우리 몸의 세포들이 괴로워하고 있다면 그 원인을 찾아 제거해 주어야 하고, 우리 몸의 세포들이 바라는 것이 있다면 그 원인을 찾아 활성화시켜 주어야 한다. 그러면 우리 몸의 세포들은 우리가 80세에서 90세, 90세에서 100세의 생일잔치를 자손들 앞에서 당당한 자세로 축복받게 해 줄 것이다.

우리에게는 '한 살 더 먹는 생일 파티' 보다 '한 살 젊어지는 생일 파티' 를 자축하고자 하는 욕심이 필요하다. 따지고 보면 우리는 무엇이 중요한지도 모르고 별것 아닌 사소한 것들에 욕심 부리면서 그것 때문에 세포를 일찍 노화시켜 질병을 자초하고 결국에는 인생의 종착역을 앞당기고 있다. 다시 생각건대 '한 살 젊어지는 생일 파티' 를 자축하고자 하는 의지나 욕심은 얼마든지 부려볼 만한 것이다.

노화는 어떻게 진행될까?

모든 세포는 세포에서 유래한다

우리는 '출생→성장→성숙→퇴화→죽음'의 단계를 거역할 수 없다. 우리 몸의 기능은 25~30세에 절정기를 이루며, 그 이후부터 30대 중반까지 어느 정도 성숙기를 유지하다가 40대에 들어서면 절정기의 10~20%, 50대가 되면 20~30%, 60대가 되면 30~40% 이상을 상실하는 것이 일반적이다. 그러나 예외 없는 법칙이 없듯이 이러한 일반적인 원칙에서 벗어난 경우도 많다. 50대인 사람 중에도 절정기의 80% 이상의 기능을 유지하여 건강나이가 40대인 사람이 있는가 하면, 70% 이하로 뚝 떨어져 60대인 사람도 있다. 이처럼 같은 달력나이라도 건강나이가 20년 이상 차이가 나는 것은 흔한 일이며 개인간의 신체 기능은 젊은 시절에는 별로 차이가 없지만, 중년을 넘어서면서 그 차이가 점점 크게 벌어지게 마련이다. 그래서 중년을 넘어선 사람들의 모습이 바로 그 사람의 자서전이라는 것이다.

그러면 우리 몸의 자서전(노화)은 어떻게 쓰여질까? 그것은 세포를 들여다보면 알 수 있다. 1858년 독일의 내과의사 루돌프 피르호 *Rudolf Virchow*는 '모든 세포는 세포에서 유래한다' 라는 생물학적 원리를 발견했다. 그의 원리에 따르면 수정과 유전을 포함한 모든 생명의 영속은 근본적으로 세포의 복제에서 기인하는데, 이런 세포의 복제를 세포 분열이라고 한다. 우리는 아버지의 몸에서 나온 정자세포 하나와 어머니의 몸에 있는 난자세포 하나가 결합해서 또 다른 하나의 세포를 만들어냄으로써 생명체가 시작된다는 사실을 알고 있다.

이렇게 수정된 하나의 세포가 자라서 두 개가 되고, 두 개가 네 개가 되고, 네 개가 여덟 개가 되고…, 계속해서 분열하여 아기가 태어나게 되고 나아가 100조 개나 되는 세포로 구성된 우리와 같은 어른이 존재하게 되는 것이다.

따라서 생명과 건강을 유지하기 위해서는 100조 개나 되는 세포의 수를 유지하는 것이 중요하다. 그런데 세포들은 노화되거나 손상되어 파괴되기 마련인데, 이 때 건강한 세포가 분열·재생하여 그 수를 유지하는 세포가 있는가 하면 분열·재생하지 못하여 그 수가 줄어드는 세포가 있다. 전자를 '분열재생세포' 라고 하고 후자를 '분열재생불가세포' 라고 한다.

분열재생불가세포에는 고도로 분화된 신경세포나 심장근육세포 등이 있는데 이들 세포는 애초부터 그 수가 충분히 많이 만들어졌기 때문에 어느 정도 파괴되어도 그 기능을 대체로 잘 유지할 수 있다. 물론 파괴되는 양이 많고 파괴되는 속도가 빠를수록 노화와 질병이 빠르게 진행되는 것은 피할 수 없다.

반면 분열재생세포는 DNA의 아주 정밀한 통제 하에서 죽어버린 세포 수만큼 건강한 세포들이 분열하여 새로운 세포를 만들어낸다. 500가지 이상의 많은 일을 하는 간세포를 생각해 보자. 독성물질로 인해 간세포가 파괴되면 건강한 간세포가 분열하여 파괴된 숫자만큼 새로운 세포를 생성하기 때문에 그 많은 일들도 척척 해 낼 수 있다. 한편 산소를 운반하는 적혈구는 약 4개월 정도 제 기능을 하다가 죽게 되며 다시 새로운 적혈구가 만들어져 몸속을 돌게 된다. 그러니까 4개월마다 우리 몸에는 새로운 피가 돌고 있는 셈이다. 그러나 분열재생세포가 계속 반복하여 분열하는 데에는 일정한 한계가 있다. 즉 분열재생세포가 분열을 거듭할수록 재생되는 시간이 그만큼 느려지고 또한 돌연변이 세포도 그만큼 많이 생기게 되는데, 이것이 노화를 촉진시키고 여러 가지 질병과 암세포를 만들어 내는 원인이 된다.

여기서 우리가 생각해야 할 것은 분열재생불가세포이든 분열재생세포이든 우리 몸을 구성하고 있는 모든 세포의 파괴가 노화의 시작이고 질병의 원인이라는 것이다. 분열재생불가세포가 여분의 세포 이상으로 파괴될수록, 분열재생세포가 분열의 한계에 가까이 갈수록 우리는 죽음을 향해 빠르게 다가가게 되는 것이다.

이것을 간단히 표현하면 '세포 파괴→노화와 질병→세포 파괴 촉진→노화와 질병 촉진→죽음' 으로 도식화할 수 있다. 이러한 과정을 좀더 자세히 알려면 DNA를 살펴보아야 한다.

DNA의 설계도

20세기가 우주 탐험의 시대였다면 21세기는 인간 탐험의 시대일 것이다. 그래서 금세기 과학의 최대 화두는 바로 유전자 연구라고 해도 과언이 아니다. 지금 이 순간에도 생명공학자들이 생로병사生老病死의 신비를 규명하기 위해 연구를 계속하고 있다.

우리 몸은 100조 개나 되는 세포로 구성되어 있으며, 각 세포에는 핵이 들어 있다. 핵에는 46개(23쌍)의 염색체가 들어 있는데 이를 가리켜 게놈*genome*이라고 한다. 염색체는 〈그림 3-1〉과 같이 두 가닥의 가느다란 실처럼 생긴 것이 사

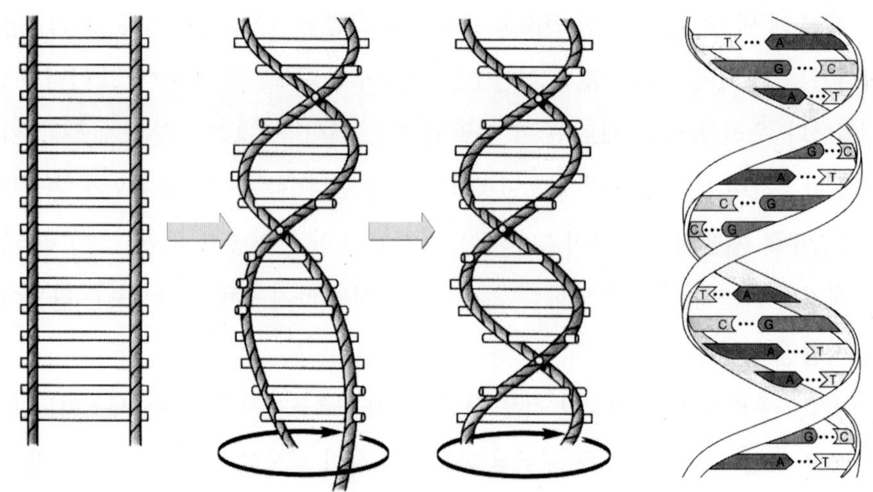

<그림 3-1〉 이중 나선의 줄사다리 모형

다리 모양을 이루며 나선형으로 꼬여 있는데 이 나선형 부분이 수많은 유전정보를 가지고 있는 DNA이다. 이 머리카락 1/40,000 정도 굵기의 DNA에 그 사람의 모든 정보가 담겨 있는 것이다(나선형으로 꼬여 있는 DNA의 길이는 2m가 넘는다).

그림을 들여다보면 사다리 모양의 가로대에 서로 다른 A(Adenine, 아데닌), C(Cytosine, 시토신), G(Guanine, 구아닌), T(Thymine, 티민)라는 4가지 염기물질이 각각 쌍으로 연결되어 있음을 알 수 있다. 그 연결방법은 다음과 같다. 영어가 26개의 알파벳을 다양하게 조합하여 여러 종류의 단어를 만들어내듯이, 유전자는 A, C, G, T의 4개의 문자를 조합하여 만들어진 수많은 단어들로 구성된 문장에 비유할 수 있다. 그림과 같이 A의 맞은편에 T, T의 맞은편에는 A, G의 맞은편에 C, C의 맞은편에는 G가 있음을 알 수 있다. 이처럼 A는 T와 G는 C와 쌍을 이룬다. 이렇게 4가지 글자가 30억 쌍으로 연결되어 있는데 이 연결이 어떤 순서로 쌍을 이루어 조합되어 어떤 문장을 만드느냐에 따라 인간의 생물학적 특성이 달라지는 것이다. 만약 여기서 한 글자만 빠져도 질병으로 이어진다. 이 글자들이 곧 인체의 설계도인 것이다.

이런 인체 설계도의 양은 무려 천 페이지나 되는 전화번호부 천 권에 해당되는 양이다. 지난 2000년 6월 11일 미국 국립보건원에서 발표된 인체의 게놈 프로젝트 *Human Genome Project* 사업은 이 30억 쌍의 글자조합을 순서대로 찾아내는, 지극히 난해한 퍼즐을 맞추는 것과도 같은 작업이었다. 그리고 어떤 유전자가 몇 번 염색체의 어디에 있는지를 알게 해 주는 '유전자 지도'를 만드는 일이기도 했다.

더 나아가 인간의 유전자 프로젝트는 바로 A, C, G, T의 순서와 유전자의 암호를 해독해 내는 것이다. 즉, 그 암호를 밝혀냄으로써 개인의 유전자를 표준 유전자와 비교한 뒤 비정상적인 유전자를 찾아내어 치료함으로써 질병과 노화의 촉진을 예방하고자 하는 것이다. 이런 노력들이 결실을 거두게 되면 인간 수명의 한계를 150세 정도로 연장하는 것도 충분히 가능할 것으로 기대된다.

그러나 생명공학자가 지금까지 연구한 것은 자동차를 가지고 있는 보통 사람이 자동차의 부속품들이 어디에 위치하고 있는지를 아는 수준일 뿐이다. 즉 그 기능을 알고 난 후에 부속품을 만들고 수리하고 교체할 수 있는 능력에까지 이르는 길은 아직 요원하다. 그러므로 생명공학자가 아무리 열심히 연구를 해도 현재를 사는 우리가 그러한 연구결과의 혜택을 기대하기란 어려운 일이다.

지금 이 순간에도 60년도 채 살지 못하고 불치의 병과 싸우다가 죽음의 어두운 그림자를 맞이하는 이들이 부지기수이다. 그리고 우리에게 주어진 현실은 그저 남들만큼만 건강하게 사는 것도 쉽지 않을 만큼 냉정하기 그지없다. 혹시라도 우리 중에 나날이 발전하는 생명공학을 믿고 자신의 몸을 돌보지 않는 이가 있다면, 또 그런 혜택을 받기를 원하는 사람이 있다면, 최소한 그 결과가 상용화되는 날까지는 어쨌든 버텨야 하지 않겠는가? 우리의 몸이 그때까지 버텨주질 못한다면 아무리 생명공학이 비약적인 발전을 이룬다 한들 무슨 소용이 있겠는가?

그럼, 다시 본론으로 돌아가 분열재생세포의 분열은 어떻게 이루어지는지, 현재까지 밝혀진 분열재생세포의 비밀을 푸는 열쇠는 무엇인지에 대해 살펴봄으로써, 지금 우리 스스로가 해야 할 일을 먼저 아는 것이 상책일 것이다.

그 해답의 열쇠는 텔러미어*telomere*라는 것에 있다. DNA의 양쪽 끝 부분에는 약 만 개의 TTAGGG라는 6개 단위로 묶인 염기서열이 반복해서 배열되어 있는데, 이 부분을 텔러미어라고 한다. 텔러미어는 세포가 분열될 때마다 그 길이가 짧아지는데, 마치 초가 빛을 내기 위해 타내려가면서 초의 길이가 짧아지는 것과 같다고 생각하면 된다. 초의 길이가 짧아짐에 따라 빛을 낼 수 있는 시간이 짧아지는 것처럼, 텔러미어의 길이가 짧아질수록 생명의 빛을 낼 수 있는 시간도 짧아지게 되는 것이다. 그래서 어떤 학자는 텔러미어를 '생체시계'라고도 한다. 즉 초가 빛을 내면서 타내려가다가 끝나면 꺼지기 마련인 것처럼 텔러미어의 길이도 짧아지다가 어쩔 수 없는 한계에 이르면 세포분열이 끝나게 된다. 이것이 죽음이다.

여기서 다음 다섯 가지만 기억해 두자.

첫째, 분열재생세포가 어떤 원인으로 파손되어 죽게 되면 건강한 세포의 DNA가 복제되어 건강한 새로운 세포를 만들어낸다. 따라서 세포의 수가 유지되는 것이다.

둘째, DNA가 복제되어 분열할 때 DNA의 끝 부분에 위치하는 텔러미어의 길이가 짧아진다.

셋째, 텔러미어의 길이가 짧아질수록 DNA의 복제가 느려지게 된다. 이것이 노화의 진행이다.

넷째, 텔러미어의 길이가 짧아질수록 DNA의 복제과정에서 잘못 복제되는 돌연변이의 숫자가 늘어난다. 이것이 암과 같은 질병의 원인이 된다.

다섯째, 텔러미어의 길이가 짧아지다가 한계에 이르면 더 이상 세포를 복제하지 못하게 된다. 이것이 죽음이다.

그렇다면 텔러미어의 길이는 어떻게 짧아지게 되는 것일까?

초는 빛을 내면서 타내려간다

세포가 분열하여 두 개의 세포가 되는 것은, DNA가 둘로 나누어지는 것에서부터 시작된다. DNA가 둘로 나누어지기 위해서는 우선 두 가닥으로 꼬여진 나선형 모양이 풀어져야 한다. 풀어진 두 가닥은 각각 한 가닥씩 복제되고 복제된 한 가닥은 원래의 한 가닥과 결합함으로써 새로운 하나의 DNA가 만들어진다. 결국 두 개의 DNA가 만들어지는 것이다. 이것이 바로 세포분열이다. 물론 복제는 복제효소에 의해 이루어진다.

그런데 이러한 세포분열이 영원히 이어지진 않는다. 그 이유는 복제효소가 풀어진 한 가닥의 DNA를 복제할 때마다 DNA의 끝에 붙어 있는 '텔러미어'의 끝부분까지 완전히 복제하지 못하기 때문이다. 이 때 복제되지 못한 텔러미어의 끝부분은 무용지물이 되어 떨어져 나가게 된다. 그래서 세포가 분열할 때마다 텔러미어의 길이가 조금씩 짧아지는 것이다. 그리고 그렇게 계속 짧아지다가 어느 한게에 이르면 더 이상 복제가 불가능해진다. 복제의 불가능은 수명의 한계를 의미한다. 마치 초가 타내려가면서 길이가 짧아지다가 다 타버리면 마침내 촛불이 꺼지는 것과 같은 것이다.

또 다른 문제가 있다. 세포가 분열하여 텔러미어의 길이가 짧아질수록 복제효소의 복제기능도 부실해진다는 것이다. 이 때문에 복제속도가 느려지고 또한 잘못 복제되기도 한다. 복제속도가 느려지면 신체 기능은 약화되어 질병이 발생되고, 잘못 복제되는 가운데 암세포와 같은 돌연변이 세포가 생기기도 한다. 이렇게 잘못 복제되어 발생되는 암세포는 정상인에게도 보통 하루에 3천 개 이상이나 된다고 한다. 그런데 고약하게도 암세포는 정상세포와 달리 복제효소가 텔러미어의 끝 부분까지 완전히 복제하기 때문에 암세포의 텔러미어 길이는 짧아지지 않는다. 그렇기 때문에 암세포는 끝없이 분열하여 우리 몸 전체로 퍼져나가 우리를 죽음으로 몰아가는 것이다.

생명공학자들은 지금 이 순간에도, 설사 암세포가 우리 몸에 생기더라도 암세포의 텔러미어의 끝부분이 계속 복제되지 않도록, 또는 가능한 한 느리게 복제되도록 하는 방법을 찾으려고 노력하고 있다. 그리고 더 나아가 정상세포가 텔러미어의 끝 부분까지 완전히 복제되도록 하는 방법도 연구하고 있다.

하지만 이런 연구가 언제 결실을 맺게 될지도 의문이거니와, 설령 그런 날이 오더라도 그게 과연 바람직한 것인지는 누구도 장담할 수 없다. 인간의 생로병사는 무릇 자연의 섭리인 것인데, 이를 인간의 힘으로 인위적으로 조작하는 데는 한계가 있는 것이다. 만약 우리 인간이 교만에 젖어 검증되지 않은 과학의 힘만을 믿고 그 한계를 넘는다면, 지금까지 우리가 생각지도 못했던 어떤 위험한 결과가 야기되지 않는다고 그 누가 장담할 수 있을 것인가!

우리는 120세까지 살 수 있게 태어났다. 그것은 아주 어렸을 때부터 자연의 섭리대로 살아갈 때에나 비로소 가능한 것이다. 그렇지 않고 자신의 몸을 구성하는 세포들을 많이, 그것도 빨리 파괴시키는 삶을 살아온 우리들에게 그런 수명은 상상하기도 힘들다. 이제라도 내 생명을 지켜주는 세포들의 비명소리에 귀를 기울여야 할 것이다. 그렇지 않으면 그만큼 노화와 질병으로 고통받다 일찍 죽게 될 것이다. 그렇다면 무엇이 어떻게 세포들을 파괴시키는 것일까? 그것을 안다면, 즉 자연의 섭리를 안다면 우리는 세포의 파괴를 지연시킬 수도 있을 것이다.

인명은 재천在天이 아니라 재인在人

인간의 수명이란, 세포의 분열횟수가 줄어들다가 더 이상 분열할 수 없도록 유전자에 이미 정해져 있는 최대의 기간을 의미한다. 마치 일정한 길이의 초가 빛을 내면서 타내려가다가 다 타버리면 불이 꺼지듯이, 인간의 수명도 유전자에 정해진 텔러미어의 길이가 짧아지다가 사라지면 세포분열이 중지되어 죽게 되는 것이다. 이처럼 텔러미어의 길이가 짧아지면서 세포의 기능이 쇠약해지는 것을 노화라고 한다.

그런데 초가 타내려가면서 빛을 낼 수 있는 시간은, 초가 어디에 있느냐(고요한 곳에 있느냐, 바람이 부는 데 있느냐의 여부), 또는 어면 상태로 있느냐(바로 서 있느냐, 기울어져 있느냐의 여부)에 따라 달라질 수 있듯이 텔러미어의 길이 역시 생활습관과 환경에 따라 정해진 기간만큼 유지될 수도 있고, 예정보다 일찍 소멸될 수도 있다. 이처럼 노화의 속도는 개인의 생활습관과 환경에 따라 달라지게 된다.

2, 30년 전만 해도 노화는 거의 '절대적으로 유전자의 영향을 받을 뿐'이라는 생각이 일반적이었다. 그래서 젊음과 건강, 수명은 태어나면서부터 이미 결정되어 있고 인간으로서는 어쩔 수 없이 이를 받아들여야 한다고 생각했다. 즉 '인명人命은 재천在天'이었던 것이다. 물론 이 말이 틀린 것은 아니다. 당뇨병, 각종 혈관질환, 알츠하이머병, 각종 암 등이 유전적 요소와 관련되어 있음이 이미 오래 전에 밝혀졌다. 그러나 유전자에 대하여 연구하면 할수록 노화나 질병은 유전적 요인보다는 생활습관과 환경에 훨씬 큰 영향을 받는다는 것이 밝혀지기 시작했다.

우리가 물려받은 유전자가 각종 노화와 질병의 원인으로 작용하는 비율은 20~30%도 안 된다. 이는 불과 30년 전만 해도 안경을 쓴 어린이가 드물었는데 오늘날에는 다수의 어린이들이 안경을 쓰고 있는 것을 보면 쉽게 이해할 수 있다.

더욱이 나이가 많아질수록 유전자의 영향은 점점 적어진다. 예를 들어 80~90세인 사람의 전체적인 건강과 수명은 전적으로 그동안 그 사람이 살아온 생활습관에 의해 좌우된다고 해도 과언이 아니다. 따라서 달력나이가 많음에도 불구하고 건강나이가 젊은 사람들은, '건강한 유전자'를 타고났다기보다는 '건강한 생활습관'을 가졌기 때문이다.

우리들 가운데에는 어제 저녁 ARS 전화로 불우이웃을 도우며 마음이 훈훈해지는 것을 느낀 사람도 있을 것이고, 그 시간에 자기의 이익을 위해 남을 해칠 궁리에 골몰한 사람도 있을 것이다. 그런데 우리가 알아야 할 것은 남을 해칠 궁리에 골몰하는 사람은 훈훈한 마음을 가진 사람보다 텔러미어의 길이가 빨리 짧아진다는 사실이다(다시 한번 '인명은 재천'이 아니라 '인명은 재인'임이 확인되는 순간이다).

120년의 수명 한계는 인간의 힘으로는 거역할 도리가 없는 것이다. 적어도 지금까지는 그렇게 받아들여져 왔다. 물론 오늘날 생명공학자들이 이러한 한계에 도전하고 있기는 하지만, 우리에게 주어진 120년의 절반도 못 채우고 삶을 마치는 경우가 비일비재한 이 마당에 수명의 한계를 단지 의학으로 극복하려는 것은 어찌 보면 분수를 모르는 욕심이라고 하지 않을 수 없다. 우리가 바라는 것은 다만, 건강하게 우리에게 주어진 120년에 조금이나마 가까이 가는 삶을 사는 것이다. 우리의 바람을 실현하려면 우선 노화의 과정에 관심을 가져야 한다. 언급했듯이 노화는 자신의 생활습관에 따라 크게 달라질 수 있기 때문이다. 다음은 노화를 촉진시키는 원인으로 유력하게 떠오르는 것들이다.

- **호르몬 분비의 불균형**

우리는 신경계와 내분비계가 생명활동을 지배하고 조절한다는 것을 알고 있다. 나이가 들어감에 따라 멜라토닌, 성장호르몬, 테스토스테론(에스트로

겐) 등의 분비는 감소하고 코르티솔이나 인슐린 등의 분비는 증가하고 있
다. 이처럼 신경전달물질과 호르몬 분비의 불균형은 노화를 촉진한다.

- **독소와 노폐물의 축적**

  몸에 이들 물질이 축적되면 세포의 기능을 감소시키기에 충분하다.

- **혈당의 증가**

  당뇨병 환자에게서 나타나는 현상과 같이 인슐린 저항성이 증가하면서, 증
  가된 혈당의 포도당은 주위의 단백질과 결합하여 끈적끈적한 풀처럼 뭉쳐
  진다.

- **운동부족**

  세포가 적당한 자극을 받지 못하면 위축되어 버린다.

- **스트레스**

  스트레스는 세포의 항상성恒常性을 깨뜨리며, 특히 면역세포의 기능을 약화
  시키고 건강에 해로운 영향을 미치는 아이코사노이드의 생성을 증가시킨다.

- **활성산소**

  활성산소는 세포를 직접 파괴시킨다.

  따지고 보면 노화의 이론은 200가지가 넘는다. 이렇게 이론이 많다는 것은 무
엇이 텔러미어의 길이를 짧아지게 하고, DNA 복제가 잘못되게 하는지, 그리고
그 무엇이 모든 생명체들을 늙고 죽게 하는지 아직 확실하게 밝혀지지 않았다는
것을 의미한다. 그리고 수없이 많은 노화이론들은 서로 복합적인 관계에 있으
며, 이들 이론의 요인들이 복합적으로 작용할수록 노화는 그만큼 빠르게 촉진된
다. 그런데 이런 노화의 이론들에서 공통적인 것을 추출해 내 보면 대표적으로
운동부족, 스트레스, 활성산소 및 환경을 들 수 있으며, 그 중에서도 활성산소 이
론이 가장 중요시되고 있다. 그러면 활성산소의 문제부터 알아보자.

산소가 수명을 단축시킨다?

문제는 활성산소

어머니들이 맑은 날 이불이나 옷을 햇볕에 말리는 것을 본 적이 있을 것이다. 왜 그렇게 하는 것일까? 그것은 햇볕 속의 자외선에서 발생되는 활성산소로 이불이나 옷 속에 침투해 있는 곰팡이나 세균을 죽이기 위한 것이다. 그렇다면 이불이 아니라 우리 몸속으로 침투하는 곰팡이나 세균은 어떻게 퇴치할 수 있을까? 우리의 몸은 활성산소를 자체적으로 생성하여 침투해 들어온 곰팡이나 세균들을 녹여 없앰으로써 스스로를 보호한다.

이런 점에서 보면 활성산소는 매우 고마운 물질이다. 그런데 문제는 활성산소가 외부의 침입자뿐만 아니라 인체의 세포까지 무차별 공격하여 각종 질병을 유발시키고 노화를 촉진한다는 점이다. 빈대를 잡기 위해 초가삼간을 태우는 격이다.

그렇다면 활성산소는 도대체 어떤 특성을 가지고 있는 물질일까?

껍질이 벗겨진 사과가 갈색으로 변하거나, 자동차의 칠이 벗겨진 곳이 부식되는 것을 본 적이 있을 것이다. 이것들은 모두 '산화'로 인해 발생한 결과이다. 우리 몸에서 산소의 일부가 활성산소로 변하고 그로 인해 질병과 노화가 야기되는 과정 역시 마찬가지로 보면 된다.

생명체가 산소가 없는 곳에서 살아갈 수 없다는 것을 모르는 사람은 없을 것이다. 그런데 '산소가 각종 질병을 발생시키고 노화를 촉진해 수명을 단축시킨다'라고 하면 어쩐지 앞뒤가 맞지 않는 말처럼 들린다. 그러나 이것은 엄연한 사실이다. 산소는 두 가지 얼굴을 갖고 있는 '양날의 칼'과 같은 것이다.

모든 물질은 분자로 되어 있고, 분자는 원자로 구성된다. 그리고 원자는 다시 핵과 핵의 둘레를 돌고 있는 2개의 전자로 구성되어 있다. 그런데 이 '전자'란 놈은 혼자 있는 외로움을 도무지 견디지 못하는 습성이 있다. 어떤 이유로든 2개의 전자가 짝을 이루지 못하고 혼자 불안정한 상태에 놓이면, 이 하나의 전자는 다른 물질로부터 전자를 하나 빼앗거나 아니면 다른 물질로 넘어가 어떻게 해서든 짝을 이루려 한다. 우리 몸속에서도 불안정한 상태가 된 전자는 짝을 찾으러 제멋대로 몸의 이곳저곳을 휘젓고 돌아다니는데, 이러한 전자를 자유롭게 휘젓고 다닌다는 의미에서 '자유기*free radical*'라고 부른다. 이러한 자유기 상태의 전자는 한 발씩 총알이 나가는 권총이 아니라 마치 짧은 시간에 연발로 발사되는 자동소총처럼 우리 몸 속을 휘저으며 주변 물질과 세포를 연쇄적으로 파괴한다.

이러한 자유기에는 여러 가지가 있는데, 그 중에서도 대표적인 것이 짝을 이루지 못한 전자를 가진 산소, 즉 활성산소(또는 유해산소)이다. 활성산소야말로 인체의 구석구석을 휘젓고 다니면서 상처를 내고 세포를 무참히 파괴하는 가장 심각한 물질이다. 그래서 활성산소는 노화를 촉진하는 것을 넘어 질병을 촉진하는 가장 큰 원인으로 밝혀지고 있다. 활성산소가 세포를 파괴시키는 과정은 다음과 같다.

인체를 구성하는 기본단위인 세포는 세포막으로 둘러싸여 있다. 이 세포막은 주로 지방질과 단백질로 구성되어 있는데 활성산소는 그 어느 것보다 이 지방질을 공격하는 것을 좋아한다. 그래서 지방질이 활성산소의 공격을 받으면 과산화지질로 변질되고, 과산화지질은 단백질을 변질시켜 결국에는 세포막이 파괴되고 세포가 죽는 것이다.

즉 1차적으로 활성산소가 강력한 힘을 가지고 짧은 시간 내에 주변 물질을 과산화물질로 변화시키고 사라지면 2차적으로 과산화물질이 주변 물질을 계속 공격하여 최종적으로 세포가 죽게 만든다(과산화물질의 대표적인 것이 과산화지질이다). 이러한 세포의 죽음이 곧 노화를 촉진시키고 질병을 발생케 하는 것이다.

나이가 들어감에 따라 자연적으로 세포가 죽어서 생기는 노화를 1차 노화라고 한다면, 활성산소의 공격 등에 의해 세포가 죽어서 생기는 노화를 2차 노화라고 할 수 있다. 나이가 들어감에 따라 자연적으로 세포가 죽는 것이야 어쩔 수 없는 일이다. 그러나 활성산소의 공격을 막거나 그 피해를 최소화하는 것은 개개인의 노력에 따라 가능하다. 결국 2차 노화는 자신에게 달린 문제라고 할 수 있다.

어쨌든 질병의 발생과 노화의 촉진은 70~80% 이상이 활성산소에 의해서 생긴다고 해도 틀린 말이 아니다. 그럼 공포의 파괴자인 활성산소가 어떻게 생기며, 또 어떻게 질병을 발생시키고 노화를 촉진하는가를 좀더 자세히 알아보자.

활성산소, 이럴 때 생긴다

활성산소는 몸 안에서 생긴다

우리 몸속에서 활성산소를 발생시키는 요인들은 다음과 같다.

- **미토콘드리아에서 ATP가 생성될 때 활성산소가 생긴다**

우리는 ATP가 생명활동의 직접적인 에너지원이라는 사실을 알고 있다. 미토콘드리아에서 ATP가 생성되려면 산소가 필요하다. 우리가 호흡을 통해 공기를 들이마시는 가장 큰 이유는 이렇게 ATP를 생성해 내는 미토콘드리아로 산소를 공급하기 위해서이다. 그런데 미토콘드리아에서 연료(탄수화물, 지방, 단백질)가 산화반응하여 ATP를 생성해 내는 과정에서 부산물로 이산화탄소와 활성산소가 생성된다.

그렇다면 우리는 어떻게 해야 할까? 생명을 유지하고 모든 활동을 하는 데 필요한 ATP가 충분히 생성되어야 하는데, 그러자니 몸에 해로운 활성산소가 발생하고…. 미리 결론을 말하자면, 소식小食을 해야 한다. 이는 신체활동에 필요한 섭취열량보다 많은 음식물을 섭취하여 남아도는 음식물을 소비하느라 소화기관 등 여러 장기들의 미토콘드리아가 쓸데없이 바쁘게 작동하지 않도록 하기 위해서이다. 이 때 소식의 기준은 정상체중을 유지하는 것이다.

• 적혈구가 파괴될 때 활성산소가 생긴다

호흡에 의해 폐로 들어온 산소는 혈액으로 스며들어 적혈구 속의 혈색소(헤모글로빈)에 실려 모든 세포로 운반된다. 우리는 학창시절 생물시간에 혈색소는 철분을 가지고 있는 헴*Heme*과 단백질*globin*로 구성되며, 산소는 이 철분과 결합하여 각 조직세포에 운반된다고 배웠다. 그런데 적혈구가 심장과 세포사이의 10만 km나 되는 혈관을 통해 잠시도 쉬지 않고 바쁘게 오가는 과정에서 문제가 발생할 수 있는데, 특히 모세혈관에서 그러하다.

모세혈관은 적혈구 하나가 겨우 통과할 수 있는 아주 좁은 통로이다. 적혈구가 이 비좁은 통로를 지나다 보면 수도 없이 상처를 입거나 파괴되기 마련인데 이렇게 되면 적혈구 속의 혈색소도 파괴되고 그 과정에서 철분과 결합해 있던 산소가 이탈하면서 활성산소로 변하게 된다.

우리가 흔히 얘기하는 '혈액순환이 좋아야 한다' 라는 말은 이렇게 적혈구가 혈류를 따라 운반되는 과정에서 가능한 한 적게 파괴됨으로써 활성산소도 적게 발생되고 세포까지 보다 많은 산소가 공급되어야 한다는 것을 의미한다. 그럼, 여기서 잠깐 산소와 결합하는 철분의 특성을 알아보자. 철분은 산소를 운반하는 혈색소의 구성물질일 뿐만 아니라 많은 효소들의 매개체 역할을 한다. 즉 철분은 단백질 등과 결합함으로써 그 역할을 다하게 되는데, 만약 철분이 단백질 등과 결합하지 못하고 단독으로 있을 경우에는 활성산소와 결합하여 막대한 '세포 파괴공작'을 감행할 수 있기 때문에 매우 위험한 존재가 되기도 한다(4장 p.312 참조).

우리의 몸은 음식을 통해 철분을 섭취하면 그것을 자연스럽게 체내에 흡수시켜 단백질과 결합해 놓기 때문에 평상시에는 문제가 되지 않는다. 그러나 나이가 들면서 철분이 배설되지 않고 체내에 점차로 쌓이게 되면, 철분은 혈색소를 구성하고 효소들의 매개체 역할을 하는 것 이외에 활성산소와 결합하는 일까지 하게 된다. 그래서 일반적으로 50세가 넘어가면서부터는 철분의 섭취를 줄이는 것이 좋다. 철분뿐만이 아니라 구리와 같은 광물질도 마찬가지이다. 이들 물질은 몸에 반드시 필요한 것이기는 하지만 정량이 넘어서면 매우 해롭다는 것을 항상 명심해야 한다. 특히 동물성 지방에는 다량의 철분이 들어 있기 때문에, 나이가 들면 가능한 한 동물성 식품의 섭취를 조절해야 한다.

• **대식세포가 세균을 죽일 때 활성산소가 생긴다**

우리의 몸은 곰팡이나 세균이 침투해 들어오면 면역세포인 대식세포가 활성산소를 생성해 내어 곰팡이나 세균들을 녹여서 죽여버린다고 하였다. 그런데 대식세포가 곰팡이나 세균을 죽이는 데 필요한 만큼만 활성산소를 생성해 낸다면 아무런 문제가 없겠지만, 대식세포의 활동이 빈번해질수록 활성산소도 필요 이상으로 많이 생성된다는 데 문제가 있다. 따라서 곰팡이나 세균이 우리 몸으로 침투하여 세포를 파괴하는 것, 그 자체도 문제이지만 그로 인해 활성산소가 많이 발생하여 세포를 이중삼중으로 파괴시킨다는 문제까지 생기는 것이다. 그러므로 근본적으로 곰팡이나 세균이 접근을 못 하게 늘 몸을 청결하게 하고 튼튼하게 하는 것이 중요하다.

• 스트레스가 활성산소를 발생시킨다

우리가 스트레스를 받게 되면 심장은 혈액을 많이 뿜어내고 혈관은 수축되기 때문에 혈압이 오른다는 것은 이미 다 아는 사실이다. 이렇게 많은 양의 혈액이 수축된 혈관을 통해 갑자기 뿜어져 나오면 봇물이 터지듯이 빠르게 소용돌이치며 혈액이 흐르게 되는데, 이러한 현상을 혈액의 재관류再灌流라고 한다. 혈액의 재관류 상태에서는 적혈구가 대량으로 파괴되고 그로 인해 활성산소가 많이 생기게 된다.

그뿐만 아니라 스트레스에 의해 분비된 스트레스호르몬이 다시 분해될 때에도 활성산소가 발생한다. 스트레스가 건강에 해롭다는 이유 중의 하나가 바로 여기에 있다. 그러므로 쓸데없이 스트레스호르몬 분비를 유발하지 않도록 여유있는 생활태도를 갖는 것이 필요하다. 즉 하루하루를 살아가며 부딪히는 갖가지 일들에 일희일비—喜—悲하며 필요 이상으로 민감하게 반응할 것이 아니라, 항상 마음의 평안을 유지하는 것이 무엇보다 중요하다.

• 격렬한 운동을 할 때 활성산소가 생긴다

운동을 많이 할수록 미토콘드리아에서는 그만큼 ATP를 많이 생성해 내야 하므로 활성산소도 많이 발생된다는 것은 쉽게 이해할 수 있는 문제다. 〈그림 2-23〉에서 보듯이 운동을 강하게 할 때와 운동을 중지할 때, 근육과 장기로 흐르는 혈액의 양은 크게 달라지게 된다. 이렇게 혈액의 흐름이 크게 달라질 때 혈액의 재관류현상이 나타나기 때문에 활성산소가 발생하게 된다(2장 p.146 참조).

그 밖에 운동을 하면 근육조직이 파괴되는데, 파괴된 조직에서는 세균의 활동이 활발해져 염증이 생기기 쉬워진다. 염증이 생긴다는 것은 이를 퇴치하기 위해 대식세포가 활성화된다는 의미이며, 결국 활성산소가 생긴다는 의미가 된다. 또한 운동을 하면 근육에 젖산이 생기는데, 젖산은 포도당이 연소과정을 거치지 않고 생긴 것이기 때문에 결국에는 산소의 공급을 받아 다시 연소되는 과정을 거쳐야 한다. 이 때 필연적으로 활성산소가 발생된다. 그러므로 젖산이 생길 정도로 운동강도를 높이는 것은 피하는 것이 좋다.
한편 운동을 하면 교감신경도 활성화되는데, 교감신경의 활성화는 역시 스트레스호르몬, 즉 카테콜라민(노르아드레날린 · 아드레날린 · 코르티솔 등을 총칭)의 분비를 촉진시킨다. 이 경우 앞에서 살펴보았듯이 스트레스호르몬이 다시 분해되어 정상으로 돌아갈 때에 활성산소가 발생된다.
이처럼 운동은 활성산소를 발생시킨다는 점에서는 해롭다고 할 수 있다. 그래서 한때 운동을 하는 것이 건강에 해롭다는 주장이 나온 적도 있었다. 그러나 이러한 주장은 운동을 통해 얻을 수 있는 건강상의 이익이 활성산소의 발생에 의한 피해보다 훨씬 크다는 사실을 간과한 것이다. 규칙적이고 적당한 운동은 활성산소의 발생을 최소화하면서도 건강상 매우 유익한 효과를 가져온다는 사실에는 더 이상 이론異論의 여지가 있을 수 없다.

활성산소는 몸 밖에서 들어온다
활성산소를 발생시키는 외부요인들은 다음과 같다.

- **자외선이 활성산소를 발생시킨다**

  앞에서 잠깐 언급했듯이 햇볕 속의 자외선이 활성산소를 발생시킨다. 예전에는 인체에 피해를 미치지 않으면서도 세균을 죽이기에는 적당한 양의 자외선만이 오존층을 통과하였지만, 오존층의 파괴가 심각한 지금은 대량의 자외선이 우리의 건강을 위협하고 있다. 햇볕에 장시간 노출되면, 필요 이상으로 발생한 활성산소가 피부세포를 공격하여 기미, 주근깨, 아토피성 피부염 등을 비롯하여 심할 경우에는 피부암까지도 유발시킬 수 있다.

- **위투시 조형촬영, CT촬영시 발생하는 방사선이 활성산소를 발생시킨다**

  우리는 원자력발전소 사고로 인한 방사선의 누출을 몹시 걱정하곤 한다. 그런데 방사선에 노출되면 위험하다는 것도 결국은 활성산소의 문제로 귀결된다. 방사선은 파장이 가장 짧은 광선이기 때문에 몸속의 깊은 곳까지 침투해 들어갈 수 있다. 이렇게 몸속 깊은 곳까지 침투해 들어간 방사선은 활성산소를 발생시켜 세포의 핵인 유전인자까지 파괴시켜 버리게 된다.

- **살충제, 제초제, 농약, 질소화합물 등이 활성산소를 발생시킨다**

  이러한 물질들도 방사선과 같이 우리 몸의 세포들을 파괴시킨다. 특히 도로를 가득 메운 자동차들이 내뿜는 배기가스 속에 대량으로 포함된 질소화합물이 활성산소를 발생시켜 직·간접적으로 건강을 심각하게 해치고 있다. 그 외에 수면제나 해열제 등의 약물남용도 역시 활성산소를 발생시키는 원인이다.

- **가공합성식품이 활성산소를 발생시킨다**

  오래된 마가린이나 인스턴트 식품이 산화된 경우, 즉 부패된 경우 이를 먹게 되면 활성산소가 과잉으로 발생할 위험성이 크게 높아진다. 특히 활성산소는 다가불포화지방산을 공격하기 좋아한다. 그러므로 다가불포화지방산으로 가공된 식품이 문제가 된다(4장 p.261 참조).

- **담배에 함유된 타르가 활성산소를 발생시킨다**
타르 속에는 활성산소 및 기타 독성화합물질이 수없이 많이 들어 있다. 또한 폐 속에서 끈적끈적하게 된 타르를 대식세포가 용해시켜 제거하는 과정에서 활성산소가 발생한다.

그럼 이러한 요인들에 의해 발생되는 활성산소가 우리 몸에 어떻게 피해를 주고 있는지 좀더 구체적으로 알아보자.

질병과 노화를 촉진시키는 활성산소

활성산소가 질병과 노화를 촉진시키는 과정들은 다음과 같다.

활성산소는 미토콘드리아와 DNA 등을 파괴시킨다

미토콘드리아에서 ATP가 생성될 때 부산물로 이산화탄소와 활성산소가 발생한다고 하였다. 이 때 발생되는 활성산소는 미토콘드리아 자체를 공격하여 파괴시키고 DNA를 파괴함으로써 세포를 사멸시켜, 노화를 촉진시키고 암 등 각종 질병을 유발한다.

활성산소는 동맥경화를 일으키는 장본인이다

혈액 속에는 포도당과 단백질, 지방질(콜레스테롤 포함)이 있으며 혈관세포막도 지방질과 단백질 등으로 구성되어 있다. 활성산소는 이들 물질을 공격하여 과산화물질들로 변질시킨다. 이렇게 변질된 과산화물질들은 부착력이 강하기 때문에 혈관세포막을 파고들어 세포막을 무너뜨리고, 무너진 세포막에 다시 이들 과산화물질들과 칼슘 등이 쌓여 동맥경화가 발생된다.

【활성산소→혈액 속의 물질 공격→과산화물질로 변질→혈관세포막 파괴→콜레스테롤, 칼슘 등이 쌓임→동맥경화】

이러한 사실로 미루어 볼 때 그동안 알려진 것과는 달리 동맥경화의 직접적인 원인은 콜레스테롤이 아니라, 활성산소라고 보아야 할 것이다. 활성산소에 의해 혈관벽이 무너져 콜레스테롤이 쌓일 자리가 만들어지니 말이다. 게다가 콜레스테롤 수치가 정상이라도 활성산소에 의해 혈관벽이 무너지면 동맥경화는 얼마든지 진행될 수 있다. 이처럼 활성산소는 동맥경화의 직접적인 원인으로 심근경색증과 뇌졸중을 일으키는 주범이다.

뇌는 활성산소의 주요 공격대상이다

뇌의 무게는 몸무게의 약 2% 정도에 불과하지만 총 산소 소비량의 약 20%를 사용하므로 그만큼 활성산소에 노출될 가능성이 높다. 게다가 뇌신경세포는 대부분이 지방질로 되어 있기 때문에 다른 어떤 부위보다 활성산소에 의해 파괴되기 쉽다. 뇌신경세포가 많이 파괴되면 기억상실, 치매증상이 나타날 수 있다.

활성산소는 면역기능을 약하게 만든다

활성산소는 자동소총이 연발로 발사되듯이 몸의 구석구석을 휘젓고 다니면서 주변 물질과 세포를 연쇄적으로 파괴시킨다. 더구나 면역세포는 이물질의 침입을 물리치기 위해 항상 혈액이나 림프를 타고 순찰하고 있기 때문에 활성산소에 노출되기 쉬워 공격대상에서 벗어날 수 없다. 면역세포가 파괴된다는 것은 곧 우리 몸의 방어체계가 무너지는 것이므로 심각한 문제가 아닐 수 없다.

활성산소는 암을 발생시킨다

이상에서 살펴보았듯이 활성산소는 무법자처럼 면역세포를 파괴하고 닥치는 대로 몸속의 물질들을 공격하여 과산화물질로 변질시킨다. 이 과산화물질이 또 세포들을 닥치는 대로 파괴하고 여러 가지 효소기능을 무력화시켜 각종 질병과 노화를 촉진시킨다. 더 나아가 DNA의 복제과정에서 돌연변이 숫자를 늘려 암세포를 발생시키기도 한다.

활성산소를 막아야 한다

원인을 멀리해야 한다

우리가 활성산소 피해를 막기 위해서는 뭐니뭐니 해도 활성산소 발생의 원인을 제거하거나 멀리해야 한다. 앞서 활성산소의 발생원인들을 살펴보았으니 이제 해답은 제시된 것이나 다름이 없다. 다음의 방법들을 살펴보자.

- **과식을 피해야 한다**

특히 활성산소의 공격을 쉽게 받는 다가불포화지방산의 섭취를 조절해야 한다. 더불어 산소가 결합하기를 좋아하는 철분이나 구리와 같은 무기질 섭취도 조절해야 한다.

- **혈액순환을 좋게 해야 한다**

  활성산소는 혈액이 자연스럽게 흐르지 못하는 곳에서 생기기 때문이다. 혈액순환을 좋게 하는 최고의 방법은 규칙적이고 적당한 운동이다.

- **곰팡이나 세균의 침입을 막아야 한다**

  이 역시 항상 주변환경과 몸을 청결하게 함으로써 가능해진다.

- **스트레스를 피해야 한다**

  스트레스에 의해 분비된 스트레스호르몬이 다시 분해될 때 활성산소가 생성되기 때문이다.

- **격렬한 운동과 장시간의 운동을 피한다**

  운동은 에너지를 많이 필요로 하기 때문에 당연히 부산물로 활성산소도 많이 생기게 마련이다. 그러나 '운동을 해야 한다'는 것은 건강을 위한 만고불변의 진리이다. 다만 문제는 어떻게 하면 활성산소의 피해를 줄이면서 운동의 효과를 얻어내느냐에 있다. 만약 활성산소 문제 때문에 운동을 피하면 신체기관은 그대로 퇴화되어 무력화되어 버린다. 따라서 내 몸에 맞는 적절한 운동이 필요한 것이다.

- **자외선을 피하기 위해 햇볕을 적게 받는다**

  특히 햇빛에 의해 자신의 그림자가 자기 키보다 작아지는 대낮에는 가능한 한 햇볕에 노출되는 것을 삼가야 한다. 부득이 외출하게 될 때는 자외선 차단 로션을 바르는 등의 조치를 취해야 한다는 사실은 이미 상식처럼 여겨지는 세상이다. 하지만 적당한 햇빛은 우리의 건강에 도움이 된다는 사실도 염두에 둘 필요가 있다(4장 p.305 참조).

- **위투시 조형촬영, CT촬영 등의 방사선을 피한다**
  방사선은 활성산소 발생의 직격탄이라고 생각하면 틀림이 없다.

- **가공합성식품을 피한다**
  활성산소가 공격하기 좋아하는 가공합성식품의 섭취를 피한다. 또한 음식물은 진공포장을 하거나, 적어도 은박지나 비닐로 싸서 가능한 한 산소가 덜 닿도록 하여 보관해야 한다.

- **금연을 한다**
  흡연은 활성산소를 그대로 들이마시는 행위라고 생각하면 된다.

이런 방법들은 굳이 활성산소의 피해와 관련짓지 않아도 우리가 건강을 위해 꼭 지켜야 할 것들이다.

항산화제 식품을 충분히 섭취한다

지금까지의 설명을 통해 활성산소가 우리 몸에 얼마나 해로운 물질인지 충분히 알게 되었을 것이다. 그런데 다행히 우리의 세포는 활성산소의 무차별 공격을 막을 수 있는 대책도 갖고 있다. 그것은 바로 항산화효소(활성산소 해독제)이다. 즉 우리의 세포는 그 자체에서 항산화효소를 만들어 활성산소의 독을 중화시켜 제거함으로써 큰 피해 없이 스스로를 보호하고 있는 것이다. 항산화효소로는 스퍼옥시 디뮤타제(SuperOxide Dismutase, SOD), 캐탈라제 *Catalase*, 글루타치온 페록시다제 *Glutathion Peroxidase* 등이 있다. 그러나 아쉽게도 세포가 이들 항산화효소를 만들어내는 능력에는 한계가 있다.

보통 우리가 들이마시는 산소의 약 2% 정도가 활성산소로 변하게 된다. 이 정도의 활성산소는 대체로 25세 전후까지 우리의 세포에서 만들어지는 항산화효소에 의해서 제거되므로 크게 걱정할 필요가 없지만, 25세가 지나면 항산화효소를 만들어내는 능력이 점점 약해지기 시작하여 40세경부터는 현저하게 떨어진다. 그러므로 25세 이후부터는 활성산소의 피해에 대해 관심을 가져야 한다.

나이가 들면서 항산화효소를 만들어내는 기능이 퇴화되는 것이야 어쩔 수 없는 일이라 하더라도, 이제 활성산소의 발생에 대해서 알게 되었으니 가능한 한 적게 발생하도록 해야 하고, 또한 그 피해를 줄일 수 있는 방법을 찾아야 한다.

이 시점에서 우리는 외부의 도움을 받을 필요가 있다. 인간뿐만이 아니라 동식물의 세포도 활성산소의 피해를 제거하기 위해 항산화 작용물질(항산화제)들을 스스로 만들어내기 때문에 우리는 그러한 물질들(음식물)을 섭취하여 도움을 얻을 수 있다. 즉 음식물로부터 비타민 C와 E, 베타-카로틴, 엽산, 셀레늄 등을 보충받는 것이다(4장 p.358 참조). 40세가 넘으면 항산화제 식품의 섭취가 선택이 아니라 필수라는 사실을 잊어서는 안 된다. 이들 항산화제 식품에 대해서는 4장에서 자세히 언급할 것이다.

여기까지 아는 것만으로도 건강관리를 위한 첫번째 단계를 통과한 것이라고 할 수 있다. 사람들은 대부분 자신의 건강을 위해서만큼은 물불을 안 가리지만, 실제적으로는 건강관리의 기본도 모른 채 그저 주위에 넘쳐나는 과장되고 왜곡된 정보에 현혹되고 있는 것이 현실이다. 사실 건강을 위한 첫걸음은 지금까지 설명한 대로 몸속에서 활성산소가 가능한 한 적게 발생하도록 주의하면서 주변에서 쉽게 구할 수 있는, 항산화제가 풍부하게 들어 있는 자연식품을 섭취하는 것에서부터 시작된다고 해도 과언이 아니다.

암세포가 하루에
3천 개 이상씩 생긴다?

암세포의 발생

아버지의 정자와 어머니의 난자가 수정되어 하나의 세포에서 출발해서 완전한 인간의 형태로 만들어지기까지는 약 9개월이라는 시간이 소요된다. 그리고 출생 후 18년 정도가 되면 약 100조 개나 되는 세포들로 구성된 완전한 성인의 몸에 도달하게 된다. 이렇게 형성된 100조 개나 되는 세포들이 일정한 수를 유지할 때 건강한 삶을 살아갈 수 있는 것이다.

세포의 수가 일정하게 유지될 수 있는 것은(분열재생불가세포는 제외), 세포가 손상되고 파괴되어 사멸될 때마다 정밀한 통제에 의하여 그 세포의 수 이상도, 이하도 아닌 만큼의 새로운 세포가 분열하여 생성되기 때문이다. 그러나 나이가 들어감에 따라 새로운 세포로 분열되는 속도가 느려지거나 분열이 중단되기도 하는데, 이것이 바로 노화이다.

한편 세포가 때때로 이러한 통제에서 벗어나 제멋대로 분열하여 비정상적인

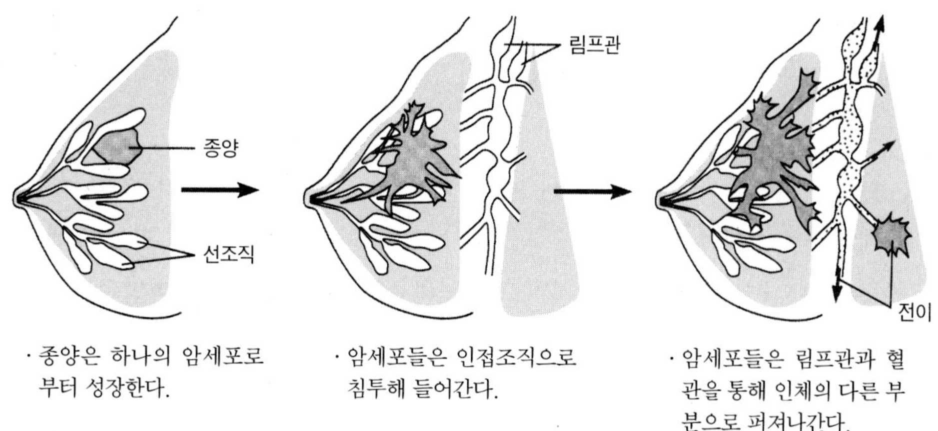

〈그림 3-2〉 유방암의 증식과 전이

돌연변이 세포가 생기기도 하는데, 이것이 바로 종양*tumor*이다. 종양에는 양성종양과 악성종양의 두 가지가 있다. 양성종양은 피부에 생기는 주근깨, 사마귀, 지방혹과 같은 것으로 대체로 인접조직을 침범하지 않으며 수술에 의해 완전히 제거될 수 있다. 그러나 악성종양은 암세포로서 양성종양과 달리 발생한 부위에서 점점 커져 인접조직과 다른 신체부위로 퍼져나가거나 혈관이나 림프관을 침투하여 혈액이나 림프액을 따라 다른 부위로 퍼져나가 정상세포를 암세포로 점점 바꾸어 나간다(이것을 전이轉移라고 한다. 〈그림 3-2〉 참조).

여기서 암세포의 발생에 대해서 간단히 살펴보기로 하자. 세포 하나하나에는 핵이 있고, 그 핵 속에는 DNA라는 유전자가 있다. DNA에는 대학도서관에 소장되어 있는 각종 장서와 자료에 필적할 정도로 방대한 정보가 입력되어 있는 것으로 알려지고 있다. 그런데 DNA에는 암을 발생시키는 유전자도 들어 있다. 이것을 가리켜 원암유전자*Proto-Oncogene*라고 한다. 그러니까 누구든 예외 없이 암에 걸릴 가능성을 가지고 이 세상에 태어난 것이다. 그러나 원암유전자가 DNA

속에서 계속 잠을 자고 있으면 암은 발생하지 않는다. 더욱이 DNA에는 원암유전자를 잠재우는 암억제유전자라는 것이 있어서 원암유전자가 잠에서 깨어나지 않도록 감시하고 있다.

그런데 100조 개나 되는 세포 가운데 매일 약 2% 정도가 손상되고 파괴되어 교체되는 과정에서 극히 일부이지만 DNA의 세포분열 조절기능에 이상이 생겨 잘못 복제되는 돌연변이가 생기기도 하는데 이 돌연변이 중에서 원암유전자가 잠에서 깨어나 암유전자*Oncogene*로 변형되면 암세포로 증식하게 되는 것이다. 실제로 젊고 건강한 사람도 몸의 이곳저곳에서 매일 최소 3천 개나 되는 암세포가 잘못된 복제과정을 통해 발생한다고 한다. 참으로 믿기 어려운 이야기이지만 이것은 사실이다.

암세포가 한곳에 100만 개 정도로 늘어나면 직경 1mm 크기의 덩어리가 된다. 이런 암세포 덩어리의 직경이 적어도 1cm 정도가 되어야 검진을 통해 암을 확인할 수 있는데, 그렇게 되기 위해서는 무려 10억 개나 되는 암세포가 쌓여야 하는 것이다. 암세포 중에는 분열 및 성장이 매우 더딘 종류도 있지만, 대체로 직경이 1cm가 되기까지는 5~10년 정도 걸리는 것이 일반적이다. 그러므로 DNA에 미세한 변화가 생기고 이것이 암세포로 판명되기까지는 10~20년 이상의 세월이 걸린다고 보아야 한다. 결국 그 누구도 지금 현재 자기 자신의 몸에 암세포가 자라고 있지 않다고 자신할 수 없는 것이다.

암이 발생되는 복잡한 절차까지 알 필요는 없다. 다만 누구에게나 정상세포 속에 언제든지 암을 일으킬 수 있는 원암유전자가 있다는 사실, 원암유전자가 어떤 원인으로 잠에서 깨어나는 경우 암유전자로 변형된다(개시단계)는 사실, 그리고 암유전자는 정상세포처럼 통제를 받지 않고 제멋대로 분열(촉진단계)함으로써 암세포가 된다(진행단계)는 사실은 잊지 말아야 할 것이다(원암유전자→암유전자→암세포).

암세포 발생을 촉진시키는 것들

DNA가 복제되는 과정에서 돌연변이인 암세포를 발생시키고 그 증식을 촉진시키는 물질이 우리 주변에는 참 많다. 그러한 물질을 발암물질과 발암촉진물질이라고 한다. 암 발생을 간단히 도식화하면 다음과 같다.

【원암유전자 + 발암물질→암유전자 + 발암촉진물질→암세포 증식】

탄 음식은 암세포 발생을 촉진한다

발암물질 중 가장 대표적인 것은 뭐니뭐니해도 활성산소이다. 특히 타버린 고기에는 '헤테로사이클릭아민 *Heterocyclicamine*'이라는 물질이 생겨 활성산소를 증가시키며, 또한 고기를 구울 때 육류에 다량 함유되어 있는 철분이 활성산소의 발생을 촉진시키기도 한다. 그래서 태운 음식, 혹은 탄 육류나 생선을 먹지 말라고 하는 것이다.

한편 햄이나 핫도그, 소시지, 베이컨 등 가공 육류에 들어 있는 아질산나트륨은 위에 들어와서 강력한 발암물질인 니트로소아민 *Nitrosoamine*으로 변한다. 니트로소아민은 담배연기 속에도 많이 들어 있다. 자동차 배기가스에 들어 있는 벤조피렌 *Benzopyrene*이나 쓰레기를 소각할 때 발생하는 다이옥신 *Dioxin* 등도 암을 유발한다. 그리고 땅콩이나 옥수수에 생긴 곰팡이의 아플라톡신 *Aflatoxin*, 간염 바이러스, 위장점막 장애를 일으키는 헬리코박터 파이로리 *Helicobacter Pylori* 세균 등도 암을 유발한다.

위와 같은 발암물질은 대부분 발암촉진물질이기도 하며 그 외에도 염분, 최면

진정제, 고지방·저섬유질 식사, 방부제나 표백제 등의 첨가물, 알코올 등이 암의 발생을 촉진하는 원인이라고 할 수 있다.

예를 들어 X선은 백혈병과 뇌암을, 자외선은 피부암을, 동물성 고지방·저섬유질 식사는 결장암과 직장암을, 담배는 폐암·위암·신장암·방광암·췌장암을, 소금은 위암을, 알코올은 간암을 유발하는 것으로 알려지고 있다. 그리고 흡연자는 비흡연자에 비하여 폐암을 비롯한 각종 암에 걸릴 확률이 4배 이상 높다고 한다.

스트레스는 암세포 발생을 촉진시킨다

결론부터 말하면 스트레스는 면역기능을 약화시켜 암세포 발생을 촉진시킨다.

우리 몸은 외부에서 침입하는 박테리아나 바이러스 같은 해로운 물질들을 제거하는 면역세포들을 갖추고 있다. 암세포도 몸에 막대한 해악을 미치는 것이므로 면역세포들의 공격을 받아 제거되어야 할 존재이다. 그런데 암세포는 외부에서 침입한 것이 아니라 내부의 정상세포가 돌연변이로 변화된 것이기 때문에, 면역세포들이 이를 제대로 감지하지 못한다. 즉 면역세포들은 외부에서 들어온 침입자들은 잘 식별하여 물리치지만, 몸속에서 생긴 암세포는 다른 세포들과 같은 것으로 혼동하여 지나쳐 버리기 쉽다. 그래서 암세포는 면역세포들의 공격을 좀처럼 받지 않고 제멋대로 증식하는 것이다. 게다가 면역기능이 약화되기까지 하면 암세포는 더욱 제멋대로 증식한다.

암에 대한 면역기능의 작용에 관한 연구는 아직 완벽한 결론을 얻지는 못하고 있다. 그러나 어쨌든 면역기능을 강화하면 암 발생을 억제할 수 있다는 점은 의심할 여지가 없다. 지금까지의 연구를 종합해 보면, 면역세포들이 암세포를 잘 식별하지 못하는 문제점이 있기는 하지만, 면역기능이 강화되면 T세포 특히 NK

세포가 암세포를 공격·파괴한다고 한다. NK세포는 영어로 'Natural Killer Cell'이라고 하는데, 이는 말 그대로 암세포를 죽이는 능력을 자연적으로 갖고 있다는 의미이다. NK세포가 있다는 게 우리에게 얼마나 다행스러운 일인지 모른다. 하루에 적어도 3천 개 이상의 암세포가 생기는데도 불구하고 우리가 암에 걸리지 않을 수 있는 것은 이 NK세포가 암세포를 공격·파괴하기 때문에 가능한 것이다.

그래서 면역기능의 강화, 특히 NK세포의 기능을 강화시키는 것은 매우 중요하다. 현재 암 치료를 받고 있는 사람도 여러 가지 방법으로 NK세포를 비롯한 면역체계의 기능을 강화시켜주면 치료효과를 상승시킬 수 있다. 그런데 인체의 모든 기능이 다 그렇듯이 면역세포의 기능도 나이가 들면 약화되기 마련이다. 특히 NK세포는 나이가 들수록 그 기능이 현격히 약화된다. 이 때문에 나이가 들수록 암의 발병률이 높아지는 것이다.

앞에서 우리는 면역기능을 약화시키는 요인들을 살펴보았다. 학생들을 대상으로 검사한 결과 시험기간과 방학이 끝난 직후에 NK세포의 활성도가 떨어지고 인터페론의 생산도 감소한 것으로 나타난 바 있다. 또한 사랑하는 사람의 죽음 직후에는 혈중 T세포의 수가 격감하는데, 그러한 상태는 대략 1년 동안 지속된다는 조사결과도 있었나(2장 p.168 참조). 이처럼 면역기능, 특히 NK세포는 스트레스에 매우 약하다.

이렇게 볼 때 모든 질병의 발생이 그러하듯이 암 발생 역시 발암(촉진)물질이나, 스트레스 등을 비롯한 환경요인이 매우 중요하게 작용한다고 할 수 있다. 유전적 연관성이 전혀 없는 양자養子와 양친 사이의 암 발생 관계를 조사한 바에 의하면, 암으로 사망한 양친을 둔 양자는 암으로 사망하지 않은 양친을 둔 양자보다 암의 발생률이 5배나 높았다. 이것은 암의 발생이 환경적 요인에서 기인한다는 사실을 보여주는 것으로써 흔히 암 발생의 약 80%가 환경요인에 좌우된다고 한다.

위에서 살펴본 바와 같이 암의 공포로부터 조금이라도 벗어나려면 발암물질과 발암촉진물질을 피하는 동시에 항산화제 식품을 충분히 섭취하고 스트레스를 가능한 한 받지 말아야 한다.

암세포 발생을 억제하는 것들

암을 예방하려면 어떻게 해야 할 것인가는 앞의 이야기들로부터 그 단서를 찾아낼 수 있다. 즉 DNA를 손상시켜 잠자고 있는 원암유전자를 깨어나게 하는 활성산소와 발암물질, 발암촉진물질을 멀리하고 이들 물질로 인한 피해를 억제하기 위해 항산화제를 충분히 섭취해야 한다. 그리고 설사 암세포가 발생한다 해도 이를 사멸시키거나 자라는 것을 억제하기 위해 면역기능을 강화해야 한다. 이 같은 내용을 정리하면 다음과 같다.

- **담배를 피우지 않고 술을 적게 마신다**
  흡연은 암 발생의 가장 위험한 주범이다. 담배를 2갑 이상 피우는 사람은 피우지 않는 사람보다 암으로 죽을 확률이 15~25배나 된다. 특히 흡연은 폐암의 가장 대표적인 원인이고 그 외에도 구강암, 식도암, 방광암, 췌장암 등의 암 발생률을 증가시킨다. 또 술을 마시면서 담배를 함께 피우면 간암, 유방암(여자), 구강암, 후두암과 식도암에 걸릴 위험률이 높다.

- **가공식품의 섭취를 줄인다**
  소금에 절이고 훈제하거나 아질산염으로 처리한 가공식품의 섭취를 줄인다.

이렇게 처리된 햄, 소시지, 생선자반 등의 식품을 많이 섭취하면 식도암이
나 위암 등의 소화기계의 암 발생 위험률이 높아진다.

• **햇볕에 많이 노출되지 않는다**

햇볕에 과다하게 노출되면 암에 걸릴 확률이 높아진다. 이는 피부암의 원인
이 된다.

• **산업화로부터 자신을 보호한다**

자동차 배기가스 등의 환경오염물질과 방부제, 항생제, 살충제 등의 식품첨
가제와 화학물질들로부터 자신을 보호해야 한다는 것은 이제 상식이다.

• **정상체중을 유지한다**

비만은 여러 가지 암들의 위험성을 증가시킨다. 비만인 사람은 정상체중인
사람보다 대장암, 유방암, 전립선암, 담낭암, 난소암 및 자궁암 등에 걸릴 확
률이 매우 높아진다.

• **지방의 섭취량을 줄인다**

지방의 섭취량이 증가하면 유방암, 전립선암, 대장암, 결장암의 발생률이
높아진다.

• **과일과 채소, 전곡류의 섭취를 늘린다**

이들 식품에 많이 들어 있는 섬유질을 섭취하면 대장암이나 직장암의 발생
률을 낮출 수 있고, 동맥경화 등의 질병을 예방할 수 있다. 또한 이들 식품
에 많이 들어 있는 비타민 E, C 및 베타 - 카로틴, 엽산, 셀레늄, 라이코펜, 아

이소플라본 등은 항산화제 역할을 한다.

- **규칙적인 운동을 한다**

규칙적인 운동은 건강을 지키는 절대 불변의 진리이며, 특히 남성의 직장암과 결장암, 여성의 유방암과 생식기관의 암 위험성을 감소시킨다. 예를 들어 최근의 연구보고에 의하면 일주일에 3일, 30분간 꾸준히 운동을 하면 유방암 발병률이 40%나 감소된다고 한다.

- **스트레스를 가능한 한 줄인다**

스트레스는 만병의 원인으로 특히 암과 심장병에 결정적인 영향을 미친다.

위에 언급한 내용은 암으로부터 자신을 지키기 위한 가장 기본적인 항목들이다. 비단 암이 아니더라도 건강하고 젊게 오래 살려면 우리는 최소한 이와 같은 생활습관을 몸에 익히고 실천해야 할 것이다.

지금까지 암을 비롯하여 각종 질병으로부터 자신을 지키면서 건강한 삶을 누릴 수 있는 기본지식을 더듬어 왔다. 이제 본격적으로 건강을 위한 각론으로 들어가 우리의 건강을 좌우하는 생활습관과 밀접한 관계가 있는 식생활에 대해서 알아보자.

chapter 4

식탁, 무엇으로
채울 것인가?

- 넘쳐나는 식탁, 쓰러져 가는 사람들
- 지방식품이 우리를 혼란스럽게 한다
- 몸을 구성하는 '건축재', 단백질
- 우리 몸의 에너지 공급원, 탄수화물
- '생명의 사슬'을 지켜주는 무기질과 비타민
- 식탁 위의 보약들
- 먹는다는 것이 두렵다
- 어떻게 해야 하나?

넘쳐나는 식탁,
쓰러져 가는 사람들

액셀러레이터 페달만 밟는다고 속력이 나나!

자동차로 먼 길을 가려면 그 차는 다른 차를 쉽게 추월할 수 있고, 높은 고갯길도 쉽게 오를 수 있는 준비가 갖추어져 있어야 한다. 그리고 달리는 도중 어느 한 곳이라도 고장이 생기지 않도록 철저한 점검이 필요하다. 차의 엔진이나 바퀴 등은 물론 연료 및 윤활유 등이 제대로 준비되지 않은 상태에서, 액셀러레이터 페달만 밟는다고 해서 쉽게 다른 차를 추월하거나 높은 고갯길을 오를 수 있는 것은 아니다. 오히려 무리해서 밟아대기만 하면 얼마 지나지 않아 폐차를 시켜야 할 지경에 이르게 되고 말 것이다.

인생도 마찬가지이다. 가족을 지키고 이웃을 위해 봉사하는 삶을 살기 위해서는 먼저 자신의 몸과 마음이 지치지 않고 힘차게 달릴 수 있는 준비가 되어 있어야 한다. 준비가 되어 있지 않고서는 남을 위한 봉사는 고사하고, 늘 비실비실하거나 일찌감치 병석에 누워서 가족에게 짐만 되는 삶을 살게 된다.

지금 당장 근처 운동장으로 나가 2km 정도를 달려 보자. 숨이 차고 다리에 힘이 없어 1km도 제대로 달릴 수 없다면, 병원에 가 보지 않아도 당신의 심장과 혈관은 물론, 근육과 간 등의 상태는 매우 형편없을 것이다.

심장이 나빠졌다는 것은 심장근육세포가, 혈관이 나빠졌다는 것은 혈관세포가, 간이 나빠졌다는 것은 간세포가 변질되었다는 뜻이다. 변질된 세포가 회복되지 못하면 세포에 병이 생기게 되며, 병이 생긴 세포가 회복되지 못하면 결국에는 죽게 마련이다. 그래서 모든 병은 바로 세포의 병이라고 할 수 있는 것이다.

지금까지 언급한 것들 중에 몇 가지를 떠올려 보자. 생명활동의 기본단위인 세포는 세포막에 의해서 보호되는데 세포와 세포막의 재료가 되는 것은 우리가 먹는 음식물 속에 들어 있다. 또한 생명활동의 에너지원인 ATP 역시 우리가 먹는 음식물이 산화되어 생성되는 것이다. 그리고 생명활동을 지배하는 뇌가 건강하려면 뇌신경세포의 '접합부-화학기계'가 새롭게 구축되고, 신경전달물질이 충분히 만들어져야 하는데 '접합부-화학기계'를 구축하고 신경전달물질을 만드는 재료 역시 우리가 먹는 음식물 속에 들어 있다. 이뿐인가! 세포를 무차별 공격하여 노화와 각종 질병을 촉진시키는 활성산소를 중화시켜 제거하는 요소 또한 우리가 먹는 음식물 속에 들어 있다.

이처럼 우리가 매일매일 먹는 음식물의 중요성은 아무리 강조해도 지나치지 않다. 그런데도 우리는 그저 입맛이 당기는 대로 좇아다니거나 기분 내키는 대로 아무렇게나 먹는 등 음식물의 중요성을 망각한 생활을 하고 있다. 이는 우리가 매일 먹는 음식물과 건강의 연관성을 제대로 알고 있지 못하거나, 단지 피상적으로만 알고 있는 데서 비롯된 결과이다. 따라서 건강을 지키려면 무엇보다도 제대로 아는 것이 중요하다. 제대로 알지 못하면 실천을 위한 동기부여가 될 리 없고, 강하고 절실한 의지도 생길 수 없다.

당신의 식탁, 문제 없습니까?

우리에겐 먹을 것을 제대로 구할 수 없어 무엇이든 배불리만 먹으면 그만이라고 생각하던 시절이 있었다. 그러나 시절이 변해 오늘날 대부분의 가정에는 먹을거리들이 쌓여 있어 오히려 남는 음식이 골칫거리가 되고 있다. 게다가 사람들은 입소문이나 광고를 통해 알게 된 값비싸고 몸에 좋다는 음식을 마치 경쟁이나 하듯이 찾아서 먹고 있다.

그런데 한 가지 궁금증이 생긴다. 이렇게 과거에 비해 훨씬 잘 먹고 있는데도 왜 병원은 환자들로 늘 북새통을 이루고 있는 것일까? 무엇인가 분명히 문제가 있기는 있는데…. 혹시 우리가 먹는 음식이 그 문제의 원인은 아닐까?

매일 먹는 음식이 유전자 속 삶의 계획에 얼마만큼 적합한가를 우리는 생각해보아야 한다. 만약 누군가 "왜 하루도 빼놓지 않고 세 끼를 꼬박꼬박 챙겨 먹느냐?"고 묻는다면, 더 이상 "배가 고파서"라든가 "맛있어서"라고 대답하는 시대는 지나갔다. 이제는 "건강하게 살기 위해서 먹는다"고 말해야 하는 시대가 된 것이다. 아니 좀더 구체적으로 "내 몸을 내가 원하는 대로 언제까지나 마음껏 움직이기 위해서 먹는다"고 말해야 할 때가 된 것이다.

그렇다면 내 몸을 원하는 대로 마음껏 움직이는 데 있어서 음식물은 어떤 역할을 하는가? 그것은 앞서 제시된 우리 몸과 노화에 대해서 아는 만큼 대답이 분명해질 것이다. 즉 음식물은 첫째, 세포의 생명활동을 유지하는 데 필요한 에너지의 연료역할을 하며 둘째, 노화되고 파괴되는 세포들을 교체하는 데 필요한 세포의 구성재료 역할을 하며 셋째, 세포의 균형상태를 통제·조절하는 신경전달물질과 호르몬 등의 구성물질 역할을 하며 넷째, 앞의 역할들을 원활하게 조절하는 대사의 윤활유 역할을 하며 다섯째, 활성산소로부터 세포의 파괴를 보호하는 항산화제 역할 등을 한다. 만약 음식물이 이러한 역할을 다하지 못한다면, 당연히 몸을 제대로 움직일 수 없게 되고 세포가 변질되며, 노화가 촉진되어 질병이 찾아들게 될 것이다.

그렇다면 현대인은 도대체 무엇을, 얼마나, 어떻게 먹기에 조금만 움직여도 숨이 차고, 일일이 열거하기조차 힘들 만큼 수많은 질병으로 그렇게 일찍 쓰러져 가는가? 현대인의 식생활에는 무엇인가 문제가 있음에 틀림없다. 병상에 누워 후회하지 않기 위해서는 그 문제점을 찾아야 한다.

일단, 우리가 먹고 있는 음식물 속의 탄수화물과 단백질, 지방 같은 다량영양소와 비타민과 무기질 같은 미량영양소, 그리고 과거에 등한시되었던 식이섬유질이 몸속에서 어떤 역할을 하고 있는가에 대해 생각해 보자. 즉, 이들 영양소들의 양과 질이 앞서 언급한 음식의 3가지 역할과 어떤 관계가 있는가를 밝혀내야 하는데 이를 위해 영양소를 좀더 세분화하여 그 특성이 혈액순환계와, 면역체계, 내분비계, 신경계 등에 생리·화학적으로 어떠한 영향을 미치는지에 대해 살펴보고자 한다.

그러나 여기서 한 가지 지적하고 넘어갈 것이 있다. 이들 영양소의 생리·화학적 반응이 누구에게나 똑같이 적용되는 것이 아니라는 사실이다. 또한 한 사람에게도 언제나 똑같이 적용되는 것이 아니라 연령, 신체활동, 여성의 임신기와 수유기 등 다양한 생활주기와 생활방식에 따라 다른 결과를 야기하기 때문에 앞으로 살펴볼 내용들이 항상 절대적으로 옳다, 또는 그르다고 단정할 수는 없다는 점을 염두에 두어야 할 필요가 있다.

자신의 몸에 대해서는 자신이 가장 잘 알 수 있다. 또한 그동안의 식생활을 비롯해서 전반적인 생활습관에 대해서도 자기 자신보다 더 잘 아는 사람은 없다. 따라서 다른 어떤 이의 말보다도 자기 자신의 건강지식을 바탕으로 자신의 몸과 생활습관에 대하여 정확한 판단을 내릴 수 있어야 한다. 그렇기에 필자는 이 책을 통해 우리의 몸과 노화에 대해 근본적으로 알아보길 권한 것이다. 몸과 노화에 대한 지식은 지금까지의 식생활의 잘못을 이해하는 데 크게 도움이 될 것이다.

지방식품이
우리를 혼란스럽게 한다

지방은 무조건 나쁘다?

어른, 아이 할 것 없이 누구나 고소하고 맛있는 음식에 끌리게 된다. 이런 독특한 맛을 내는 것이 지방이다. 소위 맛으로 유명한 음식점이라 하면 조리방법이 남다른 점도 있겠지만 뭐니뭐니해도 양념의 맛과 함께 지방의 맛을 잘 살릴 줄 아는 데 그 명성의 비결이 있다고 해도 과언이 아니다.

단지 맛 때문만이 아니더라도 우리가 지방을 찾게 되는 또 다른 이유가 있다. 그 옛날 지방을 구하기가 매우 어려웠던 시절, 기회가 되면 일부러라도 지방을 축적해 두려 했던 조상들의 체질이 오늘날 우리에게 그대로 이어졌기 때문이다. 거기에다가 지방은 탄수화물과 단백질에 비하여 2배 이상의 에너지를 지니고 있는 농축된 에너지 공급원(탄수화물, 단백질은 각각 1g당 4kcal, 지방은 1g당 9kcal의 에너지를 지님)이기 때문에 배고팠던 시절일수록 특히 지방에 대한 선호가 클 수밖에 없었다. 불과 얼마 전까지만 해도 음식에 기름기가 번들거리고, 국에도 기름기가 둥둥 떠다녀야만 영양이 풍부한 것으로 여겨졌다.

그래서 그런지 오늘날에도 사람들은 여전히 지방식품에 대한 선호를 버리지 못하고 있다. 쇠고기나 돼지고기를 찾는 사람이 많은 이유가 무엇이겠는가? 그 이유는 쇠고기나 돼지고기에 많이 들어 있는 지방의 맛 때문이다. 만약 이들 고기에서 지방을 제거한다면 순수한 단백질만 남게 되는데, 단백질은 아무런 맛이 없기 때문에 아마도 지방 없는 고기를 먹는다는 것은 큰 고역일 것이다. 일반적으로 사람들은 고기에 붙어 있는 지방을 떼어내고 먹는다고 하지만, 사실 살코기에도 눈에 보이지 않는 지방이 엄청나게 포함되어 있다는 사실을 잊어서는 안 된다.

한편, 동물성 지방에는 콜레스테롤이 많기 때문에 동물성 지방의 섭취를 줄이는 대신 식물성 기름이나 생선기름의 섭취를 늘리는 것이 좋다고 생각하는 사람들이 많다. 그래서 볶음밥에 버터나 라드(돼지비계를 정제한 기름) 대신 마가린이나 식물성 기름을 사용한다든가, 야채에 식물성 기름을 듬뿍 쳐서 먹는 사람들이 있다. 또한 생선에 좋은 지방이 포함되어 있다고 하여 생선을 많이 먹는 사람들도 점점 늘어나고 있다. 뿐만 아니라 혹자는 동물성 지방에는 이로운 점이 하나도 없으므로 아예 먹어서는 안 된다고까지 충고한다. 그래서 그런지 사람들 사이에선 지방식품 중 동물성 지방만이 각종 질병의 원인이 된다고 알려져 있다. 그런데 그것이 과연 사실일까? 절대 그렇지 않다. 이 세상에는 짐승만을 잡아먹고 사는 종족도 있지만, 그들 모두가 성인병을 앓고 있는 것은 아니다. 아니, 오히려 그들에게서는 성인병을 거의 찾아볼 수 없는 경우도 있다.

이 사실은 우리에게 많은 것을 시사해 준다. 짐승만을 잡아먹는 종족이 섭취하는 동물성 식품은 우리가 먹고 있는 동물성 식품과는 뭔가 다른 것이다. 그들이 먹는 동물성 식품은 자연에서 마음껏 뛰고 달리면서 자연 그대로의 풀과 나뭇잎을 먹고 자란 동물, 혹은 그러한 동물을 잡아먹은 야생동물이다. 그러나 우리가 먹고 있는 동물성 식품은 어떤가? 좁은 우리 안에 가둔 채로 각종 방부제나 성장호르몬이 첨가된 사료를 먹인 가축이다. 야생동물은 지방함량이 대략 5% 정도이고, 지방 속에 포화지방산이 적고 오메가-3계 지방산이 많이 들어 있다. 그러나 사육된 가축은 지방함량이 25% 이상이고 속에는 오메가-3계 지방산이 거의 들어 있지 않는 반면에 포화지방산과 오메가-6계 지방산이 많이 들어 있다. 이처럼 야생동물과 사육된 가축은 분명한 차이가 있다. 우리는 이런 차이가 무엇을 의미하는지 살펴볼 것이다.

어쨌든 지방식품이 건강에 미치는 영향력은 다른 어느 식품보다 큰 것만은 분명하다. 한마디로 지방식품은 건강을 지키는 필수식품인 동시에 건강을 해치는 가장 나쁜 식품이라고도 말할 수 있다. 이렇게 이율배반적인 경우가 있다니!

하지만 지방의 형태와 기능이 제각기 다르며, 또한 섭취한 양에 따라 인체에 미치는 영향이 매우 다양하게 나타난다는 사실을 이해한다면 지방식품에 대한 평가를 요즘처럼 단정적으로 내리는 것이 얼마나 잘못된 것인가를 깨닫게 될 것이다.

지방, 형태도 가지가지

학자들은 지방과 기름을 통틀어 지질 *lipid* 이라고 한다. 흔히 실온에서 고체상태인 경우를 지방이라고 하고, 실온에서 액체상태인 경우를 기름이라 한다. 그러므로 지방, 기름, 또는 지질을 편의상 같은 의미로 생각해도 좋을 것이다.

우리가 먹는 지방은 약 95%가 중성지방이고 나머지는 인지질과 콜레스테롤 등으로 구성되어 있다. 이 중에서 중성지방은 지방산 3분자와 글리세롤 1분자로 구성되어 있는데, 특히 지방산은 그 구조가 복잡하고 형태도 다양하다. 일반적으로 중성지방의 형태는 지방산이 포화상태냐 불포화상태냐에 따라 포화지방산과 불포화지방산으로 구분된다.

포화지방산은 보통 실온에서 딱딱한 고체상태의 굳은 기름 덩어리를 형성한다. 쇠기름, 돼지기름과 같은 동물성 식품이나, 코코넛기름과 야자기름과 같은 열대 식물성 기름에 많이 들어 있다. 이런 포화지방산의 대표적인 것이 팔미트산*Palmitic Acid*과 스테아르산*Stearic Acid* 등인데 옥수수기름과 같은 식물성 기름에 수소를 첨가해서 고체로 만든 마가린, 쇼트닝 등도 포화지방산과 유사한 특성을 가지고 있다.

반면, 실온에서 액체상태를 형성하는 기름은 불포화지방산이라고 한다. 불포화지방산은 다시 단가불포화지방산과 다가불포화지방산으로 나누어지는데, 단가불포화지방산은 동물성과 식물성 기름에 적당히 들어 있으며, 특히 올리브기름과 카놀라기름에 많이 들어 있다. 대표적인 단가불포화지방산으로는 오메가-9계 지방산인 올레산*Oleic Acid*이다.

다가불포화지방산은 다시 오메가-6계 지방산과 오메가-3계 지방산으로 나누어지는데, 오메가-6계 지방산은 주로 식물성 기름에 많이 들어 있다. 즉 콩기름, 옥수수기름, 홍화기름, 땅콩기름, 참기름, 더불어 이와 같은 종자를 먹이로 하는 가축의 지방에도 많이 들어 있다. 대표적인 오메가-6계 지방산으로는 레놀레산*Linolenic Acid*을 들 수 있다.

오메가-3계 지방산은 알파-리놀렌산 *α-Linolenic Aid*, EPA(EicosaPentaenic Acid, 에이코사펜타인산)과 DHA(DocosaHexaenoic Acid, 도코사헥사인산)가 대표적이다. 알파-리놀렌산은 주로 식물성 잎과 뿌리에 들어 있으며, 또한 이와 같은 것을 주로 먹는 가축의 지방에도 들어 있다. EPA와 DHA는 주로 등푸른 생선인 고등어, 청어, 정어리, 방어, 대구, 참치(붉은 살이 아닌 지방질)의 기름에 많이 들어 있다.

그런데 〈표 4-1〉에 나타난 바와 같이 어떤 지방식품을 한마디로 '포화지방산

지방 식품명	포화지방산	단가불포화지방산	다가불포화지방산
카놀라기름	6	62	32
잇꽃기름	9	13	78
해바라기기름	12	19	69
옥수수기름	13	28	59
올리브기름	16	74	10
아마유기름	10	19	71
땅콩기름	18	48	34
콩기름	15	24	61
쇼트닝(동물)	45	49	6
쇼트닝(야채)	28	45	27
면실류	26	20	55
참기름	15	45	40
엿기름	16	28	56
마가린	21	49	30
닭의 지방	31	46	23
달걀노른자	35	51	14
라드(돼지기름)	40	48	12
쇠기름	52	44	4
버터	66	30	4
코코넛기름	92	6	2
야자기름	82	15	2

〈표 4-1〉 지방식품과 지방산의 분포(%)

이다, 혹은 단가불포화지방산이나 다가불포화지방산이다' 라고 말하기는 어렵다. 왜냐하면, 예를 들어 옥수수기름은 약 59%의 다가불포화지방산, 약 28%의 단가불포화지방산, 그리고 13%의 포화지방산으로 구성되어 있고, 돼지기름은 포화지방산보다 단가불포화지방산이 더 포함되어 있는 것처럼 지방식품마다 여러 가지 형태의 지방이 다른 비율로 포함되어 있기 때문이다. 그러므로 지방식품에 어떤 형태의 지방이 각각 어떠한 비율로 포함되어 있는가를 알아둘 필요가 있다(모든 동물성 지방산의 비율이 〈표 4-1〉과 반드시 같지는 않다. 왜냐하면 앞서 언급했듯이 동물이 어떤 사료를 먹고 얼마만큼 움직이면서 자랐느냐에 따라서 지방산의 비율이 다를 수 있기 때문이다).

콜레스테롤? 콜레스테롤!

콜레스테롤은 필요한 물질이다

대부분의 사람들은 '콜레스테롤' 하면 심근경색과 뇌졸중의 원인이 되는 동맥경화의 위험인자로만 생각하며 무조건 나쁜 것으로 취급하는 경향이 있다. 그래서 동물성 지방에 들어 있는 콜레스테롤을 피한다는 구실로 편중된 채식 위주의 식사를 하거나, 식물성 기름만을 찾는 사람도 있다. 그러나 이는 잘못된 생각이다. 그와 같은 균형을 잃은 식생활은 오히려 몸에 해롭다.

콜레스테롤은 간, 신장 그리고 뇌신경 등에 특히 많이 분포되어 있는데, 이는 콜레스테롤이 그만큼 중요한 역할을 하고 있음을 간접적으로 나타낸다. 콜레스테롤은 다음과 같은 역할을 한다.

• 콜레스테롤은 모든 세포막의 구성요소이며, 특히 뇌의 신경세포를 둘러싸서 신경을 보호하는 중요한 역할을 한다. 정상상태에서는 콜레스테롤의 약

90%가 세포막을 구성하고 나머지 10% 정도만이 혈액 속에 있다. 따라서 콜레스테롤이 너무 적으면 세포막이 제 기능을 하지 못하게 되어 질병에 대한 저항력이 약해진다.

- 콜레스테롤은 테스토스테론과 에스트로겐 등의 성호르몬과 코르티솔 등의 부신피질호르몬 재료가 된다.
- 칼슘 흡수를 돕는 비타민 D_3 합성의 재료가 된다.
- 음식물의 소화 흡수에 필요한 담즙의 원료가 된다. 특히 인지질의 일종인 레시틴과 협력하여 지방을 유화乳化시킴으로써 지방분해효소의 작용을 하여 지방의 소화 흡수를 돕는 데 중요한 역할을 한다.

이처럼 콜레스테롤은 인체의 생리작용을 활성화시키는 데 없어서는 안 될 물질 중 하나로서 체내에 항상 일정한 양이 유지되어 있어야 한다. 다만, 체내에 콜레스테롤의 양이 많아서 그 중 일부가 혈관에 부착되는 것이 문제가 되는 것이다.

뇌출혈과 동맥경화를 막아주는 콜레스테롤

콜레스테롤은 혈관에 두 가지 작용을 한다. 우선 혈관의 세포막을 안정되게 구성하는 재료로서 혈관의 탄력성을 유지해 준다. 콜레스테롤이 적으면 혈관이 탄력을 잃게 되므로 심장으로부터 분출되는 혈액의 압력을 견디지 못해 출혈을 일으킬 가능성이 높아진다. 대표적인 것이 뇌출혈이다.

한편 콜레스테롤은 상처가 난 혈관의 벽에 달라붙어 혈관벽을 딱딱하게 하고 점점 쌓여 혈관을 좁게 하는 경화硬化현상을 일으킨다. 이것이 바로 동맥경화이다. 마치 수도관 내벽에 녹이 슬어 폭이 좁아지면 수돗물이 잘 흐르지 못하게 되는 것과 같이, 동맥경화증은 혈관이 좁아져 혈액이 원활하게 흐르지 못하게 되는 것이다.

콜레스테롤은 지단백질에 의해 운반된다

우리는 그동안 콜레스테롤 하면 막연히 나쁜 것으로 생각했다. 그러나 이제는 다음과 같이 콜레스테롤이 어떤 상태에 있느냐에 따라 그 역할을 다르게 해석해야 할 것이다.

지방성분은 물에 녹지 않기 때문에 홀로 운반될 수 없고 다른 물질, 즉 단백질과 결합하여 운반된다. 이런 지방성분과 단백질의 결합체를 '지단백질(脂蛋白質, Lipoprotein)' 이라고 한다. 그런데 지단백질은 지방성분인 중성지방과 인지질, 그리고 콜레스테롤이 단백질과 어떤 비율로 구성되어 있느냐에 따라 다음 세 가지로 나뉘어진다.

중성지방이 전체의 반 이상을 차지하는 것을 VLDL(Very Low Density Lipoprotein. 초저밀도지단백), 콜레스테롤이 전체의 거의 반을 차지하는 것을 LDL‐C(Low Density Lipoprotein‐Cholesterol, 저밀도지단백‐콜레스테롤), 그리고 단백질이 전체의 거의 반이고 콜레스테롤이 20% 정도를 차지하는 것을 HDL‐C(Hight Density Lipoprotein‐Cholesterol, 고밀도지단백‐콜레스테롤)이라 한다.

이들 세 가지 지단백질은 다음과 같이 혈관에 미치는 영향이 각각 다르다.

- 혈액 속에 VLDL이 많으면, 거기에 포함된 중성지방이 간접적으로 동맥경화를 촉진하게 되고 또한 혈전(핏덩이)이 쉽게 형성되어 동맥의 혈관을 막는 결과를 초래하게 된다.

- 콜레스테롤은 주로 간에서 만들어져 LDL‐C 형태로 온몸의 세포로 운반된다. 이렇게 운반되는 콜레스테롤은 앞에서 살펴보았듯이 세포막을 구성하고 또한 성호르몬 등의 재료가 된다. 그런데 혈액 속에 LDL‐C가 많으면 콜레스테롤은 LDL로부터 떨어져 나와 상처가 난 혈관벽에 쌓이게 되고 이는 동맥경화를 촉진시킨다. 최근 연구발표에 의하면 이러한 증상은 치매 발생

과도 연관이 있다고 한다.

- HDL-C 형태는 혈액 속에 정상 수준 이상 여분의 콜레스테롤을 간으로 운반하여 혈액 속에 안정된 콜레스테롤 수치를 이루게 한다. 그리고 간으로 운반된 콜레스테롤은 주로 지방의 흡수를 돕는 담즙산이라는 물질을 만드는 데 쓰인다. 즉 혈액 속에 HDL-C가 많다는 것은 콜레스테롤이 간으로 운반되어 동맥경화의 진행을 억제한다는 것을 의미한다. 그래서 일반적으로 HDL-C 형태를 좋은 콜레스테롤이라고 하고 LDL-C 형태를 나쁜 콜레스테롤이라고 말한다.

	바람직한 정도	주의가 필요한 정도	위험한 정도
총 콜레스테롤	200 이하	200~239	240 이상
LDL-콜레스테롤	130 이하	130~159	160 이상
HDL-콜레스테롤	45 이상	34~45	34 이하

〈표 4-2〉 혈액 속의 콜레스테롤 수치(단위 : mg/dl)

그렇다면 혈액 속에 LDL-C와 HDL-C의 기준치는 얼마일까? 〈표 4-2〉와 같다.

〈표 4-2〉에서 보는 바와 같이 혈액 속의 총 콜레스테롤 수치가 200mg/dl 이상이면 주의를 요하는 수준이다. 그런데 총 콜레스테롤 수치보다 더 중요한 것은 HDL-C 수치이다. 혈액 속의 총 콜레스테롤 수치를 HDL-C 수치로 나누어 그 값이 4.5 이하가 된다면 비교적 안심을 해도 좋다.

예를 들어 혈액검사 결과 총 콜레스테롤 수치가 300mg/dl이고 HDL-C 수치가 55mg/dl이라면, 그 비율이 4.18(230/55)로 4.5보다 낮은 상태이므로 동맥경화와 심장병의 위험성이 낮다고 할 수 있다. 그러나 만약 총 콜레스테롤이 180mg/dl이고 HDL-C가 35mg/dl이라면, 그 비율은 5.14(180/35)로 4.5보다 높은 상태이므로 동맥경화와 심장병을 조심해야 한다. 그러므로 총 콜레스테로 수치보다 HDL-C 수치가 더 중요하다는 것을 알 수 있다.

어쨌든 콜레스테롤 수치가 위험 수준에 가까운 사람은 간의 콜레스테롤 조절 기능에 문제가 있는 것으로 볼 수 있으므로 의사의 근본적인 치료가 필요하다. 또한 개인적으로 식생활 개선과 특히 HDL-C 수치를 높일 수 있는 규칙적인 운동이 필요할 것이다.

콜레스테롤, 더 이상 두려워 마라

대부분의 사람들은 혈액 속의 콜레스테롤 수치는 음식물 섭취에 의해서만 결정되는 것이라 알고 있다. 그래서 콜레스테롤이 많이 들어 있는 음식만 피하면 모든 것이 다 해결된다고 오해하고 있다. 그러나 우리 몸속에 있는 콜레스테롤은 하루에 약 1,000~1,500mg 정도가 체외로 유실되는데, 유실되는 양의 약 80%는 간에서 포도당과 아미노산, 지방산을 원료로 하여 만들어지며, 나머지 20%만이 동물성 지방의 섭취를 통해 보충되는 것이 일반적이다. 그리고 경우에 따라 음식물을 통해 섭취되는 콜레스테롤이 많아지거나, 또는 적어지면 그에 따라 간은 콜레스테롤을 적게, 또는 많이 만들어내어 전체적인 콜레스테롤의 양을 조절한다.

그러므로 채내의 콜레스테롤이 동물성 지방 섭취에 의해 좌우될 것이라고 염려하는 것은 기우이다. 게다가 동물성 지방에 들어 있는 콜레스테롤은 그 전부가 우리 몸으로 흡수되는 것이 아니라, 약 30~50%만이 소화 흡수되는 데다가, 그것도 사람에 따라 편차가 매우 크다. 또한 콜레스테롤이 들어 있는 식품과 섬유질 식품을 함께 먹으면 섬유질이 콜레스테롤을 흡수하여 배설되기 때문에 더욱 적게 흡수된다. 결국 콜레스테롤 수치가 높은 사람이 아니라면 우리 몸이 알아서 그 양을 조절하기 때문에 다양한 영양소가 포함된 음식물 속의 콜레스테롤을 너무 겁낼 필요가 없는 것이다.

예를 들어 콜레스테롤이 많이 들어 있는 해산물도 있는데 거기에는 대체로 콜레스테롤을 감소시키는 타우린 등의 물질도 함께 들어 있는 경우가 많으므로 굳이 콜레스테롤에 대한 걱정 때문에 피할 이유가 없는 것이다.

계란도 마찬가지이다. 계란의 노른자에는 콜레스테롤이 많지만 콜레스테롤을 감소시키고 또한 혈관에 부착되는 것을 막아주는 작용을 하는 레시틴 Lecithin도 많이 들어 있기 때문에 그렇게 크게 염려할 필요가 없다. 특히 성장기에 있는 어린이들에게 하루에 한두 개 정도의 계란은 훌륭한 영양식이 될 것이며 성인도 하루에 한 개 정도는 피할 이유가 없다.

외국의 한 연구에 의하면 80만 명을 대상으로 식생활 습관을 조사한 결과, 콜레스테롤이 많이 들어 있는 계란의 노른자위를 먹은 사람들이 콜레스테롤이 적게 들어 있는 흰자위만을 먹은 사람들에 비해 관상동맥경화증 등의 순환기질환으로 사망하는 비율이 오히려 낮다는 사실도 밝혀졌다. 이러한 연구결과는 콜레스테롤 자체를 염려한 나머지 음식을 너무 가려 먹으면, 여러 가지 좋은 영양소가 들어 있는 식품을 섭취하지 못해 오히려 득보다 실이 클 수 있다는 점을 시사해 주고 있다. 그러므로 콜레스테롤이 많이 들어 있는 식품을 즐겨 먹어 왔는데도 혈액 속의 콜레스테롤 수치가 증가되지 않았다면 굳이 지금에 와서 피할 이유가 없다. 콜레스테롤이 많이 들어 있는 식품이 혈액 속의 콜레스테롤을 증가시키는 결정적인 원인이 되는 것이 아니니 말이다.

그렇다고 해서 콜레스테롤이 많이 들어 있는 식품을 무작정 먹으라는 것은 물론 아니다. 하루에 섭취하는 콜레스테롤의 양은 300㎎ 이하가 바람직하며 간에서의 콜레스테롤 생성조절 능력은 어떠한가, 콜레스테롤을 감소시키는 식품을 함께 섭취하고 있는가, 운동은 얼마만큼 하고 있는가 등을 전체적으로 고려해야 할 것이다.

든든한 세포를 위한 조건, 인지질

세포막을 구성하는 인지질

건강하다는 것은 인체의 기본 구성단위인 세포가 튼튼하다는 것을 전제로 한다. 세포가 튼튼하려면 세포막이 튼튼해야 한다. 앞서 세포막은 생명활동을 지키는 성곽에 비유할 수 있다고 한 바 있다. 세포막에는 성곽의 출입문인 성문처럼 여러 가지 물질이 통과하는 무수한 구멍과 자동조절장치, 감지장치가 섬세하면서도 훌륭하게 갖추어져 있다. 만약 세포막에 이상이 생기면 곧 세포에 이상이 생겨 질병이 발생하게 된다.

세포막을 자세히 들여다보면 주로 단백질과 지방분자가 모여서 모자이크 형의 막膜을 이루고 있다. 이 중 단백질이 약 60%, 지방이 약 40%를 차지하는데 40%를 차지하는 지방은 다시 인지질(약 65%), 콜레스테롤(약 25%), 그 외의 다른 지방(약 10%)으로 이루어져 있다. 세포막이 이처럼 모자이크처럼 보이는 것은 인지질 *Phospholipds* 바탕에 다양한 단백질이 박혀 있기 때문이다. 그리고 모자이크 형의 인지질막은 유동성을 가지고 있어서 그 위를 단백질이 자유로이 떠돌아다닌다. 그리고 콜레스테롤은 세포막에 쐐기처럼 박혀 있어 인지질막이 안정된 구조를 가지면서도 유동성을 유지할 수 있게 도와주는데, 이렇게 세포막이 안정되고 유동성을 유지하기 때문에 물질들이 잘 통과할 수 있는 것이다.

만약 세포막의 유동성이 떨어지면 어떻게 될까? 예를 들어 신경세포막의 유동성이 떨어지면 신경계의 신진대사, 정보전달, 정보저장 같은 신경세포의 기능이 함께 장애를 받게 된다. 이러한 결과는 모든 세포들에서도 마찬가지일 것이다.

오늘날에는 지방이 에너지원으로서의 가치를 잃고 있는 형편이지만, 인지질과 콜레스테롤은 세포막을 튼튼히 한다는 점에서 여전히 우리 몸에서 매우 중요한 역할을 담당하고 있다. 그러므로 지방식품을 섭취하는 데 있어 에너지원의 공급 측면보다는 세포막을 구성하는 재료인 인지질과 콜레스테롤을 섭취한다는 점에 신경을 쓰는 것이 필요하다.

웅담의 주성분, 인지질

인지질은 세포막의 주요성분으로서 두 개의 지방산과 인 *Phosphous* 이 결합되어 있으며, 여기에 세린 *Serine* 또는 콜린 *Choline* 의 결합에 따라 포스파티딜세린(Phosphatidyl Serine : PS)과 포스파티딜콜린(Phosphatidyl Choline : PC)으로 불린다. 인지질의 약 90%는 포스파티딜콜린인데 이것은 흔히 레시틴 *Lecithin* 이라고 불린다(흔히 인지질과 레시틴은 같은 의미로 사용된다). 다음은 레시틴의 다양한 역할들이다.

- 일반적으로 레시틴은 신체조직의 지방 중에서 1/10 정도만을 차지하지만, 뇌의 경우에는 지방의 1/3을 레시틴이 차지하고 있다. 이러한 사실은 레시틴이 뇌에 그만큼 중요하다는 것을 의미한다. 레시틴에서 떨어져 나온 콜린은, 치매를 예방하고 두뇌활동을 촉진시키는 역할을 하는 아세틸콜린 *acetylcholine* 이라는 신경전달물질의 필수성분으로 사용된다. 또한 레시틴은 뇌신경조직뿐만 아니라, 부신·심장·폐·간 등의 활동에 중요한 역할을 하며, 특히 지방분해대사를 촉진시켜 지방간을 예방하는 역할을 한다.

- 레시틴은 혈액 속의 콜레스테롤 수치를 낮추는 역할을 한다. 레시틴은 물에 잘 녹지 않는 다른 지방성분을 녹이는 '유화乳化작용'을 하는데, 특히 덩어리가 큰 LDL을 혈액 중에 용해되도록 함으로써 LDL-C의 수치를 낮춘다. 또한 레시틴은 HDL과 콜레스테롤 사이의 접착제 역할도 하기 때문에 혈관벽에 부착되어 있는 콜레스테롤을 HDL-C의 형태로 만들어 간으로 이동시킴으로써 혈액 속의 콜레스테롤 수치를 낮춘다. 한편 레시틴의 유화작용은

지방의 소화를 용이하게 하는 효과도 있다.

- 레시틴은 비타민 A, E와 같은 지용성 물질의 흡수를 촉진시킨다.
- 레시틴은 무기질(아연, 칼슘 등)의 활동에 장해가 되는 지방을 유화 · 제거해 줌으로써 무기질의 기능을 활성화시킨다.

이처럼 인지질은 다양하고도 중요한 기능을 담당하고 있다. 예로부터 영약으로 그 효험이 익히 알려진 곰쓸개(웅담)의 주성분이 바로 인지질이라는 사실은 인지질의 중요성을 다시 한번 생각하게 만들어준다.

어떤 식품에 많이 들어 있을까?

레시틴은 내장 고기(간, 염통, 허파, 곱창), 그리고 알의 노른자에도 많이 들어 있다(다만 이러한 식품에는 콜레스테롤이 많이 들어 있다는 것이 문제다). 한편 콩, 곡류의 씨앗류와 견과류에도 레시틴이 많이 포함되어 있다.

동물성 지방은 나쁘다?

우리의 식탁에 자주 오르는 쇠고기, 돼지고기에 대하여 생각해 보자. 쇠고기나 돼지고기와 같은 동물성 식품에는 실온에서 딱딱한 덩어리를 형성하는 포화지방산이 많이 들어 있다. '기름은 물과 섞일 수 없다'라는 말이 있듯이 지방은 근본적으로 물에 용해되지 않는 성질을 가지고 있는 데다가, 포화지방산은 체온보다 훨씬 높은(스테아르산은 71℃, 팔미트산은 63℃) 상태에서 녹기 때문에 체내에서 소화 · 흡수되어 이동하는 데 많은 제한을 받을 수밖에 없다. 또한 포화지방산에는 콜레스테롤 및 플러그*plaque*가 많이 포함되어 있다. 이 때문에 동물성 식품을 많이 섭취하면 그 속의 포화지방산이 세포막을 구성하고 있는 인지질과 결합하여 세포막의 강도를 단단하게 하여 탄력성을 감소시킨다. 더 나아가 콜레스테롤이 혈관벽에 달라붙어 동맥경화를 유발하여 심근경색증, 고혈압, 뇌졸중 등 혈관질환의 발생 가능성을 높인다. 또한 동물성 지방을 많이 섭취하면 결장암과 직장암, 전립선암, 유방암 등에 걸릴 확률이 높아진다.

지금까지 나열한 것만 보면 건강을 지키기 위해선 동물성 지방을 안 먹으면 그만이라고 생각하기 쉽다. 그러나 동물성 지방에는 나쁜 점만 있는 것이 아니다.

포화지방산은 활성산소에 강해서 좀처럼 산화 변질되지 않는다는 장점이 있으며 특히 비타민 B_1의 중요한 공급원이 된다. 비타민 B_1은 쌀겨나 야채에도 들어 있지만 이는 조리 중에 물에 녹아 없어지거나 파괴될 가능성이 큰 반면, 돼지고기에 포함된 비타민 B_1은 쉽게 파괴되지 않는다.

그리고 〈표 4-1〉에서 보았던 바와 같이 돼지기름에는 불포화지방산도 포함되어 있으므로 기름덩어리를 제거했다면 돼지고기 속에 포함되어 있는 정도의 지방은 과식하지 않는 한, 크게 염려할 필요가 없다. 또한 쇠고기에도 비타민 B 복합체를 비롯하여 철분, 인산, 아연 등의 무기질이 풍부히 들어 있으므로 지방이 걱정된다고 해서 돼지고기나 쇠고기를 전혀 먹지 않으면 단백질과 비타민, 무기질이 부족해지기 십상이다.

이처럼 동물성 식품에 많이 포함되어 있는 포화지방산을 전혀 섭취하지 않는 것도 문제가 될 수 있다. 게다가 가장 기본적인 욕구인 식욕마저 저버린다는 것은 너무 가혹한 일이 아닌가! 지나치게 많이 먹는 것이 문제가 되는 것이고, 적당량의 동물성 식품의 섭취는 오히려 권장할 만하다. 이상적인 포화지방산의 섭취량은 총 섭취열량의 6~7% 정도가 적당하다고 하겠다.

식물성 기름이 좋다?

요즘 식품광고를 보면 동물성 기름 대신 식물성 기름만을 사용했다는 점을 강조하며 이를 제품의 큰 장점으로 부각시키는 경우가 많다. 과연 무슨 이유에서일까?

식물성 기름은 동물성 포화지방과 달리 액체이고 필수지방산이 포함되어 있다. 또한 콜레스테롤이 포함되어 있지 않으면서 LDL-C을 감소시키기 때문에 우리 몸에 좋은 것으로 알려져 있다. 이런 식물성 기름에는 〈표 4-1〉에서 볼 수 있는 것처럼 주로 다가불포화지방산과 단가불포화지방산이 많이 들어 있는데 우선 이것들의 특성부터 알아보자.

다가불포화지방산은 활성산소 공격의 대상이다

다가불포화지방산은 필수지방산이다. 지금으로부터 70여 년 전에 시행된 한 실험결과는 이런 다가불포화지방산의 필요성을 잘 보여준다.

다음과 같은 아주 오래된(1929년) 실험결과가 있다. 흰쥐를 사육하면서 지방이 전혀 포함되지 않은 사료를 준 결과 털이 빠지고, 성장이 중지되고, 신장에 출혈이 생기거나 심지어 일찍 죽어버리는 증상이 나타났다. 그리고 이러한 증상이 신행중인 쥐에게 포화지방산과 단가불포화지방이 포함된 사료를 주었으나 효과가 없었고, 면실유에 수소를 첨가한 가공사료를 주었더니 오히려 증상이 더욱 악화되었다. 그런데 다가불포화지방산인 리놀레산이나 알파-리놀렌산이 포함된 사료를 준 결과 이 사료가 그러한 증상의 예방·치료에 도움이 된다는 사실이 발견되었다. 이유인즉 포화지방산이나 단가불포화지방산은 체내에서 합성이 가능하지만 다가불포화지방산은 체내에서 합성이 불가능하기 때문이었다. 그래서 이들 다가불포화지방산을 음식물 등을 통해 반드시 외부로부터 섭취되어야 한다고 하여 '필수지방산'이라고 부르게 되었다.

다가불포화지방산의 명확한 기능들은 아직 다 밝혀지지 않고 있지만 대체로 다음과 같은 역할을 하는 것으로 알려져 있다.

- 세포막을 구성하고 있는 인지질에는 다가불포화지방산이 함께 결합되어 있는데, 다가불포화지방산은 영하 10℃ 이하에서도 액체상태를 유지하기 때문에 세포막이 딱딱해지는 것을 막고 유동성을 효과적으로 유지시켜 준다.
- 호르몬과 유사한 생리작용을 하는 아이코사노이드의 재료가 된다.
- LDL-C 수치를 감소시킨다.

이와 같은 이유 때문에 다가불포화지방산이 많이 들어 있는 식물성 기름이 좋다고 하는 것이다. 그런데 다가불포화지방산은 항상 우리 몸에 유익하기만 한 걸까?

다가불포화지방산은 활성산소 공격에 매우 취약하다는 문제점을 가지고 있다. 포화지방산은 활성산소의 공격에 좀처럼 산화·변질되지 않는 반면, 다가불포화지방산은 활성산소의 공격을 매우 쉽게 받아 과산화지질로 변질되는 결점이 있다. 과산화지질은 역시 주변물질을 공격하여 자기와 같은 과산화물질로 변질시킨다. 예를 들어 혈관세포막을 구성하고 있는 인지질과 결합된 다가불포화지방산이 활성산소의 공격을 받으면 쉽게 과산화지질로 변질되고 그것이 인지질과 단백질로 구성된 혈관세포막을 파괴시켜 동맥경화를 촉진시키는 것이다.

만약 다가불포화지방산이 과산화지질로 변질되지 않는다면 혈관세포막이 파괴되지 않은 것이다. 따라서 콜레스테롤이 혈관세포막에 달라붙지 않을 것이다. 즉 동맥경화의 일차원인은 활성산소와 다가불포화지방산이라고 할 수 있는 것이다.

【활성산소→다가불포화지방산→과산화지질→혈관세포막 파괴→(파괴된 혈관세포막+콜레스테롤)→동맥경화】

이처럼 콜레스테롤보다 오히려 식물성 기름인 다가불포화지방산이 활성산소에 의해 과산화지질로 변질되는 것이 동맥경화 발생의 직접적인 원인이라는 사실은 매우 중요한 문제이다. 지금까지 대부분의 사람들은 동맥경화의 주범으로 콜레스테롤만을 염려해 왔지만 필수지방산인 다가불포화지방산(조금이라도 부패한 것)을 필요 이상으로 섭취하는 행동을 더 주의해야 하는 것이다.

성인의 경우 필수지방산의 결핍을 예방하려면 다가불포화지방산인 리놀레산을 총 섭취열량의 약 1~2% 정도, 알파-리놀레산을 약 1% 정도 섭취하는 것이 좋다고 한다. 그런가 하면 이보다는 여유 있게 리놀레산을 3~4% 정도 섭취하는 것이 바람직하다는 얘기도 있다. 예를 들어 하루에 2,500kcal를 섭취하는 성인의 경우 리놀레산으로부터 총 섭취열량의 3%(75kcal) 정도를 리놀레산으로부터 얻기 위해서는 약 8.3g의 리놀레산을 곡물류나 야채 및 과일에서 섭취해야 한다. 그런데 우리나라 사람의 경우 식물성 식품을 주식으로 하기 때문에 리놀레산의 결핍은 거의 염려할 필요가 없다. 그리고 리놀레산은 얼마 전까지 알려진 것과는 달리 LDL-C만을 감소시키는 것이 아니라 HDL-C도 동시에 감소시키기는 것으로 밝혀졌기 때문에 굳이 특별히 신경써 가면서까지 먹을 필요는 없는 것이다.

그런데 알파-리놀렌산은 사정이 좀 다르다. 물론, 야채나 과일 및 곡물류에 알파-리놀렌산이 어느 정도 들어 있기는 하지만, 우리가 즐겨 먹지 않는 잎사귀나 뿌리에 주로 함유되어 있기 때문이다.

또한 다음과 같은 문제도 생각해 볼 수 있다. 야생동물은 잎사귀와 뿌리를 주로 먹는 데다가 활동량도 많기 때문에 포화지방 자체는 적지만 알파-리놀렌산은 상대적으로 많이 포함되어 있다. 반면에 사육되는 가축은 주로 곡물 위주의 사료를 먹으면서 좁은 축사에 갇혀서 활동량이 적기 때문에 포화지방 자체는 많지만 알파-리놀렌산은 거의 없고 리놀레산이 많이 포함되어 있다. 그러므로 우리는 이래저래 리놀레산은 필요 이상으로 섭취하는 반면에 알파-리놀렌산은 상대적으로 적게 섭취하고 있는 것이다. 여기에다 콩이나 옥수수 등으로 제조된 상업용 식용유까지 듬뿍 쳐서 먹거나 튀겨 먹는다고 생각해 보자. 가뜩이나 과산화지질로 변질되기 쉬운 리놀레산이 우리 몸에 넘쳐 흐르게 될 것이다. 그로 인한 결과는 이미 앞에서 상세하게 설명했다.

여기서 우리의 식생활을 좀더 생각해 보기 위해 주로 다가불포화지방산인 식물성 기름, 즉 식용유에 대해 간단히 살펴보기로 하자. 식용유는 콩, 깨, 옥수수, 견과류 등을 정제하여 고온으로 볶고, 부수고, 기계적 압착으로 짜내고, 정제하고, 표백하는 등, 매우 복잡한 일련의 과정을 거쳐 제조된다. 이러한 제조과정에서 식용유는 탄수화물, 단백질, 레시틴, 비타민, 무기질, 섬유질 등이 파괴되어 영양학적 가치를 거의 상실하게 되고 제조과정에서 어쩔 수 없이 공기에 노출되어 산화된다. 더 나아가 산화를 막는다고 우리 몸이 처리하기에 매우 곤란한 합성 항산화제(BHT, BHA)까지 첨가한다. 이렇게 제조된 식용유를 가지고 쇠고기, 돼지고기, 닭고기, 생선 등을 볶고, 지지고, 튀겨서 우리는 맛있다고 많이 섭취하고 있다. 게다가 튀긴 음식을 곧바로 먹는 것도 아니고 시간을 지체하거나 장시간 공기 중에 노출시킨 후에 섭취하는 것도 흔한 일이다. 이렇게 되면 우리가 먹는 것은 더 이상 음식이 아니라, 아무런 영양가가 없는 과산화지질 덩어리에 불과하게 된다. 따라서 필수지방산을 섭취하려면 콩기름을 먹지 말고 콩을 먹어야 하고 참기름을 먹지 말고 참깨를 먹어야 하는 것이다.

한편 흔히 먹는 각종 과자류나 아이스크림, 라면과 같은 종류의 인스턴트 식품은 어떠할까? 인스턴트 식품은 식용유가 첨가되지 않은 것이 거의 없는 실정이다. 더구나 인스턴트 식품의 제조과정에서 포함된 식용유는 이중삼중으로 과산화지질로 변질되어 있다고 볼 수 있다. 결국 우리는 별다른 생각 없이 엄청난 양의 식용유(더 이상 식용이라고 볼 수 없는 과산화지질 덩어리)를 우리 몸속으로 쏟아부으면서도 다른 한편에서는 '건강'을 외치고 있는 셈이다.

단가불포화지방산은 활성산소의 공격을 거의 받지 않는다

단가불포화지방산은 필수지방산이 아니며 HDL-C를 감소시키지 않지만 LDL-C를 감소시킨다. 또한 열에 의해 쉽게 산화되지 않고 활성산소에 강하기 때문에 가열하는 요리에 알맞다. 단가불포화지방산이 많이 들어 있는 기름은 올리브유나 카놀라유인데, 이들 기름에 들어 있는 올레산은 간접적으로 항산화제 작용을 함으로써 비타민 E를 돕는다. 단가불포화지방산의 섭취는 총 섭취열량은 7~8% 정도가 적당하다.

등푸른 생선이 좋다?

등푸른 생선기름이 좋다

학자들은 오래 전부터 에스키모, 일본의 어부, 태평양 연안의 인디언들에게서 관상동맥 심장질환을 거의 찾아볼 수 없다는 사실에 관심을 가지고 많은 연구를 해 왔다. 오랜 연구결과 이들이 주로 먹는 생선 속에 풍부하게 들어 있는 오메가-3계의 다가불포화지방산인 EPA 및 DHA에 그 비밀이 있다는 견해가 유력하게 주장되었다. 생선에 들어 있는 EPA와 DHA의 특성을 살펴보면 다음과 같다.

- EPA와 DHA는 영하 49℃ 이하에서도 액체상태를 유지하고 있기 때문에 체내에 존재하는 포화지방산이나 콜레스테롤을 용해시켜 혈액 속의 중성지방과 콜레스테롤을 감소시키며 HDL-C를 활성화시켜 줌으로써 동맥경화를 예방하는 역할을 한다.
- 혈소판의 응집력을 억제시킴으로써 혈전(핏덩어리)의 형성을 감소시켜 혈액순환을 촉진키고 혈관을 확장시켜 혈압을 낮추는 역할을 한다.
- 암세포의 발생을 예방하고 이미 발생한 암세포의 증식을 지연시키는 데도 도움을 준다.

여기서 같은 필수지방산으로 오메가-6계인 리놀레산과 오메가-3계인 EPA와 DHA에 대한 비교연구를 소개하고자 한다. 다음은 쥐에게 옥수수기름과 생선기름을 먹이고 대장암 발생률을 조사한 연구이다.

생선기름과 옥수수기름을 각각 전체 섭취량의 5%씩 먹은 집단과 23.5%씩 먹은 집단의 암 발생률을 비교해 보면, 5%의 생선기름과 옥수수기름을 먹은 집단의 경우 암 발생률이 각각 17%와 25%였고 23.5%의 생선기름과 옥수수기름을 먹은 집단의 경우에는 각각 17%와 63%였다. 즉, 생선기름의 경우 5%를 먹은 집단과 23.5%를 먹은 집단 사이에 대장암 발생률이 별다른 차이를 보이지 않았지만, 옥수수기름의 경우 5%를 먹은 집단과 23.5%를 먹은 집단 사이에는 큰 차이가 나타났다. 이러한 결과는 옥수수기름(오메가-6계 리놀레산)은 발암촉진작용이 있는데 비하여, 생선기름(오메가-3계 EPA와 DHA)은 발암촉진작용이 없거나 오히려 억제하는 효과가 있음을 말해 주고 있는 것이다. 이러한 효과는 대장암이나 유방암뿐만 아니라 전립선암, 폐암 등의 경우에도 마찬가지임이 실험을 통해서 입증되었다.

오메가-3계 알파-리놀렌산은 EPA와 DHA를 만들어내는 원료가 되기는 하지만 인체에서 만들어지는 과정에는 여러 가지 제한요소가 따르기 때문에, 생선 기름의 EPA와 DHA에 비하면 그 효과가 크게 떨어진다. 게다가 현실적으로 리놀레산은 많이 먹는 반면에 알파-리놀렌산은 적게 먹는 것이 사실이므로 효과가 좋은 EPA와 DHA가 풍부하게 들어 있는 등푸른 생선을 적당히 섭취할 필요가 있는 것이다. 그럼 여기서 DHA의 역할에 대해서 잠시 짚고 넘어가자.

• DHA는 뇌의 신경기능을 발달시키는 원료가 된다

DHA가 뇌신경계의 활동에 중요한 역할을 하고 있다는 것이 알려진 것은 영국에서 《The Role of Fats in human Nutrition》이라는 책이 출간된 1985년부터였다고 생각된다. 그 후의 연구결과들을 간단히 소개하면 다음과 같다. 뇌신경세포에는 DHA가 많이 존재하고 있음이 발견되었는데, 이는 뇌신경세포 구성에서 DHA가 중요한 역할을 하고 있음을 간접적으로 보여주는 것이라 할 수 있다. 예를 들어 미숙아를 각각 모유와 우유로 키운 후, 이들이 8세가 되었을 때의 평균 지능지수IQ를 비교한 연구에서 모유를 먹은 집단이 103이었고 우유를 먹은 집단은 92.8로 보고되었다. 이러한 결과는 모유와 우유에 포함되어 있는 DHA 양의 차이에서 기인한 것으로 보여진다.

또 다른 연구결과도 살펴보자. DHA를 포함한 사료를 먹은 쥐가 출산한 새끼쥐와 DHA가 포함되어 있지 않은 사료를 먹은 쥐가 출산한 새끼쥐에게 각각의 어미 쥐의 젖을 먹이고, 그 후에는 각각 어미쥐와 같은 사료를 먹게 했다. 그 결과 DHA를 포함한 사료를 먹은 쥐의 젖에는 DHA가 1.5% 함유되어 있었지만 그렇지 않은 쥐에는 0.1%밖에 검출되지 않았다. 또한 새끼쥐의 기억학습능력 실험에서는 DHA가 포함된 사료를 먹인 집단이 그렇지 않은 집단보다 확실히 우수했다. 이러한 결과는 DHA가 뇌의 신경기능을 발달시키는 역할을 한다는 것을 증명해 주는 것이다.

• **노인성 치매를 억제한다**

노인성 치매증은 뇌출혈 등의 후유증으로 일어나는 '뇌졸중형' 과 아직까지는 그 원인이 완전히 알려지지 않은 '알츠하이머형' 으로 크게 나눌 수 있다. 그런데 최근 알츠하이머형 치매환자의 경우 뇌의 신경전달물질인 아세틸콜린이 극단적으로 감소한다는 사실이 밝혀졌다. 아세틸콜린의 분비량이 감소되면 뇌의 활동기능이 제대로 발휘될 수 없는 것은 당연한 일이다.

아세틸콜린은 나이를 먹어감에 따라 뇌의 노화현상으로 인해 그 분비량이 감소된다. 또한 뇌의 활동이 많으면 많을수록 아세틸콜린이 소모됨으로써 분비량이 점차 감소하게 된다. 그런데 아세틸콜린과 밀접하게 관계가 있는 것이 세포막을 구성하는 레시틴이다. 체내에 흡수된 레시틴은 간에서 분해되어 콜린이라는 물질을 만들어내는데, 이 콜린이라는 물질이 뇌로 옮겨져서 아세틸콜린의 원재료가 되는 것이다. 따라서 레시틴이 간에서 충분히 분해되면 아세틸콜린의 감소를 막는 효과가 있다.

최근 연구보고에 의하면, 알츠하이머형 치매환자의 경우 뇌신경세포막의 레시틴 중에 함유되어 있는 DHA의 양이 정상인의 절반 정도에 불과하다고 한다. 그러나 DHA의 감소가 치매의 원인인지 아니면 치매가 진행됨에 따라 DHA가 감소하는 것인지에 대해서는 아직까지 명확한 결론이 나타나지 않고 있다. 어쨌든 DHA가 뇌신경세포막의 중요한 구성성분일 뿐만 아니라, 세포막의 유동성을 향상시키고 아세틸콜린의 원재료가 되기 때문에 뇌의 활동과 밀접한 관련을 가진다는 점에서는 반론이 있을 수가 없다.

결론적으로 생선기름에 포함된 DHA와 EPA는 뇌신경세포의 기능을 높여주고 기억학습능력을 향상시킬 뿐만 아니라 암을 비롯한 관절염, 고혈압, 심장질환의 예방과 치료에 중요한 역할을 한다.

등푸른 생선은 많이 먹어도 좋을까?

앞에서 EPA와 DHA의 여러 가지 좋은 점이 설명되었다. 이처럼 좋은 점이 많으니 될 수 있는 대로 많이 먹는 것이 좋을까? 그렇지는 않다. 여기서도 '적당한 것이 좋다'는 진리가 적용된다. 다음 몇 가지 경우를 생각해 보자.

- EPA와 DHA는 오메가-3계 다가불포화지방산이다. 앞에서 다가불포화지방산은 총 섭취열량의 6~7% 정도로, 이 중에 오메가-3계인 리놀레산은 3~4%, 오메가-3계인 알파-리놀렌산은 1% 정도를 섭취하는 것이 적당하다고 하였다. 이렇게 본다면 EPA와 DHA의 섭취량은 총 섭취열량의 2% 정도가 적당하다고 할 수 있을 것이다. 만약 EPA와 DHA를 많이 먹으면 상대적으로 리놀레산을 적게 먹어야 하고 더 나아가 포화지방산도 적게 먹어야 하므로 영양의 균형은 깨지게 된다.

  포화지방산을 적게 먹고 불포화지방산을 많이 먹게 되면 결국 세포막이 물렁물렁하게 되어 약해진다. 특히 혈관세포막이 약해지면 심장에서 뿜어내는 혈압에 혈관이 견디지 못하고 파열되는 출혈성 질환, 즉 뇌출혈이나 대동맥출혈 등이 발생할 위험성이 높아진다. 예를 들어 EPA와 DHA를 많이 섭취하는 에스키모인이나 바닷가에 사는 사람들은 고혈압과 관상동맥 심장질환, 뇌경색 등이 적은 반면에, 뇌출혈이나 대동맥출혈 등이 생겨 갑자기 죽는 경우가 많다.

- EPA와 DHA도 어디까지나 다가불포화지방산이므로 활성산소의 공격을 받기 쉽다. 그러므로 EPA와 DHA가 많이 들어 있는 등푸른 생선을 많이 먹는다면 그만큼 체내에 과산화지질이 증가할 가능성이 높다. 과산화지질의 위험성은 이미 여러 곳에서 언급된 바 있다. 어쨌든 식물성 기름 못지 않게 생선기름에도, 활성산소의 공격을 받기 쉬운 다가불포화지방산이 많이 포함

되어 있기 때문에 무엇보다 신선한 것을 먹는 것이 중요하다.

상식적인 문제이지만 다가불포화지방산인 식물성 기름, 특히 몇 번이고 튀겨낸 기름에 생선을 튀겨 먹는다면 그야말로 바보 같은 일이 아닐 수 없다. 또한 신선한 생선을 먹는다고 하더라도 활성산소의 공격은 몸 안에서도 이루어지기 때문에 과다섭취는 역시 문제가 된다. 다가불포화지방산을 섭취할 때에는 언제나 항산화제 식품, 예를 들어 비타민 C와 E, 카로틴이 많이 포함된 채소 등을 함께 먹는 것이 좋다.

이상의 내용에서 알 수 있듯이, EPA와 DHA를 포함하여 다가불포화지방산은 좋고 포화지방산은 나쁘다는 식의 이분법적인 생각은 금물이다. 포화지방산과 불포화지방산을 적당한 비율로 골고루 섭취하는 것이 중요하다. 즉 지방의 섭취량은 총 섭취열량의 20% 정도가 좋은데 이 중 포화지방 6~7%, 단가불포화지방 7~8%, 다가불포화지방산 6~7%로 섭취하는 것이 바람직하다. 그리고 다가불포화지산 중에 리놀레산은 3~4% 정도, 알파-리놀렌산은 1% 정도, 그리고 EPA와 DHA는 2% 정도가 적당하다.

다가불포화지방산 중에 리놀레산의 섭취부족은 좀처럼 생기지 않으므로 가능한 한 리놀레산의 식용유를 줄이는 것이 좋으며, 대신 부족하기 쉬운 알파-리놀레산, 특히 EPA와 DHA 섭취를 위해 신선한 등푸른 생선을 먹는 것이 좋다. 하지만 이것 역시 필요한 만큼만 먹는 것이 좋다. 예를 들어 일주일에 2~3번 정도 등푸른 생선의 지방부위를 3~4조각 정도 먹는 것이 적당하다. 이제 우리는 야채에 식용유를 듬뿍 쳐서 먹는다거나 식용유에 생선을 튀겨 먹는 것이 얼마나 잘못된 식생활 습관인가를 충분히 알게 되었다.

아이코사노이드는 강력한 생리작용을 한다

아마 지금까지의 내용만으로도 머릿속이 어지러운 독자들이 많을 것이다. 하지만 '아이코사노이드 *Eicosanoids*' 라는 물질에 대해서 이야기하지 않을 수 없다. 1982년에 존 베인 *John Veane* 등이 호르몬과 유사한 물질인 아이코사노이드를 발견하여 노벨 의학상을 받았다. 이 물질은 생리적 기능을 조절하는 강력한 물질로서 건강에 매우 중요한 역할을 한다.

우리 몸을 조절하는 호르몬은 시상하부의 지시를 받아 내분비계의 호르몬선에서 분비되고 혈액을 통하여 필요한 곳으로 이동하여 대체로 오랜 시간 작용을 한다. 반면, 아이코사노이드는 우리 몸의 거의 어디서나 분비되며 그 곳에서 불과 몇 초 동안 세포와 세포 사이를 옮겨다니면서 작용하고 사라진다. 결국 아이코사노이드는 우리 몸의 이곳저곳에서 인슐린, 노르아드레날린, 코르티솔 등의 호르몬 체계뿐만 아니라 심장혈관계, 면역체계, 신경체계, 생식 기능 등 관여하

좋은 아이코사노이드	나쁜 아이코사노이드
혈관을 확장시킨다	혈관을 수축시킨다
세포증식을 통제한다	세포증식을 촉진한다
혈소판 응고를 억제한다	혈소판 응고를 촉진한다
글루카곤을 증가시킨다	인슐린을 증가시킨다
면역체계를 증강시킨다	면역체계를 약화시킨다
통증을 완화시킨다	통증을 증가시킨다
지구력을 증가시킨다	지구력을 감소시킨다

〈표 4-3〉 아이코사노이드의 작용

지 않는 부분이 없을 정도로 중요한 물질이다.

그런데 콜레스테롤이 HDL-C, 또는 LDL-C의 상태에 있느냐에 따라 건강에 좋은 콜레스테롤, 또는 나쁜 콜레스테롤이라고 하듯이 아이코사노이드도 생성 상태에 따라 〈표 4-3〉과 같이 건강에 좋을 수도 있고 나쁠 수도 있는 반대작용을 한다.

그래서 '나쁜' 아이코사노이드 생성방향으로 기울수록 그만큼 각종 질병이 촉진되고, 반대로 '좋은' 아이코사노이드 생성방향으로 기울수록 질병들이 예방되고 개선된다.

그렇다면 우리의 관심은 아이코사노이드가 어떻게 생성되며, 어떻게 해야 좋은 방향으로 생성시킬 수 있는가로 옮겨진다. 먼저 생성과정에 대해서 간단히 살펴보자.

아이코사노이드의 원재료는 다가불포화지방산이다. 바로 여기에 다가불포화지방산의 가치가 있는 것이다. 그 중에 오메가-3계 지방산인 DHA는 '좋은' 아이코사노이드를 생성한다. 그러나 오메가-6계 지방산인 리놀레산은 상황에 따라 '좋은' 아이코사노이드를 생성하기도 하고 '나쁜' 아이코사노이드를 생성하기도 한다. 이러한 점에서도 우리가 많이 먹게 되는 식물성 기름인 리놀레산이 문제가 되는 것이다. 리놀레산이 아이코사노이드를 생성하는 과정을 살펴보자.

리놀레산 Linoleic Acid은 우리 몸에서 먼저 감마-리놀렌산 γ-Linolenic Acid으로 전환되고, 감마-리놀렌산은 디호모-감마-리놀렌산 Dihomo-γ-Linolenic Acid으로 전환된 후에 바로 '좋은' 아이코사노이드로 전환되거나, 아니면 한 과

【리놀레산→감마-리놀렌산→디호모-감마-리놀렌산→(아라키돈산)→아이코사노이드】

정을 더 거쳐 아라키돈산 *Arachidonic Acid* 으로 전환된 후에 '좋은' 또는 '나쁜' 아이코사노이드로 전환된다.

우리는 모든 대사과정에서 효소의 작용이 중요하다는 것을 알고 있다. 마찬가지로 위의 과정에서도 델타-6불포화효소와 델타-5불포화효소가 중요하게 작용한다. 즉, 리놀레산이 감마-리놀렌산으로 전환될 때에는 델타-6불포화효소가 작용하고, 디호모-감마-리놀렌산이 아라키돈산으로 전환될 때에는 델타-5불포화효소가 작용한다.

그렇다면 우리가 어떻게 해야 할지는 이미 결론 내려진 것과 다름없다. 델타-6불포화효소의 작용을 촉진시키고, 델타-5불포화효소의 작용을 억제시키면 아라키돈산이 만들어질 수 없으며, 따라서 '나쁜' 아이코사노이드도 생성되지 않기 때문에 더 바랄 나위가 없을 것이다.

델타-6불포화효소의 작용은 대체로 30세까지는 매우 활발하게 작용하지만 그 이후부터 서서히 감소하기 시작한다. 이것이 노화의 한 원인이라고 할 수 있다. 어쨌든 델타-6불포화효소의 작용을 촉진시키는 요인으로는 양질의 단백질을 충분히 섭취하는 것을 들 수 있고, 억제하는 요인으로는 허약한 체력과 비만, 스트레스, 포화지방산의 과다섭취, 마가린 섭취, 탄수화물의 과다섭취, 알코올의 섭취, 알파-리놀렌산의 과다섭취, 심지어 리놀레산 자체의 과다섭취 등을 들 수 있다.

한편 델타-5불포화효소의 작용을 억제시키는 요인으로는 세로토닌과 글루카곤의 적절한 분비를 들 수 있는 반면, 촉진시키는 요인으로는 인슐린의 분비를 들 수 있다.

따라서 우리는 유익한 아이코사노이드 생성을 바란다면 다음과 같은 점에 관심을 둘 필요가 있다.

- 포화지방산의 과다섭취는 물론, 다가불포화지방산인 리놀레산과 알파 - 리놀렌산의 과다섭취를 피한다.
- 알코올의 섭취를 가능한 한 피한다.
- 글루카곤 분비를 촉진시키기 위해 양질의 단백질을 적당량 섭취한다.
- 인슐린 과다분비를 억제하기 위해 탄수화물, 특히 혈당지수가 높은 탄수화물의 과다섭취를 피한다.
- 체력을 튼튼히 하고 스트레스를 가능한 적게 받는다. 특히 스트레스는 델타-6불포화효소의 작용을 억제하는 동시에 인슐린의 분비를 증가시켜 델타-5불포화효소의 작용을 촉진시키므로, 해로운 아이코사노이드의 생성을 촉진시키는 중요한 원인이 된다.
- 햇볕을 받으면서 운동을 하면 스트레스 자체가 해소됨과 동시에 인슐린 분비도 조절된다. 뿐만 아니라 특히 세로토닌 분비를 증가시켜 좋은 아이코사노이드의 생성을 촉진시키게 된다. 세로토닌은 유익한 아이코사노이드의 생성에 직접 관여하는데, 상대적으로 유익한 아이코사노이드는 세로토닌의 효과를 증진시키는 상호관계가 있다.

지방의 연소는 산소를 필요로 한다

지방은 같은 무게의 탄수화물이나 단백질보다 2배 이상의 열량을 지니고 있으며 또한 연소되는 데 필요한 산소 요구량도 많다. 탄수화물 1g이 연소되기 위해서는 0.75l의 산소가 필요한 데 비하여 지방 1g이 연소되는 데는 약 2.27l의 산소가 필요하다. 즉, 지방이 연소되는 데 필요한 산소의 양은 같은 무게의 탄수화물이 연소되는 데 필요한 산소의 양보다 약 3배가 더 많다. 또한 ATP 생성을 기준으로 볼 때 ATP 1개를 생성할 때 지방은 약 3.96l의 산소를 필요로 하는 데 반하여 탄수화물은 약 3.45*l*를 필요로 한다. 즉 같은 양의 ATP를 생성할 때 지방은 탄수화물보다 약 15%의 산소를 더 필요로 하는 것이다.

이러한 사실은 탄수화물과 성분이 비슷한 순수한 종이를 태우면 그을림이 없이 잘 타지만, 기름이 묻은 종이를 태우면 그을림이 발생하는 것을 보아도 알 수 있다(그을림이 발생한다는 것은 불완전연소를 의미하는 것인데, 불완전연소는 산소가 제대로 공급되지 못하여 산화가 잘 되지 않기 때문에 생기는 결과이다). 이렇게 산소가 충분히 있는 대기 중에서도 기름이 묻은 종이는 잘 연소되지 않는데, 하물며 산소 공급이 쉽지 않은 몸속(미토콘드리아)에서 지방을 연소시키는 것이 얼마나 힘든 일인지는 굳이 설명하지 않아도 쉽게 알 수 있을 것이다.

마가린에 대하여

우리 식탁에 오르는 마가린은 어떤 것인가? 마가린은 식물성 기름인 불포화지방산에 수소를 첨가하여 포화지방산과 유사한 성질로 변형시킨, 가공 처리된 지방산이다. 그래서 마가린에서는 불포화지방산의 특징을 찾아보기 어렵다.

앞서 식물성 기름인 식용유를 제조하는 과정에서 여러 가지 문제가 생긴다고 하였는데, 이를 다시 포화지방산과 유사하게 가공처리된 지방산이다. 즉 마가린 역시 많이 섭취할 경우에는 문제가 생기게 된다. 그럼, 구체적으로 어떤 문제점이 있는지 좀더 생각해 보자.

본래 자연계의 다가불포화지방산은 산화가 잘되는 데 비해 가공처리된 유사 포화지방산(마가린)의 형태는 좀처럼 산화되지 않는다. 산화가 잘 되지 않는다는 것은 무엇을 의미하는 것인가? 그것은 체내에서도 역시 산화가 잘 되지 않는다는 것을 뜻한다. 바로 앞에서 언급했듯이 지방을 연소시키기 위해서 가뜩이나 산소가 많이 필요한데, 더욱이 산화가 잘 되지 않는 지방이라면 그 결과가 어떠할지는 아마 짐작할 수 있을 것이다. 어쨌든 체내에서 산화가 잘 이루어지지 않는다면 에너지 생성을 위한 연료로서의 가치도 그만큼 낮은 것이다. 가공 처리된 유사 포화지방산의 형태도 포화지방산과 같은 성질을 갖고 있기 때문에 세포막의 인지질과 결합하여 세포막을 단단하게 하고 세포막에 존재하는 수용체나 효소의 작용을 방해한다. 이렇게 세포막이 단단하여 유동성이 떨어지면 인슐린 수용체의 감수성이 감소되어 2형 당뇨병에 걸릴 위험성이 높아진다.

이렇게 여러 가지 면에서 가공 처리된 유사 포화지방산은 우리 몸에 해롭다. 하지만 식품가공업계에서는 보관상 잘 썩지 않는다는 이점 때문에 마가린과 같은 가공처리된 유사 포화지방산 제품들을 많이 만들어내고 있다. 그러면서 마치 이들 제품이 불포화지방산의 좋은 점을 그대로 가지고 있는 것처럼 광고하기도 한다. 그러나 이러한 광고는 사실과는 다르다는 것을 알아야 한다. 더구나 가공처리되는 과정에서 방부제, 유화제, 표백제, 감미제 등이 첨가되었을 테니 그 유해성은 미루어 짐작할 수 있을 것이다.

가공처리된 유사 포화지방산의 형태는 한마디로 자연계에 존재하지 않는 지방이다. 따라서 우리 몸이 이러한 지방산을 처리하기 위해서는 DNA가 손상되고, 면역체계가 손상되고, 내분비계 등이 혼란을 일으키게 되는 등 많은 희생을 치러야 한다. 식품은 자연 그대로가 좋은 것이다. 가공될수록 식품의 가치는 그만큼 떨어지며 나아가 우리 몸이 처리할 수 없는 각종 해로운 물질이 첨가되게 마련이다. 현재 우리가 먹고 있는 가공식품 속에는 대체로 지방이 얼마나 포함되어 있으며 특히 다가불포화지방산이 유사 포화지방산으로 얼마나 가공처리되어 있는지 아무도 모른다. 개인에 따라 차이는 있지만 가공처리된 유사 지방산들이 여러 가지 경로를 통해 우리 몸에 들어오고 있다. 대략 1/3은 가정에서 사용하는 쇼트닝, 마가린, 드레싱 등에서, 1/3은 가공식품인 스낵, 쿠키, 크래커,

빵, 케이크, 감자칩, 프렌치 프라이 등에서, 나머지 1/3은 음식을 준비할 때 사용하는 지방과 기름 등에서 들어온다고 보면 된다.

지금까지 우리의 머릿속에는 '동물성 지방 = 나쁜 지방', '식물성 지방 = 좋은 지방' 또는 '생선지방 = 좋은 지방' 이라는 공식이 성립되어 있었다. 그러나 이제 우리의 머릿속에는 이런 공식이 '바른 공식이 아니다' 로 결론이 내려지게 되었다. 덧붙여 가공처리된 지방산이 오히려 콜레스테롤보다 노화와 질병을 촉진시키는 원흉이라는 사실도 깨닫게 되었다.

몸을 구성하는 ‘건축재’, 단백질

고기 반 근의 힘

　겨우 몇 십 년 전만 해도 명절 때가 아니면 고기 한 점 구경하기가 만만치 않았다. 그 시절 가난한 생활 속에서 중노동이나 무더위, 추위 등으로 체력의 한계를 느낄 때, 반 근도 채 안 되는 개고기가 힘을 내는 데 큰 도움을 주었던 것이 사실이다. 이런 체험이 바로 개고기에 ‘보신탕補身湯’이라는 거창한 이름을 지어준 것이다. 보신탕 이외에도 흑염소탕, 생사탕, 사슴피, 심지어는 토룡탕에 이르기까지 보신에 쓰여지는 것들은 모두 동물성 단백질을 재료로 하고 있다(물론 ‘탕’에는 많은 종류의 약초들이 들어가지만, 결국 이것은 모두 보조재료일 뿐이다). 그렇다면 반 근도 채 안 되는 개고기의 단백질이 어떻게 사람들에게 힘을 주었던 것일까?

　자동차가 힘을 내어 잘 달리려면 에너지가 제대로 공급되는 것도 중요하지만, 그 이전에 공급된 에너지를 제대로 활용할 수 있도록 엔진을 비롯한 각 부분의 부속품들을 튼튼히 갖추어놓아야 한다. 이와 마찬가지로 우리가 일상생활을 원만하게 영위하고 또한 장시간 힘든 일이나 운동을 하려면 우선 근육세포를 포함한 모든 세포가 튼튼하게 갖추어져야 한다. 자동차의 에너지원이 휘발유나 디젤이라면 세포의 주요 에너지원은 탄수화물과 지방이다. 그리고 우리 몸에서 이 에너지원을 제대로 활용하는 데 필요한 세포를 구성하는 기본재료는 바로 단백질이다. 따라서 탄수화물과 지방이 에너지원으로써 제대로 공급되느냐에 앞서 세포를 만드는 단백질의 충분한 섭취가 우선되어야 하는 것이다. 결국 개고기 반근으로 사람들이 힘을 얻었던 것은, 그 속에 있는 단백질이 낡고 파괴된 세포를 어느 정도 복구했고 기분을 좌우하는 신경전달물질의 재료도 되었기 때문일 것이다.

패배의 원인은 바로 '불고기'였다

필자의 경험담을 잠시 이야기하고자 한다. 필자가 사관학교 생도시절 축구선수로 삼군사관학교 체육대회에 출전했을 때의 이야기다. 첫날 경기에서 이기자 선배들이 "다음날에도 이기기 위해서는 힘을 보충해야 한다"며 당시 을지로 4가의 한 음식점에서 불고기를 사주었다. 고기를 많이 먹으면 힘이 솟아나는 줄로만 알았기 때문에 우리는 오랜만에 마음껏 불고기를 먹었다. 그러나 다음날 시합의 결과는 어이없는 패배였다.

지금 생각해 보면, 패배의 가장 중요한 원인은 전날 저녁 불고기를 너무 많이 먹느라고 탄수화물을 거의 섭취하지 못했기 때문이었던 것 같다. 즉, 불고기의 단백질과 지방은 거의 다음날 시합에서 힘의 원천이 되지 못했던 것이다.

우리가 탄수화물, 지방 및 단백질의 혼합식사를 할 경우, 휴식중에는 에너지 소비량의 약 60%를 지방으로 소비하고 40%는 탄수화물로 소비한다. 그러나 운동강도가 높아질수록 지방 대신 탄수화물의 소비량이 많아진다.

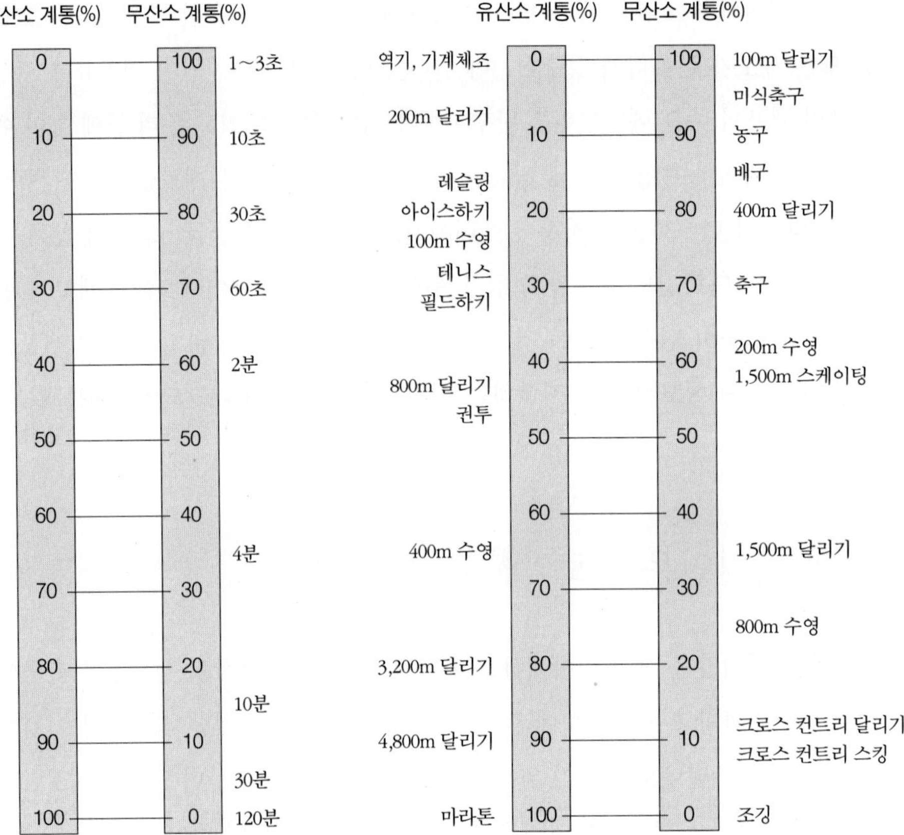

〈그림 4-1〉 스포츠 종목에 따라 ATP 생성을 위한 무산소 계통과 유산소 계통의 공급비율

〈그림 4-1〉을 보면 축구경기의 특성상 에너지 공급 계통은 약 30%가 유산소 계통이고 70%는 무산소 계통이다. 무산소 계통 중에는 당연히 포도당(글리코겐)을 많이 소비하게 된다. 그 당시 이러한 사실을 알았다면 시합이 끝나자마자 목욕을 하러 가면서 바나나, 또는 사과 등의 포도당이 많이 들어 있는 과일을 충분히 먹었을 것이다. 과일 속의 포도당이 시합중에 소모된 간과 근육 속의 글리코겐을 빠르게 보충하여 다음날 마음껏 힘을 발휘할 수 있는 에너지 공급원이 되었

을 터이니 말이다. 심한 운동으로 고갈된 글리코겐을 가장 효과적으로 빠르게 보충해 주는 방법은 운동 후 2시간 이내에 고탄수화물을 섭취하는 것이다. 격렬한 운동으로 고갈된 글리코겐은 운동 후 빠르게 공급해 줄수록 간과 근육에 보다 많이 저장된다. 그런데 반대로 무산소 계통의 에너지 공급원으로써의 역할이 가장 적은 불고기만 많이 먹었으니, 에너지를 충분히 저축하기는커녕 밤새도록 지방과 단백질을 소화하느라 오히려 많은 에너지를 소비하기만 하였을 것이다. 뭔가 몰라도 한참 몰랐던 것이다. 물론 운동중에 파괴된 근육세포를 만들어내는 것은 단백질임에는 틀림없다. 그러나 당장 내일의 주요 에너지원은 포도당이다. 이 점은 선수들을 지도하는 코치들이 관심을 가져야 할 중요한 사항이다.

일반인도 마찬가지이다. 여럿이 힘든 운동을 했거나 이삿짐을 나른 다음, 힘을 보충하기 위해 고기 파티를 하는 것은 잘못된 것이다. 다시 말해서 힘든 일(운동)을 하고 난 후에는 가능한 한 빠르게 탄수화물을 섭취하는 것이 피로를 회복시키는 가장 빠르고 좋은 방법이다.

평소 건강한 사람은 단백질을 적당히 섭취하고 있다고 볼 수 있다. 그러므로 힘을 보충하겠다고 자주 기회를 만들어 보신탕 집을 찾을 필요가 없다. 단, 건강하지 못한 환자는 대체로 몸을 구성하는 세포들이 낡고 손상되어 있으며, 그 외의 여러 가지 단백질의 기능도 부실하다고 볼 수 있으므로 양질의 단백질 섭취에 각별히 관심을 가질 필요가 있다.

단백질은 생명활동의 토대

단백질*protein*은 첫번째 자리, 즉 매우 중요함을 의미하는 그리스어 'Proteios'에서 유래됐다. 그 뜻 그대로 단백질은 아미노산으로 분해·흡수된 후에 인체에 필요한 만여 가지 이상의 독특한 기능을 하게 되는 아주 중요한 영양소이다. 주요 기능 몇 가지를 살펴보면 다음과 같다.

- DNA의 유전정보에서부터 피부, 머리카락, 손톱, 힘줄 및 인대 등을 구성하는 재료가 된다.
- 생명활동을 조절하는 화학물질인 호르몬과 신경전달물질의 재료가 된다.
- 바이러스, 박테리아 등의 병원체에 대한 저항을 담당하는 면역세포의 재료가 된다.
- 수소이온농도지수 pH 를 유지하기 위해 '산 – 알칼리성'의 균형을 이루게 하는 재료가 된다.
- 몸 안에서 수많은 작은 분자들과 이온들을 바쁘게 전달하는 운반체의 재료가 된다. 예를 들어, 우리가 들이마신 산소는 적혈구 속의 헤모글로빈에 의해서 근육까지 운반되고, 다시 근육에서 미토콘드리아까지는 미오글로빈에 의해 운반된다. 이러한 헤모글로빈과 미오글로빈도 단백질이다.
- 힘을 내는 골격근육을 비롯하여 심장근육 등의 모든 장기를 만들어내는 재료가 된다. 골격근육은 자동차의 엔진에 비유될 수 있는데, 자동차의 엔진이 크고 튼튼하면 잘 달릴 수 있는 것처럼 우리가 힘을 발휘하기 위해서는 골격근육이 발달되어야 한다. 운동선수가 일반인들보다 굵고 잘 발달된 근육을 가지고 있는 것도 바로 이러한 이유 때문이다.
- 생화학반응을 하는 효소의 재료가 된다. 효소는 보통 생화학반응 속도를 백만 배 정도로 증가시키는 촉매역할을 하는데, 만약 효소가 부실하면 생화학반응이 제대로 일어나지 않게 되므로 바로 건강문제와 직결된다. 이러한 생화학반응의 촉매작용을 하는 효소가 단백질이다.
- 탄수화물의 섭취량이 부족할 때 대체 에너지로 사용되는 것도 단백질이다. 따라서 탄수화물의 공급이 부족하면 우리 몸을 구성하는 재료로 쓰여야 할 단백질이 그만큼 연료로 이용되어 여러 가지 신체기능이 저하된다.

한편 단백질을 필요 이상 섭취하면 그만큼 지방으로 저장되기 때문에 비만의 원인이 되고 기타 여러 가지 문제를 유발한다.

어쨌든 단백질은 에너지의 공급원이라기보다는, 신체의 구성과 여러 가지 기능적인 재료로 이용된다는 데 중요한 가치가 있다. 즉 단백질은 '생명활동의 토대' 라고 할 수 있다. 우리 몸속의 단백질은 계속 낡고 파괴되고 소모되므로 이를 새롭게 채워주기 위해서는 일정량의 단백질이 계속 공급되어야 한다. 특히, 성장기 어린이와 청소년의 경우 성장을 위해 새로운 조직을 형성해야 하므로 많은 양의 단백질이 필요하게 된다.

양질의 단백질이 필요하다

영양학적 원칙에서 볼 때 '가장 닮은 것이 가장 좋은 것' 이라는 말이 있다. 뇌에는 뇌가 좋고, 간에는 간이 좋은 것처럼, 근육에는 근육이 가장 좋은 재료가 된다. 즉, 우리 몸의 근육을 위해서는 동물의 근육(단백질)이 가장 좋다. 그래서 쇠고기, 돼지고기, 닭고기 및 생선 등이 근육의 구성재료로 이용될 수 있는 것이다.

그렇다면 건장한 근육을 지니고 있는 채식주의자는 어떻게 설명될 수 있을까? 물론 이상하게 생각하기 쉽다. 그러니 단백질은 육류에만 있는 것이 아니고 콩과 쌀 같은 식물에도 들어 있다. 그러므로 채식주의자는 식물성 단백질로부터 건장한 근육을 형성하는 재료를 얻어낼 수 있다. 그러면 동물성 단백질과 식물성 단백질의 차이는 무엇인가? 간단히 말해 동물성 단백질은 급행열차처럼 효과가 큰 반면, 식물성 단백질은 완행열차처럼 효과가 서서히 일어난다. 그러나 종착역은 결국 같다고 할 수 있다.

단백질은 아미노산이라고 하는 성분으로 구성되어 있다. 음식물로 섭취된 단백질은 아미노산으로 분해되어 흡수되고 흡수된 아미노산이 체내에서 다시 단백질로 합성되어 몸을 구성하는 등 여러 가지 기능을 하는 것이다. 단백질이 이러한 역할을 다하기 위해서는 22가지의 아미노산이 필요하다. 22가지의 아미노산 중에 14가지는 우리 몸 자체에서 만들어질 수 있지만 나머지 8가지(어린이는 9가지)는 만들어질 수 없기 때문에, 몸 밖으로부터 직접 공급되지 않으면 안 된다. 외부로부터 섭취되어야 하는 아미노산을 필수아미노산이라고 하는데, 히스티딘 *Histidine*, 이소류신 *Isoleucine*, 류신 *Leucine*, 라이신 *Lysine*, 메티오닌 *Methionine*, 페닐알라닌 *Phenylalanine*, 트레오닌 *Threonine*, 트립토판 *Tryptophan*, 발린(Valine, 어린이)이 이에 해당된다. 만약 단백질을 구성하는 필수아미노산 중 어느 하나라도 섭취량이 부족하면 단백질 합성이 제대로 이루어지지 않게 된다.

양질의 단백질이 성장에 어떤 영향을 미치는가는 쥐를 가지고 한 실험결과를 보면 잘 알 수 있다. 성장기 쥐가 아미노산이 골고루 들어 있는 양질의 단백질을 충분히 먹은 경우 193g까지 자라는데 비해, 똑같은 양이지만 일부 필수아미노산의 수치가 비교적 낮은 저질의 단백질을 먹은 쥐는 65g까지밖에 자라지 않았다. 이와 같은 사실은 사람에게도 그대로 적용될 것이다. 그래서 채식만을 주장하는 것은 옳지 않다. 그렇다면 어떤 식품에 양질의 단백질이 많이 들어 있을까?

이미 언급했듯이 동물성 단백질은 필수아미노산이 비교적 풍부하게 포함되어 있기 때문에 양질의 단백질이라고 할 수 있다. 반면 식물성 식품에는 리신, 메티오닌, 트립토판, 트레오닌과 같은 필수아미노산이 충분히 들어 있지 않다. 그러나 예외적으로 콩은 메티오닌이라는 아미노산만이 비교적 적을 뿐 그 외의 필수아미노산은 골고루 갖추어진 우수한 단백질 식품이고, 더구나 메티오닌이 비교적 많은 쌀에 첨가해 먹으면 서로 보충이 되어 이상적인 단백질식품이 된다. 이처럼 콩을 비롯하여 식물성 식품을 골고루 먹으면 단백질의 공급에 크게 지장이 없게 된다.

여기서 한 가지 알아야 할 것은 양질의 단백질을 충분히 섭취한다고 해서 근육세포를 비롯한 모든 세포가 다 튼튼해지는 것은 아니라는 사실이다. 특히 탄수화물 섭취가 부족한 경우에 문제가 생긴다. 살을 빼기 위해 탄수화물의 섭취를 줄이게 되면 부족한 에너지를 보충하기 위해 섭취한 단백질이 에너지로 쓰이기 때문이다. 정도가 심할 경우 세포의 단백질까지 에너지로 사용되어 세포들이 위축되기도 한다. 또한 운동부족도 문제가 아닐 수 없다. 단백질이 근육으로 만들어지려면 별도의 운동자극이 있어야 하기 때문이다. 운동자극이 없이는 아무리 좋은 양질의 단백질을 섭취한다고 해도 근육이 튼튼해지지 않는다. 그래서 근육을 튼튼히 하려면 양질의 단백질 섭취와 더불어 충분한 탄수화물 섭취와 적당한 운동이 병행되어야 한다.

고기를 많이 먹으면?

요즘 육류를 많이 먹으면 몸에 좋지 않다는 이야기를 흔히 듣는다. 고기가 영양보충에 최고라고 여기던 시절을 보냈고 아직도 그렇게 믿고 있는 사람들에게 이 말은 참으로 혼란스러울 수밖에 없다. 그렇기 때문에 "고기를 많이 먹으면 몸에 좋지 않다"라는 막연한 주장을 되풀이하기보다는 왜 그러지, 그 이유를 확실히 알 필요가 있는 것이다.

그렇다면 고기를 많이 섭취하면 어떤 문제가 생길까? 먼저 단기적 측면에서 살펴보면 다음과 같다.

- 고기는 빨리 부패하므로 몸 안에 오랫동안 머물게 되면 피를 오염시키고 많은 독성물질로 전환된다.

- 고기를 많이 먹는다는 것은 상대적으로 탄수화물을 적게 섭취한다는 것인데, 그렇게 되면 혈당도 떨어지기 쉽고 근육에 저장된 글리코겐의 양이 감소함으로써 정신적·육체적 활동능력이 떨어지게 된다. 또한 부족한 탄수화물만큼 단백질이나 지방을 연료로 사용하게 되는데, 이 때 단백질이 연료로 사용되는 것은 바람직하지 못한 결과를 야기하게 된다. 단백질은 탄수화물이나 지방과 달리 질소를 포함하고 있기 때문에 과다섭취되어 연료로 사용되면 아미노산 분자에서 아미노기가 떨어져 나오면서 암모니아가 발생하게 된다(이것을 탈질소반응, 또는 탈아미노반응 *deamination* 이라고 한다). 암모니아는 인체에 매우 해로운 물질이므로 이러한 반응이 이루어지는 간에 큰 부담을 주게 된다. 또한 암모니아를 요소 *urea* 로 변화시켜 배설해야 하므로 신장에도 무리가 가게 마련이다.
- 단백질과 지방이 연료로 많이 사용되면 케톤체의 생성이 증가하게 된다.

장기적인 측면에서 문제점을 살펴보면 다음과 같다.

- 간세포의 단백질 분해력이 저하되고 이상 단백질이 축적되는 등, 변성된 효소 단백질이 증가하기 쉽다. 또한 신장에 부담이 축적되어 신장질환으로 연결되기 쉽다.
- 케톤체의 생성이 증가되어 우리의 몸을 산성화시킨다.
- 몸속의 칼슘을 단백질이 흡수하여 소변으로 배설시키기 때문에 칼슘이 손실되고, 이는 골다공증의 원인이 된다.
- 동물성 단백질 안에는 어쩔 수 없이 포화지방산(콜레스테롤)도 포함되어 있기 때문에 과도하게 섭취하면 심혈관 질환에 걸릴 가능성이 커진다.
- 그 외 결장암과도 관계가 있다고 보고되고 있다.

단백질 섭취량과 수명에 관한, 한 실험결과를 살펴보자. 이 실험은 쥐를 대상으로 A집단은 이유기부터 120일까지는 총 섭취열량의 12%를 단백질로 주고 그 이후에는 4%를 주었다. 한편 B집단은 12%, C집단은 4%를 처음부터 지속적으로 주었다. 그 결과 수명은 A집단이 가장 길고 C집단이 가장 짧았다. 즉 단백질 섭취량을 적절하게 조절하는 것이 수명연장에 도움이 된다는 것이다. B집단을 보면 필요 이상의 단백질을 섭취했기 때문에 A집단보다 수명이 짧아졌다는 것을 알 수 있다. 이처럼 고기(단백질)를 필요 이상으로 섭취하면 여러 가지로 건강에 장애를 일으킬 가능성이 높아지게 된다.

지나침은 모자람만 못하다는 옛말이야말로 식생활에 있어서 가장 소중한 교훈이다. 그런데 '××다이어트'라 하여 고기를 양껏 먹고 살을 빼라는 주장이 5~6년마다 국내외에서 주기적으로 발표되고 있다. 밥(탄수화물) 대신 고기(단백질)를 먹으면 살을 쉽게 뺄 수 있다는 주장은 먹고 싶은 욕구 때문에 다이어트에 실패했던 사람들의 귀를 솔깃하게 할 만하다. 그러나 대부분의 학자들은 이러한 방식의 다이어트 방법을 인정하지 않고 있다. 우리 몸은 모든 영양소를 각각 고르게, 적당량으로 섭취할 것을 요구하고 있다. 살이 찐다는 것은 소비열량보다 섭취열량이 많기 때문이라는 엄연한 사실을 인정해야 한다. 만약 단백질을 많이 섭취하고 탄수화물을 적게 섭취하게 되면 위와 같은 부작용을 피할 수 없게 된다.

단백질은 얼마만큼 필요할까?

우리 몸에서는 섭취한 음식물 중 탄수화물은 지방으로, 지방(글리세롤)은 탄수화물로 바뀔 수 있다. 또한 단백질이 탄수화물이나 지방으로 바뀔 수도 있다. 그러나 탄수화물이나 지방이 단백질로 합성되지는 못한다. 즉, 단백질은 다른 물질로 전환될 수 있지만 다른 어떤 물질도 단백질로 전환될 수는 없다는 뜻이다.

따라서 일정한 양의 단백질을 가능한 한 매일 외부로부터 공급받아야 한다는 결론이 나온다.

그렇다면 정상적인 사람은 평소 단백질을 얼마만큼 섭취하는 것이 좋을까? 물론 바람직한 단백질 섭취량은 〈표 4-4〉와 같이 연령과 신체 활동량에 따라 다르다. 유아기와 청소년기를 지나 성인이 되면 보통 하루에 체중 1kg당 0.8~1g 정도의 단백질을 섭취하는 것이 일반적이다. 이것은 일반인의 경우 총 섭취열량의 약 15%를 넘지 않는 정도이다. 예를 들어 체중이 65kg이면 하루에 52~65g의 단백질을 섭취하면 적당하다. 이것을 열량으로 나타내면 208~260kcal〔(52~65)×4=208~260〕에 해당된다. 그러나 성장기의 어린이나 청소년, 또는 운동선수의 경우에는 이보다 많이 섭취하는 것이 바람직하고, 나이가 든 사람은 소화기능이 떨어지므로 단백질의 과잉섭취를 피하는 것이 좋다. 특히 신장이 약한 노인의 경우 과다한 단백질 섭취는 건강에 해로우니 주의를 기울여야 한다.

그렇다면 하루에 필요한 15% 정도의 단백질을 어떻게 섭취해야 될까?

한국인의 체질을 고려할 때 동물성 단백질과 식물성 단백질은 3 : 7이나 4 : 6

연 령	g/kg	신체활동 상태	g/kg
0.0~0.5	2.2	좌업생활	0.8
0.5~1.0	1.6	근력훈련(유지)	1.2~1.4
1~6	1.2	근력훈련(증가)	1.6~1.8
7~14	1.0	지구력훈련	1.2~1.4
15~18	0.9	역도선수	1.4~1.8
19 이상	0.8		

〈표 4-4〉 연령과 신체활동에 따른 체중당 단백질 필요량

의 비율로 섭취하는 것이 좋다. 이러한 비율로 단백질을 섭취하면 동물성 식품으로부터의 포화지방 섭취를 줄이면서도 철분, 아연, 칼슘과 같은 우수한 필수무기질을 공급받을 수 있고, 식물성 식품으로부터 탄수화물, 섬유질, 그리고 식물성 에스트로겐 같은 생화학작용물질을 공급받을 수 있다. 가장 좋은 식물성 단백질은 단연 콩에서 나오는 콩 단백질을 꼽을 수 있다. 콩 단백질은 동물성 단백질과 달리 신장에 주는 부담이 적고, 또한 그 안에 식물성 에스트로겐이 함유되어 있어 심장병 억제에도 도움이 된다(4장 p.342 참조).

그런데 우리 주변에는 단백질을 양껏 먹고 살을 빼라든지, 반대로 채식의 중요성에 대해 지나치게 강조하는 주장들이 잊을 만하면 되풀이되어 등장하고 있다. 과연 옳은 것일까? 뭐니뭐니 해도 완전 단백질에 가까운 것은 동물성 단백질이다. 그리고 앞서 말한 대로 식물성 단백질은 완행열차에, 동물성 단백질은 급행열차에 비유될 수 있다. 우리 몸은 총 섭취량의 15%를 차지하는 단백질을 완행열차의 공급만으로는 충당할 수 없다. 급행열차의 공급이 필요한 것이다. 동물성 단백질의 필요성을 보여주는 또 다른 예를 들면, 세포분열의 촉진과 적혈구나 백혈구, 뇌의 활동에 중요한 비타민 B_{12}는 양질의 단백질이 풍부하게 들어 있는 고기나 계란 등, 동물성 식품에만 함유되어 있다는 사실이다.

한편 채식만 하면 빈혈에 걸리기 쉬운데, 이는 채소에서 얻을 수 있는 철분은 육류 속의 철 성분인 헴철(철을 함유한 헤모글로빈)에 비해 우리 몸에 흡수되는 비율이 1/4밖에 안 되기 때문이다. 그래서 특히 뇌를 비롯해서 모든 신체가 발육단계에 있는 유아와 어린이는 육류를 필수적으로 먹어야 한다. 그런데 과연 동물성 단백질이 우리 식탁 위에 얼마나 오르고 있는가를 생각해 보면, 우리나라 사람들에게 채식을 강조하는 것은 단지 기우일 뿐이라는 걸 깨닫게 될 것이다.

단백질을 총 섭취열량의 15% 정도로 하였을 경우, 이 중에 동물성 단백질과 식물성 단백질을 3 : 7의 비율로 섭취한다면 동물성 단백질의 섭취비율은 4.5%

정도이어야 한다. 그렇다면 2,000kcal를 소비하는 사람은 동물성 단백질 90kcal(약 23g)가 필요한데, 단백질 23g을 섭취하려면 지방이 제거된 단백질(수분은 포함된)이 많이 함유되어 있는 돼지고기, 쇠고기, 닭고기, 개고기 등을 115g 정도는 먹어야 한다(돼지고기 40g에 단백질 8g 정도가 함유되어 있으므로 단백질 23g을 섭취하려면 115g의 돼지고기를 먹어야 한다). 이는 5인 가족이 하루에 지방이 제거된 고기 한 근(600g)을 먹어야 한다는 이야기인데, 과연 우리나라에서 매일 고기 한 근을 먹어치우는 5인 가족이 얼마나 될까? 필자의 생각으로는 우리나라 사람들 대부분은 동물성 단백질을 더 먹을 수 있으면 더 먹어야지 결코 줄이거나 아예 먹지 않을 입장이 아닌 것 같다. 특히 성장기 어린이나 임산부에 있어서는 더 말할 나위가 없을 것이다.

우리 몸의
에너지 공급원, 탄수화물

탄수화물은 '소비'가 중요하다

독자들 중에는 "탄수화물을 많이 먹으면 그만큼 살이 찌니까 가능한 한 적게 먹어야 한다"는 말을 들어본 분이 있을 것이다. 또 "단백질이나 지방은 우리 몸을 구성하는 재료가 되며 또한 필수아미노산이나 필수지방산이 포함되어 있기 때문에 반드시 섭취하지 않으면 안 된다. 하지만 탄수화물은 특별히 필수탄수화물이 있는 것도 아니므로 많이 섭취할 이유가 없다"라는 말을 들어본 분도 있을 것이다. 이 말에 대해서 생각해 보기로 하자.

첫째, 앞서 총 섭취열량의 20% 정도는 지방에서, 15% 정도는 단백질에서 섭취하는 것이 바람직하다고 하였다. 그렇다면 나머지 65%는 무엇으로 채워야 하겠는가?

둘째, 단백질은 우리 몸에서 만여 가지 이상의 독특한 기능을 한다고 하였다.

그렇다면 만약 단백질이 에너지로 사용된다면 어떤 일이 벌어질까?

셋째, 같은 양의 ATP를 생성하는 데 탄수화물은 지방보다 약 15%의 산소를 절약할 수 있다. 즉 탄수화물은 지방과 단백질보다 그만큼 연소율이 좋다는 것이다. 그래서 특히 뇌신경세포를 비롯하여 신장세포 및 적혈구 등은 연소율이 좋은 탄수화물만을 에너지로 사용한다. 이들이 사용하는 에너지는 대략 총 소비열량의 20%나 된다. 그렇다면 연소율이 좋은 탄수화물의 공급이 적어지면 어떻게 될까?

위의 세 가지 문제에 대해 한번 답해 보자

첫째, 총 섭취열량의 20%는 지방에서, 15%는 단백질에서 섭취한다는 것을 전제로 한다면, 나머지 65%는 탄수화물이 차지해야 해야 하는 것은 너무나 당연하다.

둘째, 단백질이 에너지로 사용된다면 단백질은 만여 가지나 되는 기능을 제대로 발휘될 수 없게 된다. 그로 인해서 우리 몸은 엉망진창으로 치닫게 될 것이 뻔하다.

셋째, 우리 몸은 지방보다 연소율이 좋은 탄수화물을 많이 필요로 한다. 일단 뇌신경세포를 비롯하여 신장세포 및 적혈구 등은 총 소비열량의 20%를 탄수화물로만 사용하기 때문에 탄수화물 섭취량이 적으면 근육세포 등이 탄수화물을 사용할 기회는 그만큼 적어진다. 한편 근육세포 등이 탄수화물을 많이 사용한다면 이번엔 뇌신경세포 등이 탄수화물을 사용할 기회가 그만큼 적어질 것이다. 뇌신경세포가 탄수화물을 충분히 사용하지 못하게 되면 뇌의 기능이 저하될 것은 뻔한 일이다. 이러한 이유에서 우리 몸은 탄수화물과 지방, 단백질을 대략 65 : 20 : 15의 비율로 섭취하는 것이 적합하도록 되어 있다.

그런데 어째서 '탄수화물을 많이 먹으면 그만큼 살이 찌니까 탄수화물을 가능

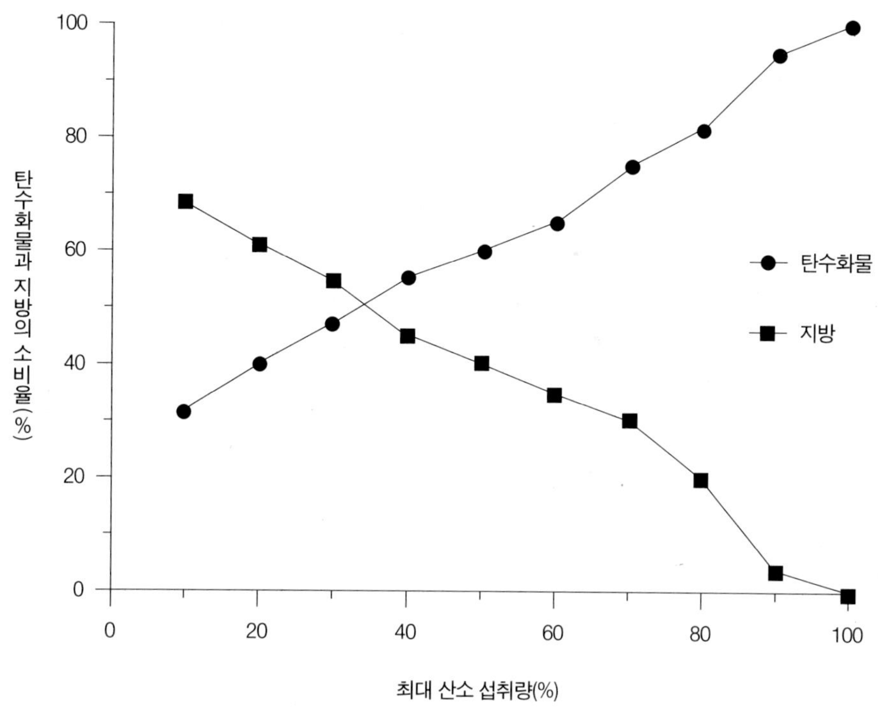

〈그림 4-2〉 신체활동 강도와 탄수화물과 지방의 소비

한 한 적게 먹어야 한다'고 하였을까? 그것은 〈그림 4-2〉에서 보여주는 것처럼 우리 몸은 휴식 시에 탄수화물과 지방을 대략 30 : 70의 비율로 사용한다. 이러한 비율은 휴식 시에 근육세포는 탄수화물을 거의 사용하지 않고 지방을 주로 사용하고 있음을 의미한다. 바로 여기에 근거하여 탄수화물을 적게 먹어야 한다고 하는 것 같다. 그러나 그림을 다시 보면 신체활동(운동)의 강도가 높을수록 탄수화물을 에너지로 사용하는 의존도가 그만큼 증가하는 것을 알 수 있다. 이것은 운동강도가 높을수록 근육세포는 연소율이 좋은 탄수화물을 주로 사용한다는 것을 의미한다. 그렇다면 탄수화물을 적게 먹으라는 것은 운동(신체활동)을 가능한 한

하지 말라는 것이 된다. 이 말은 움직이기를 싫어하는 사람에게는 맞는 말이라고 할 수 있다. 바로 이 점을 주의 깊게 생각해야 한다. 그러한 사람은 단 100~200m 도 제대로 달릴 수 없을 것이다. 그래도 좋다면 누가 뭐라 하겠는가? 그러나 2~ 3km 정도는 신나게 달릴 수 있고, 활동적인 생활을 하고 싶다면 당연히 탄수화물 을 에너지로 사용하는 비율을 높여야 한다. 2~3km 달리기도 하고 활동적인 생 활을 하면서 그만큼 탄수화물을 에너지로 소비하는데 어떻게 살이 찌겠는가? 그 래서 "탄수화물을 많이 먹기 때문에 살이 찌는 것"이 아니라 "탄수화물을 먹은 만큼 소비하는 생활을 하지 않기 때문에 살이 찐다"고 해야 맞는 말인 것이다.

결론적으로 탄수화물이든, 지방 또는 단백질이든 섭취한 만큼 소비하지 않으 면 남는 것은 결국 지방세포에 지방으로 저장된다. 또한 연소율이 낮은 지방이 나 단백질을 많이 섭취하느라고 연소율이 높은 탄수화물을 적게 섭취하면 그만 큼 신체활동을 활발하게 할 수 없게 되어 비만을 더욱 촉진시키는 결과가 될 것 이다. 비만에다가 불균형적인 영양섭취는 두말 할 것도 없이 여러 가지 질병들 이 뒤따르게 한다.

흰 빵일수록 수명을 단축시킨다

우리에게 있어서 중요한 것은 탄수화물의 섭취를 줄이는 것이 아니라, 어떻게 하면 우리 몸이 생리적으로 필요로 하는 만큼 탄수화물을 섭취하면서 그 전부를 소비시킬 수 있는가이다. 섭취된 음식물이 곧바로 에너지로 소비되지 않으면 간 과 근육에 글리코겐으로, 지방조직에 지방으로 저장된다.

그런데 여기서 우리가 간과해서는 안 되는 개념이 있다. 바로 혈당지수血糖指 數이다. 혈당지수란 탄수화물 식품이 소화 흡수되어 혈당을 증가시키는 속도를 말한다. 즉 소화 흡수가 빨라서 혈당농도를 빠르게 증가시키면 혈당지수가 높은 식품이라고 할 수 있고, 소화 흡수가 느려서 혈당농도를 완만하게 증가시키면 혈당지수가 낮은 식품이라고 할 수 있다.

혈당지수가 높은 탄수화물 식품을 많이 먹으면 혈당이 그만큼 빠르게 증가하게 되고, 혈당의 빠른 증가에 대한 과민반응으로 인슐린도 그만큼 많은 양이 빠르게 분비된다. 인슐린이 빠르게 많이 분비되면 그만큼 많은 양의 혈당을 빠르게 세포 속으로 밀어 넣게 되므로 오히려 혈당이 정상범위 이하로 급격히 떨어지는 저혈당상태가 발생하게 된다.

이렇게 저혈당상태가 되면 피로감 및 신경과민증과 더불어 공복감도 생겨 다시 먹을거리를 찾게 된다. 그러면 어떻게 되겠는가? 결국 가뜩이나 세포에 저장된 양도 많은데 또 먹게 되는 악순환을 되풀이하게 되는 것이다.

문제는 그뿐만이 아니다. 필요 이상으로 분비된 인슐린이 여전히 혈액 속에 남아 있게 되므로, 혈당이 낮아졌다고 해도 글루카곤이 인슐린의 힘에 밀려 간과 근육에 저장된 글리코겐을 끄집어낼 수 없게 된다. 쉽게 끄집어낼 수 있는 간과 근육의 글리코겐도 끄집어내지 못하는 상황에서 지방조직에 차곡차곡 저장된 지방을 혈액 속으로 끄집어낸다는 것은 상상조차 할 수 없는 일이다. 그러므로 이러한 저혈당상태가 한동안 유지되는 것을 피할 수가 없다. 이렇게 저혈당상태가 유지되는 동안은 계속 공복감을 느끼게 되므로 또 먹게 되고 결국은 과식을 하게 된다. 바로 이러한 이유들 때문에 혈당지수가 높은 탄수화물 식품이 비만의 직접적인 원인이 되는 것이다.

그러나 다시 한 번 강조하지만 무조건 탄수화물의 섭취를 줄여야만 한다는 것은 잘못된 생각이다. 앞서 언급했듯이 탄수화물, 지방, 단백질은 우리 몸이 생리적으로 원하는 만큼의 비율로 섭취해야 한다. 그러므로 무턱대고 탄수화물을 멀리할 것이 아니라, 엄밀히 말해 '혈당지수가 높은 탄수화물 식품'을 피해야 하는 것이다. 즉, 혈당을 부드럽게 조절할 수 있도록 가능한 한 혈당지수가 낮은 탄수화물 식품을 선택하는 지혜가 필요하다.

예를 들어, 곱게 빻아 희게 정제된 밀가루나 쌀가루 식품, 또는 가공된 탄수화물 식품은 혈당지수가 높다. 반면에 낟알과 같이 가공되지 않고 분쇄되지 않은 곡물류(백미보다 현미, 흰 빵보다 검은 빵)와 뿌리 식물류, 그리고 어느 정도 탄수화물이 함유되어 있는 야채나 과일 등이 혈당지수가 낮은 음식들이다. 더욱이 이러한 식품에는 비타민과 무기질, 섬유질도 풍부하게 함유되어 있기 때문에 건강에 더 더욱 좋다. 또한 이러한 식품은 부피가 크기 때문에 자연히 포만감을 주어 과식을 하지 않게 해 준다.

'빵이 희면 흴수록, 수명도 그만큼 단축된다!' 라는 말을 잊지 않는다면 탄수화물은 언제까지나 우리의 건강을 지켜주는 에너지원으로 사용될 수 있을 것이다.

비만인의 60~70%는 탄수화물 중독증

지금까지 이 책을 정독해 온 독자라면 이미 다음과 같은 사실을 알고 있을 것이다.

- 저혈당은 피로감과 신경과민을 비롯하여 공복감을 느끼게 한다.
- 감정을 지배하는 뇌의 호르몬 중에 대표적인 세로토닌은 감정을 가라앉혀 마음을 편안하게 하고, 노르아드레날린은 감정을 솟구치게 해서 마음의 생동감을 일으키게 한다.
- 호르몬은 단백질의 아미노산을 원료로 하여 합성된다.

이러한 사실을 전제로 다음 몇 가지를 생각해 보자.

호르몬의 종류에 따라 원료로 사용되는 아미노산의 종류도 다르다. 예를 들어 세로토닌은 필수아미노산인 트립토판을 원료로 하여 합성되고, 노르아드레날린이나 도파민은 필수아미노산인 루신과 이소루신, 발린을 원료로 하여 합성된다.

루신과 이소루신, 발린은 노르아드레날린과 도파민을 합성하는 원료가 되기도 하지만, 근육조직을 형성하는 원료로도 사용된다.

이들 아미노산이 근육조직을 형성하는 원료가 되려면 우선 근육세포로 들어가야 하는데, 이 때 인슐린의 도움이 필요하다. 인슐린의 도움을 받으려면 일단 탄수화물을 섭취하여 혈당을 높이면 된다. 즉 탄수화물을 섭취하여 혈당이 올라가면 인슐린이 분비되고, 그로 인해서 루신과 이소루신, 발린이 근육세포로 들어가게 된다.

루신과 이소루신, 발린이 근육세포로 들어가게 되면 상대적으로 트립토판이 많이 남게 되므로 세로토닌의 합성량이 증가하게 되고 도파민과 노르아드레날린의 합성량은 줄어들게 된다.

결론적으로 탄수화물 섭취는 세로토닌을 증가시키는 원인이 되어 우리에게 편안함과 나른함을 느끼게 해 준다. 밥을 많이 먹은 후에 몸이 편안하고 나른해지면서 졸음이 오는 것도 이렇게 세로토닌이 증가했기 때문이다. 그래서 탄수화물(특히 혈당지수가 높은 탄수화물)을 좋아하는 사람에게는 다음과 같은 과정이 빠르게 되풀이된다.

【탄수화물 과다섭취→인슐린 증가 + 세로토닌 증가 · 노르아드레날린 감소→편안함과 나른함】 또는 【혈당지수 높은 탄수화물 섭취→인슐린 증가→혈당감소→공복감, 피로감, 신경과민→다시 탄수화물 과다섭취→…】

이러한 악순환이 계속되다 보면 탄수화물 중독증이 생기게 된다. 비만인 중 적어도 60~70%는 탄수화물을 대단히 좋아하거나 거의 중독일 수 있다는 연구 보고들이 있는데, 이렇게 탄수화물 중독에 의한 탄수화물의 과다섭취는 비만의 가장 주요한 원인이 된다(아마도 '탄수화물을 많이 먹으면 그만큼 살이 찌니까 탄수화물을 가능한 한 적게 먹어야 한다'는 말은 여기서 나온 듯하다. 그러나 거듭 말하건대 '탄수화물 과다섭취'는 어디까지나 에너지 소비량보다 많이 섭취한다는 것을 말한다. 즉 비만은 탄수화물만을 많이 섭취해서가 아니라 탄수화물을 포함하여 열량을 적게 섭취한다 하더라도 그보다 더 적게 열량을 소비하면 발생되는 것이다).

그렇다면 여기서 '오후에 중요한 회의가 있다면 점심식사는 어떻게 하는 것이 좋을까?' 라는 문제의 답을 생각해 보자.

점심식사는 탄수화물로만 만들어진 음식보다 단백질이 들어 있는 곰탕과 같은 음식을 가볍게 선택하는 것이 좋다. 왜냐하면 루이신, 이소루신 등 아미노산이 노르아드레날린과 도파민의 합성을 촉진함으로써 주의력과 민첩성을 강화시켜 회의에서 두각을 나타낼 수 있도록 만들어주기 때문이다. 그렇지 않고 탄수화물이 많이 들어 있는 음식물을 많이 먹으면 세로토닌의 합성을 촉진하여 나른해지면서 졸음이 오게 될 것이다. 이렇게 회의 내내 비몽사몽간에 빠져 있다가는 자칫하면 망신당할 우려도 있다. 시험을 치르는 수험생도 마찬가지이다(물론 단백질 음식만을 먹으면 뇌로의 에너지 공급이 부족해진다는 것도 생각해야 한다).

이렇게 볼 때 일반적으로 아침은 탄수화물 중심에 가벼운 단백질 식사, 점심은 탄수화물에 적당한 단백질 식사, 그리고 저녁은 가벼운 탄수화물 중심 식사가 바람직하다(이러한 식사 형태에도 지방이 어느 정도는 포함되어 있다).

건강을 지키는 필수 성분, 섬유질

과거에 섬유질(섬유소)은 소화·분해되지 않는 고분자 탄수화물로서, 에너지원이 되지 않을 뿐 아니라 다른 영양소의 이용률을 낮게 할 가능성이 있다고 해서 영양학적으로 해가 된다고 생각해 왔다. 그러나 지금은 달라졌다. 섬유질이 다른 영양소의 이용률을 높여주고, 수용성 섬유질(섬유질은 수용성 섬유질과 불용성 섬유질로 나누어진다)의 일부는 장내 미생물의 분해에 의해 에너지원이 되기도 하며, 각종 질병의 예방과 치료에 없어서는 안 되는 건강에 필수적인 성분이라는 사실이 밝혀지면서 지금은 '제6의 영양소'라고 불리기도 한다.

그러면 섬유질의 다양한 기능에 대해서 살펴보기로 하자.

변비를 예방한다

소화기계는 구강에서 시작하여 인두, 식도, 위장, 소장, 대장을 거쳐 항문에서 끝난다. 다시 세부적으로 실펴보면 소장은 십이지장, 공장 및 회장 등으로 되어 있으며, 대장은 맹장, 결장 및 직장으로 되어 있다.

소장은 긴 관으로 내면은 주름이 많고 또한 융모絨毛로 덮여 있어서 소화된 음식물이 쉽게 흡수될 수 있는 구조를 갖추고 있다. 그리고 소장에서 흡수되고 남은 것은 대장으로 넘겨지고, 그곳에서 수분과 전해질이 흡수되고 남은 것은 변이 되어 배설된다. 이 때 불용성 섬유질은 장의 점막을 자극하고 수용성 섬유질은 변을 많게, 그리고 연하고 묽게 하며 장의 연동작용을 촉진시켜 음식물의 통과시간을 단축시킨다. 만약 섬유질이 부족하면 수분이 체내로만 흡수되고 변에는 흡수되지 않아 변이 딱딱하게 굳어져 대장에 오래 머물게 된다. 이것이 바로 변비의 원인이 된다. 변비는 그 자체도 문제지만 부패된 변이 장 속에 오래 머물러 있게 됨으로써 여러 가지 질병의 원인이 된다.

비피더스균의 번식을 촉진시킨다

우리의 장 속에는 건강에 유익한 비피더스*bifidus*균이나 유해한 웰슈*welchu*균 등 1백여 종류의 장내 세균이 50~100조 마리 정도 정착해 살고 있다. 해로운 웰슈균은 우리가 단백질이나 지방 식사를 하면 이들을 먹이로 하여 니트로소아민, 페놀, 암모니아, 세균독소 등의 유해물질을 생성하는데, 이들 물질이 장 속에 장기간 머물러 있게 되면 암을 비롯하여 여러 질병을 일으키고 노화를 촉진하게 된다. 한편 유익한 비피더스균은 장내 부패방지, 감염방어, 면역강화, 항암작용 등의 역할을 하고 기타 비타민을 만들어 공급한다. 그리고 유익한 균의 배설물은 유해한 균을 죽이는 역할을 하여 장내 조건을 좋게 만들어준다.

문제는 나이가 들면 유익한 비피더스균이 점차 감소하는 대신 해로운 웰슈균이 증가한다는 것이다. 이 때 일부 섬유질은 장 속에 서식하고 있는 유익한 균의 먹이가 되어 증식을 돕는 반면에 유해한 균에게는 먹이가 되지 않는 특징이 있다. 즉, 섬유질 식품은 우리 몸에 이로운 비피더스균의 번식을 촉진시키고, 여러 가지 해로운 노폐물이나 독소물질들을 흡수하여 조금이라도 빨리 몸 밖으로 내보내는 정화작용을 하기 때문에, 암 등의 발생을 예방·치료해 준다.

한 통계자료에 의하면 장암 중에서는 직장암의 발생비율이 60%로 가장 높고, 그 뒤를 이어 S상결장암이 20%, 상행결장암이 10%의 순서로 나타났다. 이처럼 직장암이 많은 이유는 직장에 변이 가장 오래 머물러 있기 때문이다. 또한 섬유질에는 항암물질인 피트산이나 퓨트립산이 함유되어 있어 폐암, 방광암, 유방암 등을 감소시킨다고 한다. 따라서 변이 필요 이상으로 장에 오래 머물지 않도록 하기 위해서는 섬유질의 섭취가 필요하다. 다시 말해 장암의 발병률은 섬유질의 섭취량과 깊은 관계가 있다고 할 수 있을 것이다.

혈압상승을 막아준다

과일의 섬유질 속에 함유되어 있는 펙틴이나 해조류의 섬유소 속에 함유되어 있는 그루코만난 등은 위나 장에서 겔*Gel* 상태로 변화되어 당의 흡수를 느리게 하여 혈당치의 상승을 억제한다. 또한 지방의 소화관 내 통과시간을 단축시킬 뿐만 아니라 지방자체의 흡수를 감소시킨다. 그 밖에도 섭취된 지방을 소화시키기 위해 분비된 쓸개즙(담즙)이 지방의 소화에 관여한 다음 체내로 재흡수되지 않도록 쓸개즙산(담즙산)과 콜레스테롤을 흡수하여 변으로 내보냄으로써 혈액 속의 콜레스테롤을 낮춘다. 한편 음식물로부터 항상 과잉 섭취되기 쉬운 소금의 주성분인 나트륨(Na)의 흡수량을 조절하여 혈압상승을 억제하는 역할도 한다.

훌륭한 다이어트 식품이다

섬유질이 많은 식품은 혈당지수가 낮아 혈당치를 상승시키지 않고, 또한 칼로리가 높지 않으면서도 우수한 팽만성(膨滿性, 점점 부풀어오르는 성질)을 가지고 있어 포만감을 주므로 과식을 피하게 해 준다. 그러나 섬유질이 없는 식품은 대체로 혈당지수가 높아 혈당치를 상승시키고 칼로리가 높아 양적으로는 조금밖에 먹지 않았다 하더라도 칼로리 면에서는 이미 과식이 되기 쉽다. 그래서 섬유질이 풍부하게 함유되어 있는 식품은 훌륭한 다이어트 식품이기도 하다.

이처럼 섬유질은 우리 몸에서 없어서는 안 될 역할을 담당하고 있다. 그래서 섬유질이 풍부한 식품인 채소류, 뿌리식품, 과일류, 해초류, 그리고 가능한 한 정제가 덜된 낟알 그대로의 곡물식품 등을 먹으면 포만감도 느끼고, 각종 비타민과 무기질도 충분히 섭취하게 된다. 한마디로 변비로 고생하는 일 없이 깨끗하고 건강한 장을 지킬 수 있다는 말이다. 게다가 섬유질은 혈당치와 혈중 콜레스테롤 농도, 혈압 등을 적정하게 유지하는 데 큰 도움이 된다. 인간의 수명은 그 사람이 평생에 걸쳐 먹는 해조류나 야채, 그리고 과일의 양에 비례한다는 말이 나온 이유가 바로 여기에 있다.

한 가지 덧붙일 말이 있다. 우리가 하루에 섭취해야 하는 섬유질의 양은 적어도 20~25g 정도이다. 이것은 백미밥 21공기, 보리밥 3공기, 오이 8~10개, 딸기 120개, 귤 18개, 사과 10개 및 김 40장에 해당된다. 이렇게 볼 때 우리는 섬유질 섭취가 매우 부족하다고 할 수 있다. 더욱이 요즈음 젊은이들은 섬유질이 충분히 포함되어 있는 식품을 기피하고 있는 실정이다. 건강상 걱정이 되는 일이 아닐 수 없다.

어쨌든 섬유질 섭취의 척도는 적당한 양의 부드러운 변이다. 의사들은 수세식 변기에서 변이 물에 뜰 정도로 섬유질 식품을 많이 먹어야 한다고 충고한다. 섬유질에 반대되는 식품은 무엇일까? 패스트푸드, 인스턴트 식품, 기름기 많은 식품들이 바로 그것일 것이다.

'생명의 사슬'을 지켜주는 무기질과 비타민

우리 몸은 25가지 화학원소를 필요로 한다

만약 우리 몸을 분해해 보면 종국에는 적어도 25종 이상의 원소에 이르게 된다. 다시 말해서 우리 몸의 약 96%는 산소, 탄소, 수소, 질소로 이루어져 있으며, 나머지 4%는 무기질로 되어 있다. 4%의 무기질 중에서 약 3.7%는 칼슘(Ca), 인(P), 마그네슘(Mg), 칼륨(K), 황(S), 나트륨(Na), 염소(Cl), 이렇게 7가지 다량무기질이고, 약 0.3%는 붕소(B), 크롬(Cr), 코발트(Co), 구리(Cu), 플루오르(F), 요오드(I), 철(Fe), 망간(Mn), 몰리브덴(Mo), 셀레늄(Se), 규소(Si), 주석(Sn), 바나듐(V), 아연(Zn) 등의 미량무기질이다.

이들 무기질은 일정한 비율로 질서정연하게 서로 얽히고 섥켜 우리 몸을 구성하는 사슬을 이루고 있는데, 이 사슬이 곧 '생명의 사슬'이다. 그런데 이러한 물질들은 모두 몸 밖에서 공급되어야 한다. 즉 우리가 먹는 식품을 통해서 공급받아야 하는 것이다.

식품은 크게 다량영양소와 미량영양소로 구분된다. 다량영양소는 탄수화물, 지방, 단백질처럼 우리 몸에서 많은 양을 필요로 하는 것인 반면, 미량영양소는 무기질과 비타민처럼 아주 적은 양을 필요로 하는 것이다. 이미 앞에서 살펴보았듯이 다량영양소는 몸 안에 들어오면 우선 분해된 후 몸에 맞는 물질로 다시 합성되어 몸을 구성하거나 에너지로 사용된다. 이러한 일련의 생화학적 과정을 '대사代謝'라고 하는데, 이러한 대사가 원활하게 이루어지려면 촉매작용의 윤활유 역할을 하는 물질(효소, 보조효소)이 필요하다.

다량영양소를 자동차의 휘발유에 비유한다면, 무기질과 비타민은 윤활유에 비유할 수 있을 것이다. 아무리 성능이 좋은 자동차라고 해도 휘발유가 없으면 움직일 수 없고, 아무리 휘발유가 풍부하다고 하더라도 윤활유가 없으면 부속품이 매끄럽게 돌아갈 수 없어 얼마 가지 않아 정지하게 된다. 우리 몸도 자동차와 마찬가지로 휘발유와 윤활유를 모두 필요로 하기 때문에 예로부터 편식을 하지 말고 골고루 먹으라고 강조한 것이다.

그럼, 우리 몸에 필요한 미량영양소에 대해 본격적으로 알아보자.

미량영양소는 무기질과 비타민인데, 이들은 이름 그대로 몸에서 적은 양을 필요로 하는 영양소들이다. 하지만 이 중 어느 것 하나라도 없어서는 안 되므로 적당한 양이 외부에서 반드시 공급되어야 한다. 즉 생명의 사슬을 엮어내는 8종의 필수아미노산과 21종의 무기질, 13여 종의 비타민 중에서 어느 하나라도 필요한 양보다 부족하게 되면 '생명의 사슬'이 무너져 노화와 질병이 촉진된다.

한편 앞에서 언급되었듯이 대사과정에서 생기게 마련인 활성산소와 그 외 여러 원인으로 몸속에 들어오는 활성산소로부터 세포의 파괴를 방어하기 위한 항산화제 섭취도 반드시 필요하다. 특히, 오늘날에는 각종 공해물질이 무수히 우리 몸속으로 들어와 활성산소의 발생을 증가시켜 노화와 각종 질병을 촉진시키기 때문에, 과거에 비해 활성산소의 피해가 훨씬 심각해지고 있다. 따라서 활성산소의 피해를 방어하기 위한 항산화제식품과 최근 증가추세인 골다공증을 예방하기 위한 칼슘식품 등 미량영양소에 대해 특별한 관심을 가질 필요가 있다.

무기질에 대하여

무기질은 우리 몸에서 차지하는 양은 적지만, 수행하는 역할은 신비스러울 정도로 복잡하고 다양하다. 이를 일단 다음 4가지로 요약해 보았다.

- **몸을 구성하는 성분으로서의 역할**

  칼슘, 인, 마그네슘은 뼈와 치아의 주성분으로 각각의 단단함을 유지하게 한다. 요오드는 갑상선호르몬, 철분은 헤모글로빈, 아연은 인슐린호르몬, 그리고 황은 모발의 주성분이다. 이처럼 무기질은 뼈, 근육, 피부, 혈액, 장기, 신경 등의 유기화합물을 구성하는 성분이다.

- **생체기능을 유지하는 역할**

  나트륨, 칼륨, 염소, 칼슘, 인, 마그네슘 등은 세포 안과 밖에서 일정한 농도를 유지하며, 삼투압의 조절, 산과 알칼리의 평형, 신경과 근육의 기능유지 등의 역할을 담당한다. 따라서 우리 몸 안에 일징한 양의 무기질이 유지되지 못하면 이상증상이 나타난다. 예를 들어 칼륨이 결핍되면 식욕부진 · 메스꺼움 · 무관심 · 불안 · 졸음 등의 증상이 나타나고, 철분이 부족하면 피로 · 졸음 · 집중력감퇴 · 두통 · 현기증 · 식욕부진 · 탈모 · 피부건조 등의 증상이 나타난다.

- **효소반응의 보조인자 역할**

  우리의 몸은 여러 가지 효소를 만들어 소화, 영양대사, 약물대사에 사용한다. 인체 내에서는 약 300만 건의 생화학반응이 일어나고 있는데, 각각의 반응마다 최소한 1개 이상의 효소를 필요로 하므로, 사용되는 효소의 수는 셀 수 없을 만큼 많다. 이 엄청난 수의 효소가 제대로 작용하지 못하면 자연히 대사활동에 이상이 생겨 병에 걸리게 되고, 결국에는 생명이 위협을 받는 지경에 이르고 말 것이다. 무기질은 이러한 효소가 제대로 반응하도록 도와주는 역할을 한다.

- **노화 예방의 역할**

  우리의 몸은 원래 활성산소의 공격을 막을 수 있는 항산화효소, 즉 스퍼옥시 디뮤타제 *SOD*, 글루타치온 페록시다제 *Glutathione Peroxidase*, 캐탈라제 *Catalase*를 만들어내어 스스로 보호한다고 하였는데, 스퍼옥시 디뮤타제의 구성무기질이 망간 · 동 · 아연이고, 글루타치온 페록시다제의 구성무기질은 셀레늄이며, 캐탈라제의 무기질은 철이다. 이처럼 무기질은 활성산소를 제거하는 역할도 한다.

원래 칼슘, 철분, 요오드를 제외한 대다수의 무기질들은 천연식품 중에 적당량이 함유되어 있어 일상적인 식사를 통해 자연적으로 공급되므로 결핍될 염려는 거의 없었다. 그러나 최근에는 화학비료가 토양 속의 미생물을 말살시키고 무기질의 구성비율을 변화시키고 있다. 흙 속의 무기질 결핍은 식물의 성장을 저해하여 최종적으로 우리가 섭취하는 비타민이나 무기질의 양도 감소시키는 결과를 초래하고 있다. 게다가 야채나 과일, 달걀 노른자 등의 자연식품을 멀리하고 가공식품을 많이 먹기 때문에, 무기질의 섭취가 균형을 잃게 되어 결핍을 초래하기도 하고 때로는 필요 이상의 과잉섭취가 문제되기도 한다.

칼슘이 부족하다

누구나 칼슘에 대한 많은 이야기를 듣는다. 이는 칼슘이 우리의 몸에서 얼마나 중요한 역할을 하고 있는가를 보여주는 것이기도 하다. 나이가 든 여성 중에는 관절부위가 시리거나 아플 때, 칼슘을 충분히 섭취하는 것만으로도 그 증상이 사라질 정도로 칼슘에 민감한 사람들이 많다.

칼슘은 인체의 유기물질을 구성하는 산소, 탄소, 수소, 질소에 이어 다섯번째로 많은 비율을 차지하는 무기질이다. 칼슘은 대체로 체중의 1.5~2%를 차지하며, 그 중에 약 99%는 인과 결합형태로 뼈를 형성하고, 나머지 1%는 세포 내외에 존재하며 여러 가지 생리작용을 조절하는 윤활유 역할을 한다.

구체적으로 칼슘은 세포막을 통하여 물질을 이동시키며, 또한 세포 내의 대사과정 등에 관여한다. 즉 칼슘은 신경전달물질 방출, 근육의 수축·이완, 심장의 작동, 혈액의 응고 등에 관여하며, 그 밖에 포화지방산의 배설량을 증가시켜 LDL-C를 감소시킴으로써 동맥경화와 고혈압을 예방하는 등 매우 중요한 역할을 하고 있다. 특히 칼슘은 근육을 이완·수축시키는 데 필수적인데 근육에 경련이 일어나는 경우, 근육세포에 칼슘이 부족해서라고 보면 거의 맞다. 또한 칼슘은 뼈를 형성하는 기본재료가 된다. 그래서 우리 몸은 비록 1%라는 적은 양이지만, 이 1%를 세포 내외에 유지하기 위해 〈그림 4-3〉과 같이 갑상선과 부갑상선이 서로 밀고 당기면서 혈액 속의 칼슘이 1%(10mg/100ml)의 수준을 유지하도록 조절하고 있다. 즉 갑상선은 칼시토닌*Calcitonin*을 분비하고 부갑상선은 부갑상선호르몬*Parathyroid Hormone*을 분비하여 칼슘의 혈중농도를 조절해 나간다.

그림에서 보는 바와 같이 혈액 속의 칼슘농도가 정상기준 이상이 되면 갑상선에서 칼시토닌이 분비되어, 다음과 같은 역할을 하게 된다.

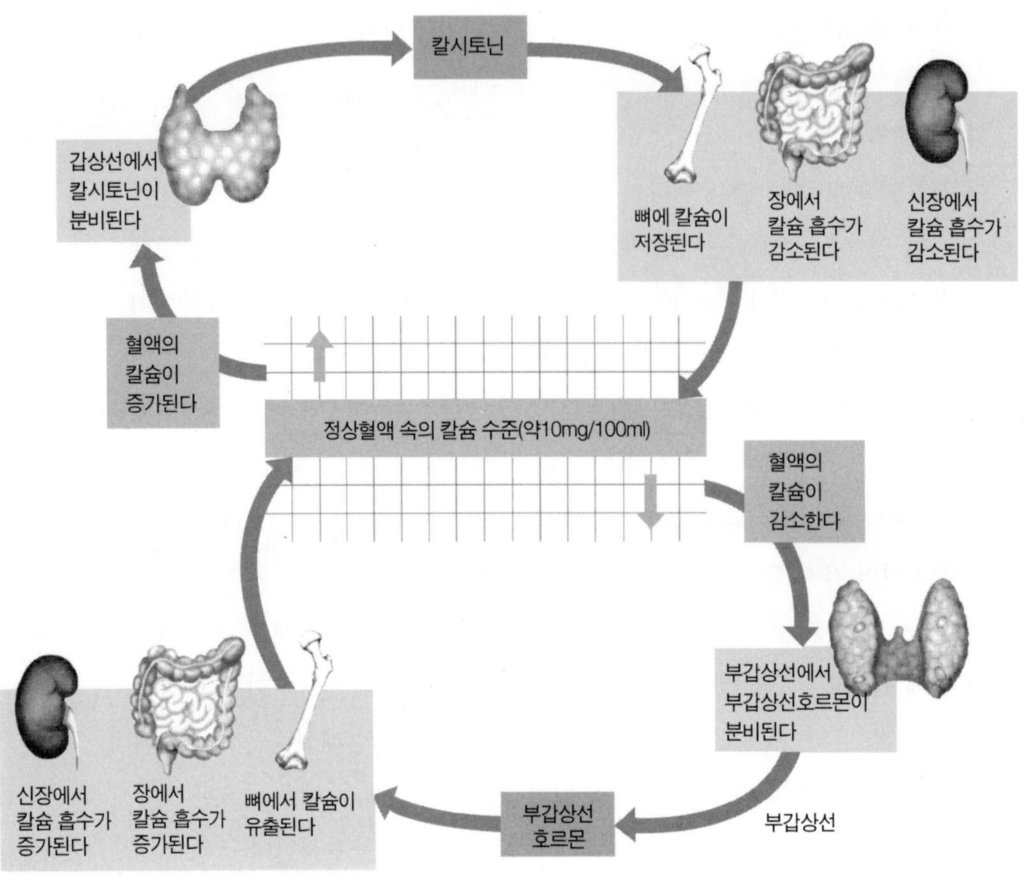

〈그림 4-3〉 혈액의 칼슘농도 유지

- 뼈에서의 칼슘 저장을 증가시킨다.

- 장에서의 칼슘 흡수를 감소시킨다.

- 콩팥에서의 칼슘 재흡수를 감소시킴으로써 혈액 속의 칼슘농도를 정상수준으로 유지시킨다.

반면에 혈액 속의 칼슘농도가 정상기준 이하가 되면 부갑상선호르몬이 분비되어 칼시토닌과 반대로 작용을 함으로써 칼슘농도를 정상 수준으로 유지한다.

우리가 위와 같이 복잡한 내용을 완벽하게 이해할 필요는 없다. 하지만 혈액 속에 칼슘이 1%의 수준을 유지해야 하며, 칼슘 자체의 원천은 외부에서 공급되어야 한다는 사실만은 알고 있어야 한다.

만약 혈액 속의 칼슘이 1%의 수준보다 낮아지면 뼛속에서 칼슘을 뽑아내어 뼈를 약하게 하고, 반대로 1%보다 높아지면 뼛속으로 칼슘을 밀어넣어 뼈를 튼튼하게 하면서 혈액 속의 칼슘농도를 일정하게 유지한다. 그렇기 때문에 칼슘 섭취가 계속 부족하게 되면 뼛속의 칼슘이 계속 빠져나와 결국에는 뼈에 '구멍' 이 숭숭 뚫리게 되는 것이다. 이것이 바로 칼슘 부족으로 생기는 골다공증이다. 골다공증이 얼마나 위험한가에 대해서는 새삼 이야기할 필요가 없을 것이다.

식사로 섭취된 칼슘의 흡수율은 골격발달이 왕성한 성장기 어린이의 경우 약 75%이며, 여성의 경우에는 임신기간 동안 그 흡수율이 약 60%까지 증가한다. 반면에 성장이 멈추고 나이가 들어감에 따라 칼슘 흡수율은 점차로 떨어지는데, 30대에 가장 튼튼한 상태로 완성되는 우리의 뼈는 40대, 또는 50대 초반부터 칼슘 흡수율이 감소되면서 약해지기 시작한다. 특히 여성은 어느 연령층에서나 남성보다 뼈가 약한데다가 임신, 출산, 수유 등으로 태아나 유아에게 칼슘을 빼앗기기 때문에 골다공증에 걸리기 쉽다. 또한 폐경기 여성은 칼슘의 흡수율이 약 20%까지 떨어진다. 이는 여성호르몬(에스트로겐) 분비가 감소되기 때문이며 더욱이 운동이 부족하면 칼슘 흡수율의 감소는 더욱 심각해진다.

위와 같은 이유로 골다공증은 여성의 경우 40세 무렵부터 발생하여 55~60세에서 급격히 증가하고, 남성의 경우 대체로 70세 전후에서 급증한다. 흔히 골다공증 하면 여성들만이 심각하게 생각하는 경향이 있다. 하지만 오늘날 같은 고령화 시대에서는 여성뿐만 아니라 남성들의 골다공증 문제도 갈수록 심각해질 것은 불을 보듯 자명한 일이다.

그렇다면 골다공증을 예방·치료하기 위한 방법을 알아보자.

우선 칼슘을 충분히 섭취하는 것이 중요하다. 뼈는 주로 칼슘과 인으로 구성되는데, 만약 음식을 통한 인의 공급량이 칼슘보다 상대적으로 많으면 칼슘의 흡수율과 이용률이 떨어지게 된다. 반면 칼슘과 인의 비율이 동량(1 : 1)일 때 칼슘의 흡수율은 최대가 된다. 그렇다고 이런 동량의 비율을 계산하면서 식사를 한다는 것은 어려운 일이므로 칼슘이 인보다 많은 식품을 섭취함으로써 칼슘의 절대 섭취량을 늘리는 것이 좋다. 왜냐하면 인은 거의 모든 식품에 들어 있으며 흡수율이 좋아 결핍이 거의 생기지 않기 때문이다. 특히 요즘 젊은 사람들이 많이 먹는 패스트푸드와 탄산음료에는 다량의 인이 포함되어 있어 칼슘 대비 인의 양을 늘리는 주범 노릇을 하고 있다. 바쁘다고, 혹은 살을 빼기 위해 식사를 제대로 하지 않거나 간단한 패스트푸드로 식사를 하는 젊은이들의 후년이 실로 걱정되지 않을 수 없다. 그 밖에 설사, 신장병, 당뇨병 등에 걸린 경우에도 칼슘의 흡수율이 낮아진다.

그런데 무엇보다도 우리가 염두에 두어야 할 것은 칼슘이 많이 들어 있는 식품을 먹는 것도 중요하지만, 그보다 칼슘 흡수율이 높은 식품을 먹어야 한다는 사실이다. 칼슘의 양이 똑같이 들어 있다고 해도 흡수율은 우유와 유제품의 경우는 약 50%, 생선은 약 30%, 야채는 약 17% 정도로 각각 다르다. 우유와 유제품(치즈 등)의 칼슘 흡수율이 높은 이유는 우유와 유제품 속에 유당과 카세인(젖의 단백질)이 들어 있기 때문이다. 한편, 머리까지 통째로 먹을 수 있는 작은 생선의 뼈에는 칼슘이 많이 들어 있지만, 단단하여 씹어 삼키기도 쉽지 않고 용액에 잘 녹지 않기 때문에 흡수율이 낮다. 또한 해초나 야채에 포함된 칼슘은 섬유소에 흡수되어 배설되기 때문에 흡수율이 낮다는 것도 알아둘 필요가 있다.

이렇게 섭취가 용이하지 않은 칼슘을 보충하기 위해 칼슘보충제를 복용하는 방법도 있지만, 칼슘보충제를 만드는 과정에서 납에 의한 오염의 위험성이 있을 수도 있기 때문에, 이보다는 우유와 유제품을 섭취하는 것이 좋다.

결론적으로 건강한 뼈를 유지하기 위해서는 다음과 같은 점을 명심해야 할 것이다.

- 건강한 뼈를 유지하기 위한 칼슘의 하루 필요량은 약 1,000~1,200㎎이다.
- 칼슘이 풍부한 저지방 우유와 유제품, 달걀, 뼈째 먹는 새우와 멸치, 미역 등의 식품을 먹는다.
- 칼슘 손실을 적게 하기 위해서 흡연을 하지 않는 것은 물론 알코올, 카페인, 탄산수 등을 과다하게 섭취하지 않는다.
- 걷기, 조깅과 같은 체중을 실은 운동을 규칙적으로 하여 뼈를 튼튼하게 한다.
- 칼슘의 흡수를 돕는 비타민 D가 풍부한 식품을 먹는다.

여기서 칼슘섭취와 골질량 사이의 몇 가지 임상실험 결과를 알아보자.

방사선촬영기를 사용한 임상실험 발표에 의하면 칼슘 섭취량과 현재 골질량 사이에는 거의 관계가 없는 것으로 나타났다. 또한 정량적 컴퓨터 단층촬영 방법을 이용한 실험에서도 칼슘 섭취가 척추뼈 밀도와 거의 상관관계가 없음이 밝혀졌다. 또한 23~84세의 정상 여성 106명을 대상으로 평균 4.1년 동안 수행한 실험에서 역시, 칼슘 섭취(범위 260~2000㎎/day : 평균 922㎎/day)와 요골중간과 요추에서의 뼈 무기질 밀도는 거의 상관관계가 없다는 결과가 보고된 바 있다.

'아니, 지금까지 칼슘을 섭취하는 것이 중요하다고 그렇게 떠들더니 왠 뚱딴지 같은 실험 결과야…' 아마 이렇게 생각하는 독자들이 많을 것이다.

그런데 이와는 전혀 상반된 연구 결과도 있다. 한 연구는 칼슘 섭취가 적은 젊은 여성보다 섭취가 많은 젊은 여성들에 있어서 요추의 뼈 무기질 함량이 높다고 발표하였다. 또한 76명의 건강한 폐경기 이후의 여성을 대상으로 한 연구에서는, 칼슘 섭취량이 하루 405㎎ 이하인 여성은 777㎎ 이상인 여성보다 척추 골밀도 손실이 크다는 결과가 보고된 적도 있다.

왜 이렇게 상반된 결과가 나왔을까? 그것은 칼슘의 섭취가 뼈를 튼튼히 하고 골다공증을 예방·치료하기 위한 필요조건임에는 틀림이 없지만, 결코 충분조건이 될 수는 없기 때문이다. 즉 칼슘 섭취만을 가지고는 부족하고 다른 무엇인가가 함께 충족되어야만 골다공증을 예방·치료할 수 있는 것이다. 그렇다면 그 '다른 무엇'이란 뭘까? 바로 운동이다. 햇볕을 받으면서 하는 운동은 칼슘흡수를 돕는 데 중요한 비타민 D 생성을 촉진시킨다. 또한 운동은 갑상선자극호르몬을 자극하여 인체의 전반적인 신진대사를 조절하는 삼옥소타이로닌*triiodo-thyronine*과 타이록신*tiloxin* 분비를 촉진시키고, 또한 칼시토닌*calcitonin*의 분비도 증가시켜 뼈에서의 칼슘 저장을 증가시키는 동시에 뼈로부터 칼슘이 방출되는 것과 소변으로 칼슘이 배설되는 것을 억제한다. 한마디로 운동은 뼈를 튼튼하게 하는 데 결정적인 역할을 하는 것이다.

철분은 양면성을 가진다

철분의 주요 생물학적 기능은 들이마신 산소를 세포까지 운반하는 혈색소(헤모글로빈)의 구성성분이 되는 것이다. 또한 산소를 세포 속에 저장하는 미오글로빈*myogrobin*의 구성성분이며, 세포 속에서 ATP를 생성하는 효소 사이토크롬*cytochrome*의 필수 구성성분이다. 그 밖에도 철분은 활성산소를 제거한 항산화 효소인 캐탈리제의 구성성분이기도 하다. 철분이 결핍되면 대표적으로 빈혈이 생긴다. 즉 빈혈은 철분 결핍증 중에 가장 잘 알려진 증상이다. 그러나 경미한 빈혈 그 자체는 주로 앉아서 일하는 사람에게는 크게 문제가 되지 않는다. 왜냐하면 우리의 몸은 세포에 산소를 공급하는 데 있어 다음과 같은 보상조치를 취하기 때문이다.

첫째, 평소보다 좀더 많은 양의 산소가 혈색소에서 세포로 떨어져 나간다.

둘째, 다른 조직의 세포보다는 주로 심장근육세포나 뇌세포와 같은 중요한 기관으로 혈액을 더 많이 공급하게 하는 혈류의 재배치가 일어난다.

셋째, 심박출량이 증가된다.

그러나 빈혈이 심해지면 이러한 보상조치조차 이루어지지 않기 때문에 작업 능력, 특히 운동수행 능력 및 집중력과 지적 능력이 감소된다. 게다가 면역체계의 기능도 저하되어 감염에 대한 저항력까지 떨어진다.

한편 철분의 결핍은 납의 흡수를 증가시킨다는 의미이기도 하다. 한 연구에 의하면 철분이 결핍된 아동은 그렇지 않은 아동보다 납중독 발생률이 3~4배나 높게 나타난다고 한다. 그리고 임신 초기 철분 결핍에 의한 빈혈은 조산이나 저체중아 출산과 관련된다고 알려지고 있다. 유아의 경우 성장을 위해 철분 섭취가 필수적이지만 철분이 충분하게 함유된 식품을 섭취하는 것이 쉽지 않고, 조기 우유 수유로 인해 위장 내에 이상이 생겨 혈액 손실증가 등으로 철분 결핍에 걸리기 쉽다. 특히 사춘기가 되면 급성장으로 철분의 필요량이 크게 증가하여 자칫하면 철분 결핍이 되기 쉽다.

여성의 경우에는 생리과다증이나 임신 때문에 철분 결핍성 빈혈에 걸리기 쉽다. 특히 임신기에는 모체의 혈액량 증가와 태아의 빠른 성장 및 태반 형성 등에 많은 철분이 요구된다. 더구나 임신 후반기에 요구되는 철분량은 식사만으로 공급하기가 쉽지 않으므로 철분보충제 같은 보조수단이 필요한데, 철분보충제는 생체 이용률을 높이기 위해 비타민 C와 함께 섭취하는 것이 좋다.

지금까지 살펴본 대로 철분 결핍도 문제지만 과잉도 문제가 된다. 철분은 활성산소의 생성을 촉진시키기 때문이다. 섭취된 철분의 99%는 단백질과 결합하여 우리 몸의 필수성분이 된다. 문제가 되는 것은 단백질과 결합되지 않는 1%의 철분이다. 이 1%의 철분은 활성산소와 결합하여 활성산소의 활동을 더욱 증가시킨다. 예를 들어 적혈구가 심장과 세포 사이의 10만 km나 되는 혈관을 바쁘게 오고가는 과정에서, 특히 모세혈관에서 문제가 생기게 된다. 모세혈관은 적혈구 하나가 겨우 통과할 수 있는 아주 좁은 통로이다. 적혈구가 이 비좁은 통로를 지나다 보면 수도 없이 상처를 받거나 파괴되게 마련인데, 그렇게 되면 적혈구 속의 혈색소도 파괴되어 철분과 결합해 있던 산소가 이탈하면서 활성산소의 독성을 일으킨다. 이렇게 철분은 우리 몸에 꼭 필요한 영양소이지만 아이러니컬하게도 건강을 위협하는 요소가 되기도 한다. 여기에 '철분의 양면성' 이 있다. 다행히 여성은 생리를 통하여 철분이 밖으로 배설되지만, 생리가 없는 남성은 나이가 들어감에 따라 축적되는 철분을 배설할 방법이 없다. 인위적으로 혈액을 뽑아내는 것, 즉 헌혈 등이 유일한 해결책이 될 것이다. 그래서 일반적으로 50세를 넘기면서부터는 철분의 섭취를 줄이는 것이 좋은 것이다. 철분뿐만 아니라 구리와 같은 무기질도 마찬가지이다. 이들 물질은 몸에 반드시 필요하기는 하지만 정량을 넘어서면 매우 해롭다는 것을 항상 명심해야 한다. 특히 동물성 육류에는 다량의 철분이 들어 있기 때문에, 나이가 들면 가능한 한 동물성 식품의 섭취를 조절할 필요가 있다.

나트륨이 남아돈다

모든 세포 안팎의 이온들은 각각 일정한 농도를 유지하고 있다. 예를 들면, 나트륨의 경우 세포 안에서는 15mmol/l의 농도를 유지하고 있고, 세포 밖에서는 150mmol/l의 농도를 유지하고 있다. 그런가하면 칼륨(K)은 나트륨과 반대로 세포 밖에서는 5mmol/l의 농도를 유지하고, 세포 안에서는 150mmol/l의 농도를 유지하고 있다. 그 외 다른 무기질의 이온들도 세포 안과 밖에서 일정한 농도를 이루고 있다.

이 같은 농도 차이를 유지하기 위해 무기질 이온들이 세포의 안팎을 들랑날랑하면서 발생시키는 전기에 의해 우리의 생명은 유지된다고 할 수 있다. 즉 밀물과 썰물의 낙차가 전기를 발생시키듯이 나트륨이 세포 안으로 들어오면 칼륨이 세포 밖으로 나가고, 또는 반대현상이 일어나면서 우리 몸은 항상성을 유지하는 것이다. 그러면 여기서 우리의 건강과 밀접한 소금에 대한 이야기를 해 보자.

소금을 많이 섭취하면 소금(NaCl)의 성분인 나트륨으로 인해 세포 밖의 나트륨 농도가 높아지게 된다. 그렇게 되면 우리 몸은 앞서 언급한 대로 세포 밖의 나트륨 농도를 일정하게 유지시키기 위해 세포 내로 나트륨을 들여보낼 수밖에 없게 된다. 그런데 나트륨은 수분을 흡수하는 성질이 있어서, 이 때 수분과 함께 세포 내로 들어가게 되고 이로 인해 부풀어오른 세포는 제 역할을 다하지 못하게 된다. 만약 이러한 현상이 혈관의 세포에서 일어난다면 혈관이 부풀어올라 혈액이 흐르기 어렵게 되므로 자연히 혈압이 높아지게 될 것이다. 또한 나트륨의 과다 섭취는 콜레스테롤의 흡수를 증가시켜 동맥경화증의 원인이 되기도 하고, 혈소판을 쉽게 굳게 하고 혈전을 증가시켜 뇌경색을 일으키기도 한다.

그 밖에도 나트륨을 과잉섭취하면 여러 가지 점액을 분비해서 스스로를 보호하고 있는 위에조차 염증을 일으켜 위암이 생길 확률이 높아지기도 한다. 그런데 국, 김치, 반찬 등 우리의 전통적인 식사형태는 소금의 과잉섭취를 유발하기 쉽기 때문에, 하루에 섭취되는 소금량을 적당한 수준인 6g 정도로 조절하기 위한 세심한 주의가 필요하다.

한편, '서로 상반되는 작용'에 따라 정의한다면 나트륨은 양(+)에 해당하고 칼륨은 음(−)에 해당되어 서로 상반되는 보완작용을 한다. 즉 칼륨은 혈압을 저하시키는 작용을 하기 때문에 염분 섭취 증가에 상응하여 칼륨을 많이 섭취하는 방법도 고려해 볼 필요가 있다. 야채, 과일, 고구마, 감자, 콩, 해조류 등은 칼륨이 많이 들어 있으며, 이들은 다른 여러 가지 면에서도 좋은 식품이기 때문에 많이 섭취하는 것이 좋다.

우리나라의 사망원인으로 고혈압 등 심혈관계 질환이 큰 비중을 차지하는 데에는 이러한 식생활이 중요한 원인으로 작용하고 있다고 해도 틀린 말이 아닐 것이다. 그러므로 항상 나트륨(소금)의 과잉섭취를 피하고 칼륨이 많이 들어 있는 야채, 과일, 감자, 콩, 해조류 등을 충분히 섭취하는 식생활 습관을 가지도록 노력하는 자세가 필요하다.

셀레늄은 항산화제이다

셀레늄 함유량이 많은 토양에서 사는 사람들은 암의 발생률이 낮다고 한다. 그 이유는 항산화효소의 일종인 글루타치온 페록시다제의 성분으로 항산화제 역할을 하는 셀레늄이 많이 함유되어 있는 식물이나, 이런 식물을 먹고 자란 동물을 쉽게 음식으로 삼을 수 있기 때문이다. 셀레늄은 마늘, 파, 참깨, 인삼, 해물, 콩팥, 간 등에 많이 함유되어 있다.

우리 몸은 13가지 비타민을 필요로 한다

온가족이 둘러앉은 식탁에서 어떤 주부가 정겹게 말을 한다.

"아버님은 감기 기운이 있으시니까 비타민 C가 많이 들어 있는 풋고추를 많이 드세요. 어머님, 무릎이 아프신 건 관절이 좋지 않으셔서 그래요. 비타민 D가 많이 들어 있는 고등어를 많이 드셔야 해요. 그리고 당신도 담배를 많이 피우니까 비타민 C가 많이 든 풋고추를 먹어요. 그리고 철수 너는 인터넷 게임을 한다고 눈이 나빠진 것 같으니 비타민 A가 많이 들어 있는 계란을 먹어라…."

이런 며느리, 부인, 어머니를 둔 사람들은 늘 감사하는 마음을 가져야 한다. 틀림없이 이 주부는 학교에서 영양학을 제대로 배웠을 뿐만 아니라, 가족에 대한 관심과 사랑이 넘칠 테니 말이다.

비타민은 우리 몸에서 효소를 활성화시키는 보조효소, 활성산소를 제거하는 항산화제, 그리고 호르몬을 조절하는 합성물질 역할을 하는 매우 중요한 영양소이다. 따라서 신체적으로나 정신적으로 급속도로 발달이 이루어지는 유소년 및 청소년기에는 균형 있는 성장을 위해 반드시 충분한 비타민을 섭취해야 하며, 중년에 들어서서는 질병의 예방과 자연치유력을 강화하기 위해 역시 비타민 섭취가 부족해서는 안 된다.

여기서 잠시, '비타민' 이란 말의 유래에 대해서 알아보자.

캠브리지 대학의 홉킨스 *Hopkins* 교수는 음식물에서 추출한 탄수화물, 단백질, 그리고 지방과 무기질을 필요한 만큼 섞어 만든 사료를 먹은 동물이 얼마를 견디지 못하고 죽는 것을 보고, 이들 영양소만으로는 생명을 유지할 수 없다는 결론을 내렸다. 즉, 생명을 유지하기 위해서는 다량영양소와 무기질 이외에 그 무엇인가가 반드시 필요하다는 것을 발견한 것이다. 그 후 폴란드의 펑크 *Funk*가 각기병을 치료하는 데 쌀겨에 들어 있는 아민 *amine* 이라는 물질이 효과적이라는 사실을 발견하고는, 생명을 유지하는 데 꼭 필요하다는 뜻의 단어인 바이탈 *vital*을 앞에 붙여 비타민 *vitamin* 이라고 부른 것이 비타민의 유래이다.

비타민은 크게 지용성脂溶性 비타민과 수용성水溶性 비타민의 두 종류로 나누어진다. 비타민 A, D, E, K 등의 지용성 비타민은 물에 녹지 않는 대신 지방질에 녹아서 운반되고 저장되는데, 과다하게 섭취하여 몸에 축적되면 부작용이 생길 수 있다. 그리고 비타민 C와 비타민 B 복합체 등의 수용성 비타민은 물에 녹아 운반되고 몸 안에 축적·저장이 되지 않기 때문에 매일매일 필요한 양을 섭취해야 한다.

지용성 비타민

- **비타민 A** : 시멘트 덩어리가 떨어져 나와 듬성듬성 속이 드러난 건물의 벽을 한번 생각해 보자. 외부의 충격에 붕괴될 위험성이 그만큼 높을 것이다. 마찬가지로 신체의 제1방어선인 세포막이 허술하면 외부로부터 침입한 병균에 의한 전염성 질병에 걸릴 위험성이 높아진다. 비타민 A는 바로 우리 몸에서 건물의 외벽을 튼튼하게 하는 시멘트와 같은 역할을 한다. 또한 비타민 A는 뼈의 성장을 촉진하고, 밤에도 눈을 밝게 하며, 피부를 윤택하게 한다.

  비타민 A는 레티놀retinol이라고도 하는데 간, 버터, 우유, 계란 노른자 등에 많이 들어 있다. 또한 당근, 토마토, 오렌지, 귤, 시금치, 호박 등의 녹황색 채소와 과일 등에 함유되어 있는 베타-카로틴β-carotene도 우리 몸속에 들어오면 비타민 A로 바뀌고, 일부는 비타민 C, E와 함께 활성산소로부터 세포를 보호하는 항산화제 역할을 한다. 한 연구보고에 의하면 베타-카로틴을 3~6개월간 장기 복용한 결과 구강암의 전단계에서 70%의 환자들이 호전상태를 보였다고 한다. 따라서 베타-카로틴이 많이 들어 있는 식품을 먹는 사람들은 경구, 방광, 후두, 식도암 등에 걸릴 위험성이 낮은 것으로 보고되고 있다.

  베타-카로틴은 특히 당근에 많이 들어 있는데, 날로 먹는 것보다는 데치거나 기름에 볶거나, 혹은 여러 가지 재료를 넣어서 삶는 것이 흡수율을 높게 한다. 또한 껍질부분이 카로틴을 많이 포함하고 있으므로 가능한 한 껍질을 벗기지 않는 것이 좋다. 우리가 녹황색 채소를 즐겨 먹어야 하는 이유 중 하나가 이 베타-카로틴의 섭취를 위해서이다.

한편 비타민 A는 열에 대한 저항성은 있으나 공기 중의 산소에 의해서 산화되어 기능이 파괴되기 쉽다. 그리고 지용성 비타민이기 때문에 과다섭취하면 항산화제 역할을 하는 것이 아니라, 오히려 반대작용을 하여 조직을 산화시키기도 한다. 그 밖에도 비타민 A를 과다섭취하면 뼈와 관절 등에 통증을 느끼거나 잠잘 때 식은땀이 나고 쉽게 피로를 느끼며 두통이나 구토증이 생기기도 한다. 또한 여성의 경우 월경불순이 되기 쉬우며 간과 비장脾臟이 붓거나 피부가 가렵기도 하는 등 마치 비타민 A가 결핍되었을 때와 비슷한 증세가 나타나기도 한다. 그러나 일반적으로 우리의 식생활에서는 비타민 A의 과다섭취보다 결핍이 문제가 된다고 보아야 할 것이다.

- 비타민 D : 일반적으로 비타민 D 결핍은 구루병(등뼈나 가슴뼈 등이 굽는 병)의 원인이 되는 것으로 알려져 있다. 뼈는 겉으로 보기에는 아무런 활동도 하지 않는 것처럼 보이지만, 사실 끊임없이 새로 만들어져 교체됨으로써 튼튼하게 유지된다. 이런 뼈의 교체는 칼슘이 뼛속으로 들어가고 나오면서 이루어지는데, 이러한 역할을 돕는 것이 바로 비타민 D이다.

비타민 D는 장에서 칼슘 흡수를 증가시키고 점막세포에서 칼슘결합 운반체의 단백질 합성을 촉진시켜 칼슘이 세포막을 통과할 수 있게 한다. 또한 신장에서 칼슘의 배설을 감소시킨다. 물론 이러한 역할은 부갑상선호르몬이 동시에 존재해야 가능한 일이다.

이처럼 비타민 D가 부족하면 칼슘을 풍부하게 섭취해도 충분히 흡수할 수 없게 되고, 뼛속의 칼슘이 혈액으로 빠져나갈 뿐만 아니라, 모든 세포나 신경의 기능이 제대로 유지될 수 없게 된다. 그래서 뼈가 약해지는 골다공증의 원인이 되고, 신경이 예민해지고, 불면증에 걸리기도 한다. 그런데 비타민 D는 다른 비타민과 달리 독성이 있어서 과잉섭취하면 식욕감퇴, 두통,

구토, 근육경련 등의 증세가 나타나기 때문에 주의를 기울여야 한다. 또한 칼슘과 철분은 체내 흡수과정에서 서로 반비례 경쟁관계에 있기 때문에, 비타민 D를 과잉 섭취하면 철분결핍을 초래할 수도 있다.

비타민 D는 다른 비타민과 달리 햇볕을 받으면 체내에서 자연적으로 합성되므로 손, 얼굴, 팔 등 신체 일부분을 하루에 10~15분 정도 햇볕에 쬐면 특별히 외부에서 공급 받을 필요가 없다. 하지만 실내생활을 주로 하는 사람은 별도로 비타민 D가 함유된 식품을 섭취해야 한다. 자연식품에는 대부분 비타민 D가 전혀 없거나 아주 소량만이 함유되어 있기 때문에, 간유나 정어리와 같은 기름기가 많은 생선, 버터, 비타민 D 강화 우유 등을 통해 섭취해야 한다.

- **비타민 E** : 건강을 생각할 때마다 우리는 활성산소와 항산화제를 떠올리지 않을 수 없다. 활성산소는 세포막을 구성하는 인지질과 결합된 다가불포화지방산, 세포 내 미세구조, 그리고 핵산을 공격하여 손상시키기 때문에 노화와 질병을 예방하기 위해서는 조금이라도 활성산소의 피해를 줄일 수 있는 방법을 찾는 것이 최선이다. 그런데 비타민 E는 지용성으로 세포막을 직접적으로 방어·보호하는 대표적인 요소라고 할 수 있다. 그래서 우리는 비타민 E의 생리적 기능 중 무엇보다 활성산소를 제거하는 기능에 주목할 필요가 있다.

토코페롤*tocopherol*이라고도 불리는 비타민 E는 활성산소가 혈액 속의 LDL-C는 물론 세포막을 구성하고 있는 지방을 과산화지질로 변질시키는 것을 방어함으로써 세포를 보호하는 최일선의 '경찰관'과 같은 역할을 한다. 다시 말해서 비타민 E는 동맥경화는 물론 암의 발생을 사전에 차단하는 가장 강렬한 항산화제인 것이다.

이미 동맥질환에 걸린 경우라도 영구적 동맥경화가 아닌 이상, 비타민 E를 섭취하면 심근경색의 발생률을 대략 75% 감소시킬 수 있다고 한다. 또한 비타민 E를 적게 섭취한 사람들에게서 폐암과 유방암, 전립선암 등의 발생률이 높다는 연구들도 보고된 바 있다. 이 밖에도 비타민 E는 면역기능 강화, 특히 'T-임파구'의 활성화에도 중요한 역할을 한다.

이렇듯 비타민 E는 강력한 항산화물질로 신경계, 혈관계, 골격근육계 등의 조직이 과산화물질로 변질되는 것을 방어함으로써 심근경색, 노인성 치매, 관절염, 당뇨병, 신장, 백내장 등의 각종 질병에 큰 효과를 발휘한다. 그렇기 때문에 각종 공해물질이 만연한 도시생활을 하는 우리들은 평소에는 물론, 운동 전후나 다가불포화지방산을 많이 섭취할 때에는 비타민 E를 함께 섭취할 필요가 있다고 하겠다.

그런데 비타민 E가 최일선에서 활성산소에 대항하여 싸우는 고된 역할을 하다 보면 소모되어 제 기능을 다하지 못하는 경우가 생긴다. 이 때 비타민 E를 도와주는 원조자들이 있는데, 그 대표적인 것이 비타민 C이다. 따라서 노화와 질병을 예방하기 위해서는 비타민 E를 부족함 없이 섭취하는 것과 동시에 비타민 E를 도와 활성산소를 방어하는 비타민 C나, 베타-카로틴, 셀레늄, 조효소 큐 등을 함께 섭취하면 더욱 상승효과를 얻을 수 있다.

비타민 E의 주요 공급원은 대두유, 밀의 배아, 견과류, 참깨, 그리고 가종 곡류들이다. 육류, 생선류, 동물성 지방, 과일과 야채류에도 비타민 E가 함유되어 있지만 그 양은 많지 않다.

한편 비타민 E는 많이 섭취해도 다른 지용성 비타민만큼 독성이 크지 않은 것으로 밝혀졌지만 다량 섭취하면 비타민 A와 K의 흡수율을 방해할 수 있기 때문에 주의해야 한다. 그리고 비타민 E는 알파(α), 베타(β), 감마(γ), 델타(δ)의 4가지 형태로 구분되는데, 이 중에 활성도가 가장 높은 알파 토코페롤은 성인을 기준으로 하루에 400~800㎎ 정도 섭취하는 게 적당하다. 여기서 한 가지 덧붙일 말이 있다. 비타민 E는 지용성이기 때문에 장에서 지방을 흡수하는 데 문제가 있는 사람은 비타민 E가 제대로 흡수되지 못하게 마련이다. 따라서 오늘날 별로 살이 찌지 않은 사람, 특히 젊은 여성들이 살찔 것을 염려하여 지방 흡수를 억제하는 값비싼 약을 복용하는 것은, 다른 건 다 제쳐두고라도 비타민 E 흡수에 악영향을 미친다는 이유 하나만으로도 한참 잘못하고 있는 것이다.

- 비타민 K : 우리는 가벼운 상처에도 피를 흘리게 된다. 그러나 상처부위를 붕대로 감아주면 지혈이 된다. 이것은 혈관의 축소와 혈액의 응고에 의한 것인데 비타민 K는 바로 혈액을 응고시키는 역할을 한다. 또한 비타민 K는 장벽세포에 존재하는 칼슘과 결합하여 뼈를 튼튼하게 한다. 미국 하버드대학 공중보건연구팀이 10년 동안 비타민 K가 풍부한 순무나 시금치, 양배추, 콩, 녹색 야채, 해초, 동물성 간 등을 많이 먹은 약 7만여 명의 여성을 대상으로 조사한 바에 의하면, 그들은 매우 튼튼한 뼈를 가지고 있었다고 한다. 비타민 K는 정상 성인에서 결핍증이 거의 일어나지 않으며 또한 과잉섭취되어도 빨리 배설되므로 거의 독성을 보이지 않는다.

수용성 비타민

- 비타민 B : 스트레스와 피로 속에 살고 있는 현대인들은, 피로의 증가를 막기 위해 무엇보다도 적당한 운동을 해야 한다. 그리고 또 한 가지, 비타민이 많이 들어 있는 식품을 섭취하는 것이 중요하다. 그 중에서도 특히 비타민 B 복합체의 섭취는 부족함이 없어야 한다.

비타민 B 복합체는 단백질효소와 짝을 이루어 세포 내의 대사과정이 정상적으로 진행되도록 돕는 보조효소로서 중요한 역할을 한다. 앞에서 언급했듯이 효소는 세포 내 대사반응속도를 백만 배 정도로 증가시키는 촉매역할을 하는데 이런 효소가 역할을 다하지 못하면 아무리 좋은 영양소들을 섭취한다 해도 아무런 의미가 없어져 버린다. 이것 하나만 봐도 보조효소 역할을 하는 비타민 B 복합체의 중요성은 입증되는 것이다.

비타민 B 복합체에는 비타민 B_1, B_2, B_3, B_6, B_{12}등이 있는데, 이들을 균등하게 함께 섭취하면 서로 보완적인 역할을 하여 그 효과는 더욱 높아진다. 그리고 비타민 B 복합체는 수용성이기 때문에 필요량 이상 섭취하면 거의 배설되므로 매일매일 그 필요량을 보충해 주어야 한다. 비타민 B 복합체의 특성을 좀더 자세히 살펴보도록 하자.

- 비타민 B_1은 티아민 *thiamin* 이라고도 하는데, 탄수화물 대사과정에서 중요한 촉매역할을 한다. 만약 비타민 B_1이 부족하면 탄수화물의 에너지 대사가 저하되기 때문에 신경계는 물론 심혈관계, 소화기계 등에 이상증세가 나타나게 된다. 특히, 뇌는 포도당(탄수화물)만을 연료로 사용하는데, 뇌에 포도당이 아무리 충분히 공급된다고 해도 비타민 B_1이 충분히 공급되지 못하면, 뇌의 포도당 공급효과는 크게 줄어들 수밖에 없다. 그로 인해서 뇌활동이 제대로 이루어지지 않으면 초조불안 증상, 집중력 및 기억력감퇴 증상 등이 나타난다. 뿐만 아니라 심혈관계에는 심장근육의 약화와 심부전증이 생기기 쉽고 소화기계에는 식욕부진, 소화불량, 변비, 위산과다분비, 위무력증 등이 생기며 정력도 감퇴되고 만성피로에 시달리기도 한다. 그래서 비타민 B_1은 '피로회복 비타민' 이라고 일컬어진다.

  비타민 B_1은 독성이 없는 것으로 알려져 있으며 특히, 현미, 통밀, 콩류, 돼지고기 등에 많이 들어 있다.

- 비타민 B$_2$은 리보플라빈*riboflavin*이라고도 하는데, 특히 지방 대사과정에 중요한 촉매역할을 한다. 또한 호르몬과 글리코겐의 합성 및 무기질의 대사를 돕고, 다른 비타민을 활성화시키는 작용을 하며, 철분의 흡수와 이용을 돕는다. 그러므로 피임약을 복용하거나 임신, 수유중에 있는 여성에게는 더욱 필요하다. 또한 비타민 B$_2$는 항산화효소제인 글루타치온 페록시다제를 체내에서 생성하기 위한 필수적인 재료이기 때문에 간접적이긴 하지만 동맥경화나 암 예방에 공헌하고 있다.

  비타민 B$_2$가 부족하면 혀나 입가에 염증이 생기거나 피부병이 생기기 쉽다. 그리고 머리카락이 빠지고 시력이 감퇴되는 증상이 나타나기도 하며, 성격이 급하고 거칠어지기도 한다.

  비타민 B$_2$는 독성이 없는 것으로 알려져 있으며 도정되지 않은 곡류(특히 현미), 쇠간, 닭간, 우유, 유제품 등에 많이 함유되어 있다.

- 비타민 B$_3$는 나이아신*niacin*이라고도 하는데, 필수적인 보조효소로서 에너지(ATP) 생성과정에서 중요한 역할을 한다. 또한 유전인자와 호르몬 합성과 관절염 치료를 돕고, 신경기능을 활성화시키며 총 콜레스테롤 수치를 낮추고 HDL-C 수치를 높이는 작용도 한다. 비타민 B$_3$가 부족하면 식욕부진, 피로, 신경과민, 가슴이 답답한 증상, 피부가 거칠어지는 증상 등이 나타나고, 반대로 과잉섭취하면 피부에 가려운 증상이 나타나기도 한다.

  비타민 B$_3$는 참치, 닭고기(가슴살), 계란, 쇠간, 버섯, 땅콩, 완두콩, 찹쌀가루, 메밀가루 등에 함유되어 있다.

- 비타민 B$_6$는 피리독신*pyridoxine*이라고도 하는데, 특히 단백질 대사과정에서 핵심적인 촉매작용을 한다. 즉 비타민 B$_6$는 단백질 대사과정에 작용하여

적혈구 생성을 비롯해서 뇌의 호르몬인 노르아드레날린, 아드레날린, 세로토닌, 도파민 등의 합성을 도움으로써 두뇌발달에 결정적인 역할을 한다. 특히 두뇌의 신경세포는 임신 7개월이면 이미 모든 세포분열을 끝내며, 그 이후부터 만 6세까지가 뇌세포 성장발달에 있어서 가장 중요한 시기이므로 임신부 및 초등학교 입학 전의 유아에게는 비타민 B_6의 중요성이 더욱 강조되어야 한다. 비타민 B_6가 부족하면 탈모증이 생기고, 입안의 염증, 식욕부진, 신경과민, 구토, 피로, 졸음, 성장부진 등이 나타난다.

비타민 B_6는 지나친 과잉섭취를 하지 않는 이상 독성이 나타나지 않는 것으로 알려져 있으며 현미, 바나나, 군밤, 당근주스, 군고구마, 연어, 닭고기(가슴살), 탈지분유 등에 많이 함유되어 있다.

- 비타민 B_{12}는 코발아민 *cobalamin*이라고도 하는데, 조혈작용, 아미노산 합성작용, 핵산 합성작용, 그리고 신경의 작용에 크게 영향을 주는 생명의 근원에 관련된 비타민이라고 할 정도로 세포분열의 촉진과 적혈구·백혈구의 활동을 활성화시키는 역할을 한다. 비타민 B_{12}가 부족하면 위장장애, 불규칙적인 심장박동, 신경세포의 손상, 피로, 우울증, 두통 등이 나타난다.

비타민 B_{12}는 독성이 없는 것으로 알려져 있으며 소·돼지 등 육류의 간, 가금류, 어패류 등의 동물성 식품에만 함유되어 있다. 따라서 이는 채식만을 주장할 수 없는 이유 중의 하나가 된다.

지금까지 살펴본 비타민 B_1, 비타민 B_6, 비타민 B_{12}는 '신경전달 비타민' 이라고도 할 수 있다. 신경세포의 신진대사와 밀접한 관계를 맺고 있기 때문이다. 그리고 이들은 바로 다음에 언급될 호모시스테인*homocysteine*의 생성을 억제하는 작용을 한다.

다음으로 비타민 B 복합체의 비타민 기능을 돕는 작용을 하는 엽산*folate*이라는 물질에 대해서도 알아보자. 엽산은 단백질 합성, 적혈구 생성, 세포분열 등에 관여하는 보조효소이며 지방간을 제거하는 역할을 한다. 엽산이 없으면 다른 비타민 B 복합체를 충분히 섭취한다고 해도 그 기능이 제대로 이뤄지지 못하기 때문에 피로, 빈혈, 설사, 기억력 상실, 신경쇠약, 체중감소, 면역기능 약화 등 여러 증상들이 나타나게 된다. 특히 알코올은 엽산의 흡수를 방해하기 때문에 술을 마실 경우 시금치나 상추와 같은 푸른 채소, 밀배아, 오렌지, 소나 닭의 간, 생선 등 엽산이 많이 함유된 음식을 먹어야 한다.

그리고 엽산과 비타민 B_6, 비타민 B_{12} 등이 부족하면 동물성 단백질의 필수아미노산인 메티오닌의 대사가 제대로 이루어지지 못하는데, 이로 인해 호모시스테인이라는 물질이 생긴다. 이 호모시스테인이라는 물질은 동맥경화와 매우 관계가 깊은 물질이다. 우리가 흔히 동맥경화라고 하면 콜레스테롤을 생각하게 되는데, 실제로 동맥경화를 유발하는 주범은 오히려 호모시스테인이라고 해야 할 것이다. 호모시스테인이 많으면 LDL-C가 증가하고 HDL-C가 감소하므로 혈중 호모시스테인 농도가 높은 사람은 그렇지 않은 사람에 비해 동맥경화의 발병률이 매우 높다는 많은 연구결과들이 보고되었다. 결론적으로 엽산이 부족하면 동맥경화에 걸릴 위험성까지 높아진다는 것인데, 다음에 언급될 비타민 C는 이 엽산의 파괴를 보호하는 역할을 한다. 자, 이제 이래저래 중요성이 강조되는 비타민 C에 대해서 알아보자.

- **비타민 C** : 비타민 C는 우리에게 가장 친숙한 비타민이다. 지난 1994년 93세를 일기로 유명을 달리한 분자생물학과 분자의학의 창시자이자 노벨상 2회 수상에 빛나는 미국의 라이너스 폴링*Linus Pauling* 박사는 비타민 C의 절대적인 신봉자라고 할 만하다. 그는 《비타민 C와 일반감기*Vitamin C and the*

Common Cold》라는 저서도 발표하였고, 비타민 C야말로 모든 질병으로부터 우리의 건강을 지켜주는, 무병장수를 위한 파수꾼이라는 신념으로 스스로 하루에 3,000㎎(3g)이라는 매우 많은 양을 평생 동안 복용하였다고 한다. 그렇다면 비타민 C는 어떤 역할을 할까? 비타민 C의 주요기능을 살펴보면 다음과 같다.

- 근육이나 힘줄 및 인대를 형성하는 물질인 콜라겐 *collagen*의 합성에 필수적으로 관여한다.
- 미토콘드리아에서 ATP 생성에 관여한다.
- 장내 철분의 흡수를 촉진시킨다. 앞서 설명한 대로 철분영양제를 복용할 경우에 비타민 C와 함께 섭취하는 것이 생체 이용률을 높이는 방법이다.
- 백혈구의 활동을 활성화시킴으로써 T세포와 B세포 및 대식세포의 활동을 강화시켜 암을 예방하는 등 면역기능을 향상시킨다.
- 노르아드레날린과 아드레날린, 세로토닌, 갑상선호르몬을 합성하는 데 관여한다. 그 밖에도 헤모글로빈, 담즙산, 스테로이드 호르몬 등의 합성에 필수적인 역할을 한다.
- '항스트레스', '항히스타민 *antihistamine*' 역할을 하여 스트레스를 완화한다.
- 항산화 역할을 한다. 예를 들어 보면, 가공한 육류식품에 함유된 질산과 아질산은 위에서 아민과 반응하여 발암물질인 니트로소아민 *nitrosamine*을 발생하게 되는데, 이 때 비타민 C는 니트로소아민의 형성을 막아내는 중요한 역할을 한다. 그리고 소변에 배출되는 비타민 C 농도가 높을수록 방광종양에 걸릴 확률이 낮다고 한다. 또한 비타민 C는 '콜레스테롤 분해작용'까지 하여 혈중 콜레스테롤 수치를 낮출 뿐만 아니라 혈액 속의 LDL-C 산화를 방지하는 역할도 한다. 이처럼 비타민 C는 비타민 E와 함께 매우 강한 항산

화제로서, 특히 혈관을 튼튼하게 유지하는 데 가장 중요한 기본영양소라고 할 수 있다.

흔히 1일 권장량으로 제시되고 있는 비타민 C의 섭취량은 성인의 경우 60mg이다. 그런데 과연 이것으로 충분할까? 미량영양소 섭취에 대한 최상의 권장량은 결핍을 방지할 수 있는 양이 아니라, 이상적인 양을 표현하는 것이라야 한다. 그러나 유감스럽게도 어떤 영양소든지 결핍을 방지하는 섭취량을 결정하는 것은 쉽지만 이상적인 섭취량을 결정하는 것은 매우 어렵다. 아마도 이 점에 있어서는 비타민 C보다 더 논쟁이 많은 영양소는 없을 것이다. 각종 공해 속에서 살아가야 하는 오늘날의 현상을 감안할 때, 60mg의 1일 권장량은 매우 부족한 양이라고 하지 않을 수 없다. 이미 10여 년 전 미국 농무성과 국립암연구소에서 발간한 지침서에 따르면 하루에 적어도 210~300mg 정도의 비타민 C를 섭취해야 한다. 특히 담배를 피우는 사람의 경우에는 더 많은 섭취가 요구된다. 비타민 C가 체내에 머무를 정도가 되려면 일반적으로 평균 1,500mg은 섭취해야 하는 것으로 보고 있다.

비타민 C는 딸기, 오렌지, 레몬, 풋고추, 토마토, 고구마, 감자, 배추, 시금치 등 특히 녹색 채소에 많이 들어 있다. 그런데 실제로 이들 식품마다 비타민 C가 얼마만큼 들어 있는지는 정확히 알 수 없다. 예를 들어, 오늘날 야채의 비타민류는 비닐하우스의 재배에 의해 40% 정도, 화학비료의 사용에 의해 40% 정도로 합계 80%가 이미 손실된 상태로 생산된다고 하니 말이다. 어쨌든 비타민 C를 210mg 이상 섭취하기 위해서는 약 8개 이상의 싱싱한 귤을 먹어야 하는 셈인데 이를 매일 잊지 않고 챙겨 먹는다는 것은 말처럼 쉬운 일이 아니다. 더구나 비타민 C는 열에 민감하여 요리하는 과정에서 모두 파괴될 수도 있다. 따라서 질병과 노화를 예방하는 데 필요한 비타민 C를 음식을 통해 모두 섭취한다는 것 역시 쉬운 일이 아니다.

　비타민 C는 수용성이기 때문에 많은 양을 섭취해도 인체에 거의 무해하다. 지나치게 많이 섭취하면 신장결석에 걸릴 수도 있다는 주장이 있기는 하지만, 아직 양자의 상관관계가 명백하게 입증된 것도 아니고, 설령 관계가 있다고 할지라도 비타민 C의 과잉섭취가 신장결석의 발병으로 연결되는 것은 극히 드문 일이다. 더구나 비타민 C는 수용성비타민이므로 체내에 오래 머무르지 않고 소변으로 배설되기 때문에, 비타민 C제를 하루에 500㎎씩 2회 정도 따로 섭취한다고 해도 큰 이상은 없을 것으로 보여진다. 실제로 폴링 박사를 비롯하여 영양요법을 실천하는 많은 의사와 연구자들은 1일 권장량보다 20~30배 많은 양을 투여하였으며, 이미 암이 진행되고 있는 환자에게는 100배를 투여하는 경우도 있었다.

　어쨌든 비타민 C가 몸속에서 모든 작용을 발휘하고도 남아서 소변으로 배출될 정도로 충분히 섭취해야 한다.

비타민 결핍 위험집단

　불과 얼마 전만 해도 우리는 여러 가지의 비타민 결핍증(비타민 A가 부족하면 야맹증, 비타민 B_1이 부족하면 각기병, 비타민 C가 부족하면 괴혈병 등)을 염려하였다. 그러나 오늘날에는 이러한 '비타민 결핍증의 방지' 라는 소극적인 시각에서 벗어나 비타민의 항암효과, 노화방지, 면역증신, 노인성 치매에 대한 효과 등 적극적인 시각에서 관심을 갖게 되었다. 특히, 다음과 같은 사람은 비타민이 결핍될 가능성이 높은 '위험집단' 이기 때문에, 결핍되기 쉬운 비타민의 섭취에 각별한 관심을 가져야 한다.

- 청소년 : 엽산, 비타민 A
- 음주자 : 비타민 A, B_1, B_6, D, 엽산,

- 당뇨병환자 : 비타민 B_6, C, D

- 흡연자 : 비타민 B_6, E, C, 엽산, 비타민 A

- 엄격한 채식주의자 : 비타민 B_{12}, D

- 60세 이상의 노인 : 비타민 C, D, 엽산

- 임산부 : 모든 비타민

- 다이어트 중인 사람 : 거의 모든 비타민

- 공해환경 생활자 : 비타민 A, C, E

비타민은 노화와 성인병을 예방하고 활력을 찾는 신비의 물질로, 이를 공급받기 위해서는 하루에 네 접시의 과일과 대여섯 접시의 야채를 섭취하면 된다. 그러나 그러한 여건을 만들기란 여간 어려운 일이 아니다. 그래서 그 옛날 대제국의 황제도 누리지 못했던 현대 과학의 작은 선물인 비타민제의 올바른 복용도 결코 나쁘지 않은 일이라고 본다.

비타민제로 보충하자

'지나치면 부족함만 못하다' 는 말은 건강과 관련된 모든 문제에 적용될 수 있는 말이다. 아무리 좋은 보약도 한꺼번에 많이 먹으면 해롭게 되는 것이다. 그러나 이 말에 대해 굳이 예외를 찾는다면 '비타민' 을 들 수 있다. 그래서 비타민 섭취량에 대해서 말이 많은 것이다.

어떤 사람은 비타민은 소위 '1일 섭취 권장량' 으로 충분하다고 한다. 그런데 과연 그럴까? 우리의 생활환경과 식생활은 하루가 다르게 변하고 있다. 그런데 비타민의 권장량은 이에 미치지 못하는 과거의 것이며, 또한 영양실조에 의한 결핍증을 방지하기 위해 소극적인 시각에서 최소기준으로 정해진 것이다. 따라서 결핍증보다는 노화와 스트레스에 따른 각종 질병을 예방 · 치료한다는 적극적인 차원에서 본다면 현재의 비타민 '1일 섭취 권장량' 은 터무니없이 부족한 것일 수 있다.

더구나 오늘날 거의 주식主食이 되다시피한, 인스턴트 식품이다 패스트푸드다 하는 것들은 대체로 비타민들이 파괴된 식품이고 소식小食이 권장되는 요즘의 상황에서 지금까지의 1일 섭취 권장량은 우리의 건강을 지키기에 매우 부족하다고 보아야 할 것이다.

우리는 건강을 위해 보약을 먹어야 한다고 생각을 하면서도 '생명의 사슬' 을 원활하게 엮어주고 항산화제 역할과 암 발생을 억제하는 비타민을 섭취하는 데 있어서 인색하기 그지없다. 하지만 보약보다 더 중요한 것이 비타민이다. 특히 비타민 A, C, E, 그리고 비타민 B가 많이 들어 있는 식품을 섭취하는 데 각별히 신경을 쓰고, 비타민이 풍부하게 들어 있는 식품을 섭취하지 못할 경우에는 비타민제를 섭취하는 것이 좋다. 예를 들어 나이가 어느 정도 든 사람은 비타민 C는 하루에 500㎎씩 2회, 비타민 E는 500㎎씩 1회 정도를, 식사 후 바로 섭취하도록 권하고 싶다.

비타민의 손실을 적게 하자

비타민을 가장 잘 섭취하려면 햇볕을 듬뿍 받은 신선한 식품을 먹는 것이 가장 바람직하다. 그리고 시들었거나 저장기간이 오래된, 또는 요리하는 과정이 긴 식품은 비타민이 부분적으로 파괴될 수가 있기 때문에 되도록 날로 먹는 것이 가장 바람직하다. 그러나 비타민의 섭취만을 위해서 모든 음식을 날로 먹을 수는 없는 일이다. 따라서 현실적으로 가장 손실을 적게 하는 최선의 방법은 한 번이라도 칼질을 적게 하고 가능한 한 물을 적게 사용하고, 약한 불에서 단시간에 조리해서 그 자리에서 먹는 것이다. 몇 가지 예를 들어 보기로 하자.

- 비타민 B₁은 곡류에 많이 들어 있는데 습기가 많으면 쉽게 파괴된다. 탈곡하지 않은 곡류는 20% 미만의 습도에서도 5개월이 지나면 30% 가량이 손실되고 곡류를 빵으로 만드는 과정에서도 15~30%가 손실된다. 특히, 알칼리성 베이킹 파우더를 사용하면 80%까지 손실된다. 그리고 육류에 들어 있는 비타민 B₁은 석쇠에 구울 때 15~40%, 튀길 때 40~50%, 철판에 구울 때 30~60%까지 손실된다.

- 비타민 B₁는 햇볕에 약하다. 예를 들어 우유에 들어 있는 비타민 B₂는 햇볕에 노출되면 불과 2시간 만에 50%가 손실된다. 따라서 비타민의 손실을 막기 위해서는 채소를 보관할 때 어둡고 공기가 통하지 않는 곳에 보관하는 것이 좋다. 한편, 냉동상태에서 비타민은 비교적 보존이 잘 된다. 그러나 냉동된 것을 녹이는 과정에서 적지 않은 손실이 있으므로 가능한 한 필요할 때마다 조금씩 사서 먹는 것이 바람직하다.

- 비타민 C가 많이 들어 있는 아스파라거스는 1주일간 섭씨 0℃에서 보관하면 50% 정도 손실되고, 21℃에서 보관하면 90%까지 손실된다. 그리고 감자에 포함된 비타민 C는 상온에서 1개월에 15%씩 손실되며, 사과에 포함된 것도 2~3개월이 지나면 70% 가량 손실된다. 더구나 배추는 며칠만 지나도 비타민 C가 거의 대부분 손실되고, 오렌지 주스도 역시 뚜껑을 연 후 3~4주일이 지나면 90% 이상이 손실된다.

- 일반적으로 야채에 있어서 비타민이 많이 들어 있는 부분은 껍질이나 뿌리 등 바깥조직이다. 그래서 다듬는 과정에서 발생하는 손실 또한 적지 않다. 예를 들면 감자나 당근은 껍질을 벗기면 15~35%의 비타민 C가 손실된다

고 한다. 또한 야채를 물에 씻을 때도 손실되므로 물에 오래 담가두지 말아야 한다. 그리고 가능하면 칼질을 덜하는 것이 현명한 방법이다. 야채를 삶을 때에는 뚜껑이 꼭 맞는 냄비로 약한 불에서 짧은 시간 동안 조리하는 것이 좋다.

우리는 앞에서 다량영양소인 지방, 단백질, 탄수화물과 미량영양소인 무기질, 비타민, 그리고 섬유질에 대해서 자세히 알아보았다. 정리하자면 우리들의 식탁 위에 오르는 식품들은 우리 몸을 움직이는 데 필요한 에너지의 연료역할을 하고, 노화되고 파괴된 세포들을 교체하는 데 필요한 세포의 구성재료 역할을 하며, 몸을 원활히 움직이게 하는 대사조절의 윤활유 역할을 한다. 이 밖에도 세포를 파괴시키는 독소들을 제거하는 등 수많은 역할을 한다. 이들 영양소들이 넘치지도 않고 모자라지도 않게 공급된다면 영양학적인 측면에서 우리의 건강은 아무런 문제가 없을 것이다.

그런데 많은 사람들이 조금만 빨리 움직여도 힘겨워 하고 자주 병원신세를 지게 되는 것을 보면 우리의 일상생활 전반, 특히 식탁 위에 오르는 수많은 음식들에 무엇인가 큰 문제가 있음이 분명하다. 그저 가끔씩 큰 마음 먹어야 맛보게 되는 보약에 집착할 것이 아니라, 매일 세 번씩 맞이하는 식탁 위의 음식에 각별한 신경을 써야 한다. 여기 값싸고 쉽게 구할 수 있지만 보약 못지않게 우리의 건강을 지켜줄 몇 가지 식품들이 있다.

식탁 위의 보약들

마 늘

마늘에는 톡 쏘는 맛을 내며 항암·항균작용을 하는 알리신*allicin*과 디아릴 황화인*diallyl pentasulfide*, 여러 가지 유황화합물, 비타민 C와 비타민 E, 셀레늄 등의 항산화제, 피로회복제인 비타민 B_1 등이 들어 있다. 이러한 성분들은 우리 몸에서 다음과 같은 역할을 한다.

- 항암·항균작용에 의해 유방암, 전립선암, 방광암, 결장암, 대장암, 위암 등을 억제하는 데 큰 효능이 있다. 특히 항균작용이 있어서 위암, 위궤양의 원인으로 주목받고 있는 헬리코박터 파이로리균(위점막 장애를 일으키는 균으로 위 속에서 분비된 요소들을 분해하여 암모니아를 발생시킴)의 감염을 예방하고 0-157균 등의 식중독균을 멸균시킨다.
- NK세포를 활성화시켜 면역기능을 강화하는 역할도 한다. 미국 국립암연구

소가 암을 예방하는 식품 중에서 마늘을 최상위 등급의 위치에 놓은 것도 바로 이러한 효능 때문이다. 한마디로 마늘은 '항암식품의 왕자' 라고 할 수 있다.

- 항산화제 작용으로 세포막을 구성하고 있는 지방질과 혈액 속의 LDL-C가 과산화지질로 변질되는 것을 억제할 뿐만 아니라, 혈중 LDL-C 농도를 낮추고 HDL-C의 농도를 높여 동맥경화를 예방한다. 그리고 혈액의 점도를 낮추고 혈전형성을 억제하여 혈액순환을 원활하게 함으로써 혈압을 낮추어 궁극적으로 심장병이나 뇌졸중을 예방한다.

- 앞에서 언급했듯이 비타민 B_1은 탄수화물 대사과정에서 중요한 촉매역할을 한다. 특히 뇌는 포도당(탄수화물)만을 연료로 사용하기 때문에, 마늘을 섭취하면 비타민 B_1의 효능에 의해 뇌세포가 활성화되고 만성피로를 예방할 수 있게 된다.

- 그 외에 마늘은 신경안정제 역할을 하는 신경전달물질인 세로토닌의 분비를 촉진하여 숙면을 취할 수 있도록 도와주고 우울증을 완화 · 해소시키는 작용을 하기도 한다. 소위 '장수촌' 이라고 불리는 곳은 우리나라를 비롯해서 대체로 마늘의 주산지라는 것이 밝혀지고 있을 만큼 마늘의 효능은 여러 가지이다. 심지어는 마늘이 무좀 치료와 대머리 방지효과까지 있다고 한다.

이처럼 마늘의 효능은 무척 다양하다. 그러나 모든 것이 다 그렇듯이 아무리 좋다고 해도 지나치면 좋을 리 없다. 그렇다면 마늘은 얼마만큼 먹는 것이 좋을까? 1년에 마늘을 1.5kg 정도 먹는 사람은 거의 먹지 않는 사람에 비해 위암 발생률이 50% 정도나 낮다는 연구결과를 볼 때 하루 섭취량이 5g 정도이면 적당할 것 같다. 이것은 마늘 한 쪽에 해당된다. 이 정도의 양이라면 매일 별다른 부담 없이 섭취할 수 있을 것이다. 한편 마늘을 익히면 전반적으로 효능이 감소되지

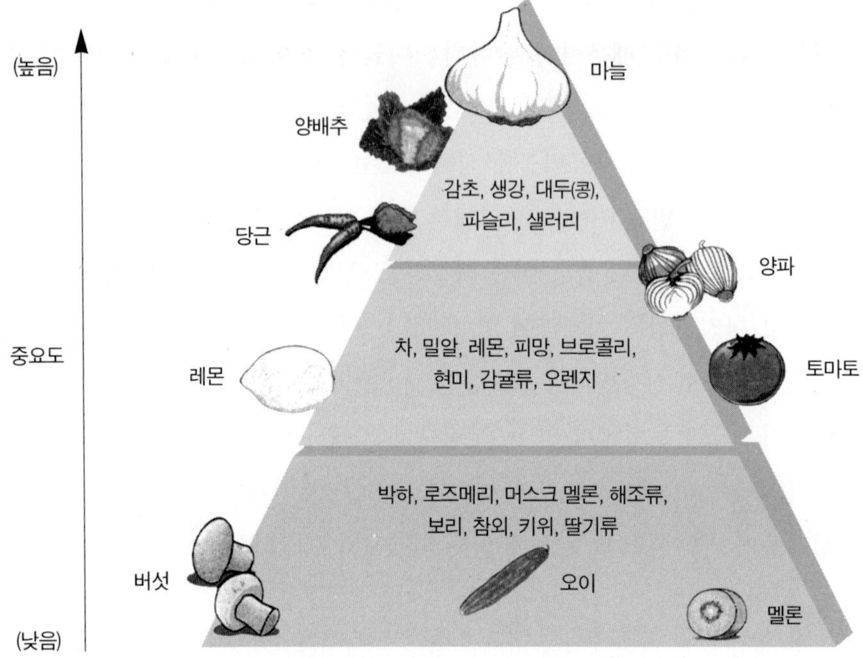

〈그림 4-4〉 항암효과가 기대되는 식품

만 항산화제로서의 효과는 생마늘이나 익힌 마늘이나 큰 차이가 없다고 한다. 그러므로 날로 먹는 것이 부담스러운 경우, 생마늘을 대신하여 익힌 마늘을 하루 2~3쪽 정도 먹으면 충분하다.

단, 공복시에 먹으면 위가 손상될 우려가 있으므로 피해야 하며, 어린이나 고혈압 환자는 표준량의 절반 이하로 섭취하는 것이 적당하다. 그래도 마늘이 싫은 사람은 같은 '파과' 에 속하는 양파나 파, 부추 등을 먹으면 거의 같은 효과를 볼 수 있다.

미국 국립암연구소는 〈그림 4-4〉와 같이 항암식품의 분류를 제시한 바 있는데 이에 따르면 양파의 효능은 마늘과 비슷한 점이 많다. 양파는 특히 마늘보다 먹기 쉽다는 점과 단백질, 칼슘이 많이 들어 있으며 다른 음식물에 들어 있는 비타민 B₁의 흡수율을 높이는 작용을 한다는 점에서 그 가치가 높다. 섭취량은 하루에 중간 크기의 생양파 반 개 정도를 주스로 만들어 먹는 것이 적당하다. 물론 양파도 날로 먹는 것이 효과적이지만 혈전의 형성을 억제하는 효능은 열을 가한 경우에도 큰 차이가 없다.

그 외 파는 뿌리 1/3개, 부추는 1/3~2/3단(부추 1단 100g기준)이 적당하다. 그리고 파의 경우 흰 부분만 먹고 파란 부분은 버리는 경우가 있는데 파란 부분에는 비타민과 칼슘 등의 영양분이 다량 들어 있으므로 양쪽 모두 가리지 말고 먹는 것이 좋다. 어쨌든 파, 양파, 부추에 들어 있는 비타민 C와 셀레늄은 열에 약하므로 날로 먹는 것이 좋으나 사실 이들을 날로 먹기란 쉬운 일은 아니므로, 어느 정도 열을 가하는 대신 효능의 감소를 감안하여 그만큼 많이 섭취하는 것도 좋을 것이다.

양배추

양배추에는 항산화제인 비타민 C와 베타-카로틴, 엽록소, 유황화합물질, 섬유소 등의 성분이 포함되어 있으며, 이런 성분들은 NK세포를 강화시키는 사이토카인의 분비를 촉진시키는 작용을 한다. 그리고 스테롤, 인돌, 클로로필, 이소티오시안산, 루테인 등의 항암성분도 함유되어 있다.

양배추, 가지, 무 등의 즙을 먹인 쥐는 증류수만을 먹인 쥐에 비해 암세포를 죽이는 힘이 10배 증가했다는 연구결과가 보고된 바 있으며, 1주일에 한 번이라도 양배추를 먹은 사람은 그렇지 않은 사람에 비해 암에 걸릴 확률이 1/3밖에 안 된다는 통계조사도 있다. 〈그림 4-4〉를 보면 양배추 역시 최상위 등급에 속하는 항암식품임을 알 수 있다. 또한 양배추에는 위나 십이지장의 점막을 보호·재생하는 역할을 하는 비타민 K가 듬뿍 들어 있어 위궤양, 십이지장궤양의 예방과 치료에 좋다고 알려져 있다. 따라서 스트레스로 인한 위장장애로 고생하는 사람은 양배추를 꾸준히 먹는 것이 좋다.

그러면 양배추는 얼마나 먹는 것이 좋을까? 양배추의 효능은 사람에 따라 나타나는 정도가 다르기 때문에 권장되는 섭취량 또한 90g에서 450g, 주스로는 80cc에서 400cc 정도로 그 편차가 크다. 양배추를 날로 먹으면 비타민 공급량은 증가되나, 소화 흡수가 어려우므로 보통은 삶거나 볶아서 먹는 것이 일반적이다. 그리고 주스로 먹을 경우에는 너무 차지 않게 조금씩 마시는 것이 좋다.

당 근

당근에는 특히 비타민 A의 선행물질인 베타-카로틴이 풍부하게 들어 있으며, 그 밖에도 비타민 C와 E, 섬유소, 스테롤, 클로로필 등이 들어 있다.

이러한 영양소 중 가장 많이 함유되어 있는 베타-카로틴을 고려하여 하루에 필요한 당근의 양을 생각해 보자. 하루에 섭취해야 하는 베타-카로틴의 양은 1일 5~6㎎ 정도가 적당하다. 일반적으로 볼 때 당근 1개(800g)에는 베타-카로틴이 약 58㎎ 정도 함유되어 있다. 그런데 당근을 날로 먹으면 베타-카로틴의 흡수율이 약 10%에 불과하지만 삶아 먹으면 약 25%, 기름에 볶아 먹으면 흡수율이 약 65%까지 증가한다. 이러한 이유 때문에 당근을 날로 먹는다면 중간 크기 1개 정도, 삶아 먹는다면 중간 크기의 당근 절반 이하 정도, 기름에 볶아 먹는다면 중간 크기의 약 1/6 정도를 먹으면 된다.

한편 널리 알려진 대로 당근에는 비타민 C를 파괴하는 효소가 있으므로 비타민 C를 포함하고 있는 다른 야채와 함께 먹으면 좋지 않다.

토마토

　토마토는 다양한 효능을 가진 녹황색 채소로서 베타-카로틴, 라이코팬, 비타민 C와 E, 셀레늄, 섬유질 등이 풍부하게 함유되어 있다. 특히 주목해야 할 것은 토마토의 붉은 색소성분인 라이코팬이다. 라이코팬에는 베타-카로틴보다 약 2배 정도 강력한 항산화작용이 있는 것으로 알려지고 있다. 미국 하버드대학에서 40~75세의 남성 5만여 명을 대상으로 한 연구결과에 따르면 일주일에 큰 토마토를 11개 정도 이상 먹은 사람은 먹지 않은 사람에 비해 전립선암에 걸릴 확률이 45%나 감소했다고 한다. 그 밖에도 토마토는 위암, 췌장암, 자궁암 예방에 좋다고 알려져 있다.

　한편 토마토는 종류에 따라 그 성분이 다른데 황색품종은 베타-카로틴이 많이 들어 있는 반면에 적색품종은 라이코팬이 많이 들어 있다. 또한 방울토마토가 큰 토마토보다 비타민 C가 약 2배, 베타-카로틴이 약 3배 정도 많다고 한다.

시금치

　시금치에는 베타-카로틴과 비타민 C, E, 칼슘과 철분이 풍부히 들어 있으며 그 밖에도 루테인, 엽산, 섬유소 등이 들어 있다. 시금치의 닥월한 항암효과는 이미 많은 실험을 통해 입증되었다. 결장암, 직장암, 식도암, 위암, 전립선암, 후두암, 자궁내막암, 폐암 등 각종 암을 예방하는 데 효과가 있는 시금치가 미국 국립 암연구소의 항암식품에 분류되지 않은 것이 이상할 정도다. 시금치는 가장 강력한 발암물질 중 하나인 니트로소아민의 생성을 강력히 억제하는데 이러한 효과는 양배추 등 다른 채소는 물론, 인삼보다도 우수하다는 주장이 제기되기도 하였다. 또한 시금치는 칼슘과 철분이 풍부해 성장기 어린이들에게 꼭 필요하며, 혈중 콜레스테롤 농도를 낮추기 때문에 성인에게도 필요하다.

매일 시금치, 혹은 이와 유사한 식품(짙은 녹색잎 식품)을 한 번 이상 먹는 사람은 흡연자라 해도 폐암에 걸릴 확률이 낮아지고, 폐의 세포손상이 어느 정도 회복되어 암의 진행이 억제된다고 알려져 있다. 따라서 흡연자는 시금치와 비타민 B₁₂가 풍부하게 들어 있는 소·돼지 등 육류의 간, 가금류, 어패류를 함께 먹는 것이 좋다.

이런 이유로 해서 시금치는 '녹황색 채소의 왕'이라고 불리기도 한다.

그러면 시금치는 어느 정도 먹는 것이 좋을까? 하루에 섭취해야 하는 베타-카로틴의 양은 1일 5~6㎎ 정도가 적당한데, 이를 기준으로 하면 하루에 약 110g 이상의 시금치를 먹어야 한다는 결론이 나온다. 하지만 하루 종일 시금치로 배를 채울 수는 없는 일이므로 다른 채소들과 함께 섭취하는 동시에 삶거나 기름에 볶아 베타-카로틴의 흡수율을 높일 필요가 있다.

덧붙여 일부 사람들은 시금치에 유기산인 수산성분이 많기 때문에 칼슘과 결합하여 요로결석을 유발할 위험이 있다고 하여 기피하는 경우도 있는데, 이것은 잘못된 생각이다. 왜냐하면 시금치를 데치는 과정에서 수산은 거의 물에 녹고, 그것도 500g 이상을 매일 먹을 때에만 영향을 미친다. 그런데 어디 그렇게 매일 먹을 수 있겠는가 말이다.

쌀

우리의 주식은 뭐니뭐니 해도 쌀이다. 그런데 쌀을 놓고 백미다 현미다 하는 것은 어떤 차이를 두고 하는 말일까? 벼를 세로로 자르면 외피, 왕겨, 쌀겨층, 배유의 순으로 되어 있고 배유에는 발아 부분인 배아(胚芽 : 씨눈)가 달려 있다. 이 중에 왕겨까지를 제거한 것이 현미이고, 쌀겨층과 배유에 달려 있는 배아를 제거하여 배유만으로 이루어져 있는 것이 백미이다. 이런 현미와 백미를 쉽게 구별하는 방법은 물에 담가 보는 것이다. 며칠 동안 물에 담가두면 현미에서는 싹이 나는데 반해 백미는 썩어 버린다.

현미에서 싹이 난다는 것은 살아 있다는 증거인 동시에 싹이 나는 데 필요한 성분들이 풍부하게 들어 있다는 증거이다. 즉 현미에는 탄수화물은 물론 단백질, 비타민 B_1과 E를 포함하여 인·칼륨·아연 등의 무기질도 많이 들어 있으며 또한 셀레늄, 휘친산, 페놀, 섬유질 등도 풍부하게 들어 있다. 셀레늄과 비타민 E, 페놀, 휘친산이 협력하여 항산화제와 항암작용을 배가시키고 있는데 이것이야말로 보약 중의 보약이 아니고 무엇이겠는가?

한편 현미처럼 덜 정제된 곡물들은 소화를 위해 많이 씹어야 한다. 많이 씹는다는 것은 입 운동을 많이 하게 하여 뇌의 건강을 돕는다는 의미이며, 동시에 소화액만이 아니라 항암물질도 포함되어 있는 타액이 많이 분비된다는 의미이다. '식품 섭취량과 질병의 상관관계'에 대한 연구결과 현미, 콩, 옥수수를 많이 먹는 사람은 결장암, 유방암, 전립선암 등에 걸릴 위험이 현저히 낮다는 사실은 우리에게 시사하는 바가 크다.

이렇게 좋은 현미를 두고 거의 아무런 영양소가 들어 있지 않은 백미나 흰 밀가루 식품을 고집할 이유가 없다. 더구나 흰 밀가루는 대부분 수입품으로 대량생산 과정, 운송과성, 보관과징 등에서 다량의 화학물질이 첨가된다. 게다가 식용유에 튀기거나 각종 인스턴트 식품으로 둔갑한 밀가루는 그야말로 설상가상이다.

쌀에 대해서 덧붙일 말이 있다. 혹시라도 "이놈의 세상 오래 살아서 뭘 해. 너나 잘 먹고 오래 살아라. 나야 먹고 싶은 대로 마음껏 먹다가 병들어 빨리 죽고 말 테다" 하는 분이 있을지도 모른다. 하지만 그 또한 마음대로 될 수 있는 문제가 아니다. 왜냐하면 '질병＝죽음'이 성립되지 않기 때문이다. 먹고 싶은 대로 먹다 보면 질병에 걸리는 것은 분명하지만, 아무리 원해도 바로 죽을 수 있는 것도 아니다. 마음대로 죽지도 못하고 질병으로 허덕이는 삶이 얼마나 괴롭고 고달픈 것인지는 두말할 필요가 없을 것이다. 그러기에 식생활을 개선해야 하는 것이다.

콩

혼히 콩을 '밭에서 나는 쇠고기'라고 한다. 이 말은 콩이 영양학적으로 그만큼 우수하다는 뜻이다. 콩의 효능은 다음과 같이 다양하다.

- 콩은 식물성 식품 중에 최고의 단백질원이다. 콩의 구성성분을 살펴보면 대략 단백질이 40%, 지방질이 20%, 풍부한 섬유질을 포함하고 있는 탄수화물이 30%, 그리고 기타 성분이 10% 정도를 차지하고 있다. 물론 콩의 종류에 따라서 각각의 함유량이 다소 다를 수 있지만, 어쨌거나 콩은 다른 어느 식물성 식품보다 풍부한 단백질을 함유하고 있다.
  그런데 식품에 아무리 많은 단백질이 포함되어 있다 할지라도 필수아미노산이 고르게 갖추어져 있지 않다면 그 가치는 무의미할 것이다. 하지만 콩은 이런 면에서도 흠잡을 데가 없다. 콩은 메치오닌이라는 필수아미노산이 약간 적을 뿐 그 외의 필수아미노산을 전반적으로 고르게 포함하고 있기 때문이다. 그래서 메티오닌이 비교적 많이 들어 있는 쌀과 함께 먹으면 콩은 더할 나위 없는 단백질식품이 된다.

- 콩은 세포막을 튼튼하게 하여 노화를 방지한다. 이미 앞에서 살펴보았듯이 생명을 지키는 세포막을 구성하는 인지질은 약 90% 이상이 레시틴이다. 물

론 레시틴은 몸 안에서도 합성되지만 식품을 통해 외부로부터 보충될 필요
가 있다. 레시틴은 콩, 계란 노른자, 뱀장어, 쇠간, 작은 생선, 식물성 기름
등에 들어 있는데, 특히 콩은 레시틴을 풍부하게 함유하고 있는 대표적인
식품이라고 할 수 있다. 세포막이 튼튼하면 세포가 튼튼하고, 세포가 튼튼
하면 당연히 건강할 수밖에 없다. 대부분의 사람들이 영약으로 여기는 곰
쓸개의 주성분도 인지질(레시틴)이라는 것을 생각해 보면 콩의 가치는 굳이
설명하지 않아도 충분히 짐작할 수 있을 것이다.

현대인에게 있어서는 필요 이상의 칼로리 섭취가 문제이다. 특히 열량이
높은 지방식품은 경계할 필요가 있다. 그렇다고 세포막의 구성재료인 인지
질의 섭취를 게을리할 수도 없는 일이다. 이런 점에서 20%의 지방질 속에
인지질을 풍부하게 함유하고 있는 콩이야말로 현대인들의 걱정을 말끔히
해결해 줄 수 있는 좋은 식품이다.

- 콩은 LDL-C 수치를 낮추고 HDL-C 수치를 높여 혈중 콜레스테롤 농도를
  낮추고 동맥경화를 예방한다. 그 구체적인 과정은 다음과 같다.

  우리는 앞에서 레시틴이 물에 잘 녹지 않는 지방을 물에 녹도록 하는 '유화
  乳化작용'을 한다는 사실을 살펴본 바 있다. 즉 콩의 레시틴이 덩치가 큰
  LDL을 잘게 만들어 혈액 중에 용해시킨다. 이미 그렇게 되면 LDL은 제구실
  을 하지 못하게 됨으로써 LDL-C 수치가 낮아지게 된다.

  레시틴은 HDL과 콜레스테롤 사이의 접착제 역할을 하기 때문에 혈관벽에
  부착되어 있는 콜레스테롤을 HDL-C의 형태로 만들어 간으로 운반하여 혈
  중 콜레스테롤 농도를 낮춘다.

  한편 콩에 함유되어 있는 아이소플라본은 콜레스테롤을 저하시키고, 사포
  닌은 혈관벽의 탄력을 유지케 하여 동맥경화를 예방한다.

- 콩은 비만을 해소하는 데 도움을 준다. 비만의 원인은 크게 두 가지로 생각
할 수 있다. 첫째는 인슐린이 과다분비되면 탄수화물을 지방으로 저장하는
것을 촉진시키고, 한편으론 저장된 지방이 분해되는 것을 억제하기 때문에
비만으로 연결되게 마련이다. 둘째는 장腸에서 영양의 흡수가 너무 잘되는
경우이다. 장의 표면에는 융모絨毛라고 하는 가느다란 털이 수없이 빽빽하
게 나 있는데, 이 융모의 돌기를 통해서 영양이 흡수된다. 정상인의 경우 융
모의 전체 면적은 대략 테니스 코트의 면적(약 200㎡) 정도인데, 뚱뚱한 사
람의 융모는 돌기가 크게 확대되어 있어 영양을 흡수하기 쉽게 되어 있다.
그렇기 때문에 아무리 다이어트를 시도해도 좀처럼 살이 빠지지 않는다.
그런데 콩에는 인슐린의 과다분비를 억제하고 또한 확대된 융모의 돌기를
정상적인 상태로 돌아가게 하는 사포닌이라는 물질이 포함되어 있다. 결과
적으로 콩은 비만을 해소하는 데 좋을 뿐만 아니라 혈당을 조절하여 당뇨병
환자의 치료에도 좋은 효능을 가지고 있다.
그렇다면 비만을 해소하기 위해서 콩식품을 많이 먹는 것이 과연 좋을까?
그러나 그렇게 단정할 수는 없는 일이다. 콩이 좋다고 해서 너무 많이 먹으
면 역시 칼로리 과잉섭취가 문제될 수 있기 때문이다.

- 콩은 뇌의 기능을 활성화시킨다. 우리는 골치 아픈 노인성 치매증 중, 알츠
하이머병이 뇌의 신경전달물질인 아세틸콜린의 감소와 관계가 있다는 것
과 레시틴이 이 아세틸콜린과 밀접한 관계에 있다는 것도 이미 살펴본 바
있다. 따라서 레시틴이 풍부한 콩이 아세틸콜린의 감소를 막는 데 효과가
있다는 사실을 쉽게 추측해 낼 수 있을 것이다. 노인들이나 두뇌활동을 많
이 하는 수험생들에게 콩은 매우 좋은 식품임에 틀림없다.

• 콩은 항암작용을 한다. 콩에는 항암작용을 하는 폴리페놀 성분인 아이소플라본과 사포닌이 들어 있는데, 이 물질이 발암물질로 알려진 푸로테아제의 활동을 억제하여 유방암이나 난소암, 자궁내막암, 대장암, 전립선암 등을 예방한다고 한다. 한 실험에 의하면 전립선암을 발생시키는 발암물질을 투여한 쥐를 대상으로 50주간 일반 먹이만을 준 집단과 아이소플라본 100ppm을 함께 투여한 집단, 아이소플라본 400ppm을 투여한 집단을 비교한 결과, 전립선암 발생률이 각각 51%, 45%, 29%로 나타났다. 또한 암을 일으키기에 충분할 정도의 X선을 쪼인 쥐를 대상으로 콩을 먹인 집단과 먹이지 않은 집단을 비교한 결과 콩을 먹인 집단은 44%만이 암에 걸린 반면 콩을 먹이지 않은 집단은 74%가 암에 걸렸다. 이러한 사실은 콩의 항암작용을 단적으로 보여주는 것이다. 또한 매일 된장국을 먹은 사람은 그렇지 않은 사람에 비해 30% 정도, 가끔 된장국을 먹은 경우 남성은 17%, 여성은 19% 정도 암 발생률이 낮았다는 조사결과도 보고된 바 있다.

• 콩에는 천연적으로 존재하는 식물성 화합물(Phytochemical : 생리적인 활성을 지니는 물질로서 식물에 존재하는 물질)로 여성호르몬인 에스트로겐과 유사한 식물성 에스트로겐이 함유되어 있다. 콩의 단백질이 몸에 좋은 이유는 동물성 단백질과 달리 신장에 주는 부담이 직고, 그 안에 있는 아이소플라본이 여성호르몬인 에스트로겐과 유사한 작용을 하여 심장병과 골다공증을 예방하는 데 도움이 되기 때문이다.

• 그 밖에 콩의 섬유소와 가용성 탄수화물에 포함되는 올리고당은 장내의 이로운 세균의 번식을 촉진시키는 반면 해로운 세균의 번식을 억제하는 역할을 하여 장을 튼튼하게 한다. 또한 콩에는 비타민 E와 비타민 B군을 비롯하

여 칼슘, 칼륨, 철분 등도 풍부하게 들어 있다.

콩 가공식품의 대표적인 것으로 두부와 된장이 있다. 된장은 발효식품으로서 콩 그 자체보다 암 예방에 더 효과가 있는 것으로 알려지고 있다. 또한 콩은 여러 가지 종류가 있지만 그 효능은 종류와 관계없이 모두 같다고 보아도 무방하다.

전 세계 어디서나 장수하는 사람들은 '반드시' 라고 해도 좋을 만큼 콩을 거의 매일 먹고 있다. 그런데도 불구하고, 콩을 멀리하는 사람들이 예상외로 많은 것은 안타까운 일이다. 조금씩이라도 식탁 위에 콩식품이 놓이지 않는다면 그 집안 식구들의 건강은 아무도 장담할 수 없다고 해도 지나친 말이 아닐 것이다.

차

녹차에는 폴리페놀 성분인 카테킨과 탄닌, 케르세틴, 그리고 베타-카로틴, 비타민 C, 비타민 E 등이 들어 있다. 이러한 다양한 성분들은 항산화효과, 항암효과, 심장병발생 억제효과(콜레스테롤 분해효과) 등을 나타낸다. 특히, 녹차의 떫은 맛을 내는 카테킨과 탄닌은 암세포의 자살을 유도하는 중요한 항암성분이다.

암 진단을 받은 여성들을 대상으로 한 조사에 의하면, 하루에 10잔 이상 차를 마시는 사람들이 3잔 이하의 차를 마시는 사람들보다 암의 발견 연령이 거의 9년 정도 늦다는 결과가 나왔다. 또한 매일 녹차를 틈틈이 마시는 마을 사람들의 위암발생률이 그렇지 않은 마을 사람들에 비해 남성의 경우 1/5, 여성의 경우 1/3이라는 조사결과도 보고된 적이 있다.

녹차에는 각성작용과 흥분작용이 있으나 그 정도가 약하므로 하루에 5잔 이상 10잔을 목표로 자주 마시는 것이 좋다. 특히 술이나 담배를 즐기는 사람은 녹차를 하루에 10잔 이상 마실 필요가 있다.

아름다운 색깔을 지닌 채소와 과일

우리가 매일 먹고 있는 채소·과일류가 건강에 좋다는 것은 앞에서 대체적으로 밝혀졌다고 본다. 이를 다시 한번 정리해 보자.

자연계에는 소나 말, 그리고 다람쥐 등 풀이나 낟알만을 먹고 사는 초식동물이 있는가 하면, 호랑이나 사자와 같이 초식동물들을 잡아 고기만을 먹고 사는 육식동물이 있다. 이런 초식동물이나 육식동물의 오장육부는 사람의 그것과 거의 다름이 없지만 초식동물은 풀만 먹어도 건강에 아무런 지장이 없고, 육식동물이 고기만 먹어서 고혈압이나 동맥경화증에 걸렸다는 이야기를 들은 적이 없다. 오히려 그들은 시각이나 후각 등의 감각기관이 인간보다 뛰어나며, 특히 운동기능이 우수하다.

한편 사람은 어떠한가? 사람은 잡식성이다. 그러므로 사람은 초식동물과 육식동물의 소화 흡수기관의 장점을 다 갖고 있다고 할 수 있다. 그러나 뒤집어 생각하면 초식동물과 육식동물의 소화 흡수기관의 장점이 퇴화된 어정쩡한 기능을 갖고 있다고도 볼 수 있다. 때문에 고기나 생선도 먹어야 하고 과일과 채소도 먹어야만이 탈 없이 건강할 수 있는 것이다.

특히 범람하는 각종 유해물질 속에서 살며 열량을 적게 섭취해야 하는 소식의 식생활에서는 비타민, 무기질, 섬유질이 풍부하게 들어 있는 식품을 선택해야 한다. 즉 녹황적색의 채소와 과일을 충분히 먹어야만 비타민과 무기질, 섬유질의 결핍으로부터 벗어날 수 있다. 밥이나 고기, 그리고 생선에서 얻는 비타민과 무기질만으로는 우리 몸에 필요한 수십 종의 비타민과 무기질을 모두 충족시킬 수가 없기 때문이다. 혹시 한두 가지 정도 빠뜨리면 어떠냐고 생각할지도 모르지만, 우리 몸의 생리기능이 유지되기 위해서는 필수아미노산을 비롯하여 비타민과 무기질 어느 하나도 빠짐이 없어야 하며 그 어느 것 하나라도 필요 수준 이하가 되면 '생명의 사슬'이 약해져 생리적 균형상태가 깨어지고 마침내 질병에 걸리게 된다.

우리는 농부들이 TV나 광고매체에서 자신이 키운 농산물을 자신있게 들고 나와 건강에 좋다고 이야기하는 것을 볼 수 있다. 식품영양학자도 아닌 그들의 말을 믿을 수 있을까? 그렇다. 모두 맞는 말이다. 왜냐하면 그들이 들고 있는 녹황적색의 채소와 과일, 그리고 곡물들은 비타민, 무기질, 섬유질들이 들어 있는 훌륭한 영양소의 공급원이기 때문이다. 다만 한 가지 조건이 전제되어야 한다. 바로 살아 있는 토양에, 농약을 뿌리지 않은 상태에서 자라난 싱싱한 자연식품이어야 한다는 것이다. 이런 조건이 충족된다면 매일 우리 식탁 위에 오르는 채소며 과일 그리고 곡물들은 모두 그 어떤 보약에 뒤지지 않은 '건강 지킴이'가 될 것이다.

먹는다는 것이 두렵다

식품의 안전성

오늘날 우리는 건강을 위해 먹는 것에 많은 신경을 쓰고 있다. 그럼에도 불구하고 왜 우리의 몸은 갈수록 뚱뚱해지고, 혈액은 끈적끈적해지고 탁해지며, 혈관은 물렁물렁해지거나 굳어지고 좁아지는 것일까? 어째서 뇌졸중이나 암으로 자신은 물론 가족까지 황폐하게 만드는 것일까? 도대체 무엇이 잘못된 것일까?

이러한 문제의 답을 구하기 위해 우리는 앞서 '현대인과 조상들의 식생활 습관은 어떻게 다른가?' 또 '왜 먹어야 하는가?' 등의 문제를 제기하고 식품의 영양학적 측면에서 자세히 살펴본 바 있다. 그리고 무엇보다 식생활 개선이 필요하다는 결론을 내리게 되었다. 그런데 이 식생활 개선에 있어서는 맛, 편의성, 경제성 등도 고려되어야 하겠지만, 뭐니뭐니 해도 건강의 관점이 가장 큰 기준이 되어야 할 것이다.

건강을 위한 식생활 개선을 이루기 위해서는 우선 식품의 공급 자체에 안전성이 담보되어야 한다. 그러나 우리는 우리가 지금 먹고 있는 식품들이 얼마만큼 안전한지 도무지 알 수가 없다. 먹고 나서 심한 식중독으로 고생할 때는 병원이라도 찾아 의사로부터 식품 속에 살모넬라균이 들어 있었다는 말을 전해 들을 수 있다. 식중독처럼 바로 증상이 나타나서, 바르게 치료하면 크게 문제가 되지 않는 경우라면 그나마 다행이라 할 수 있다. 그러나 암처럼 치료가 무척 힘든 질병을 일으키는 유해화학물질들이 우리가 매일 먹는 식품 속에 얼마만큼 들어 있는지 그 누구도 알 수 없다. 한마디로 우리는 음식물을 통해 얼마만큼 많은 독소들을 먹고 있는지 모르고 있는 것이다.

오늘 우리의 식탁 위에 올려진 곡류나 과일, 채소 등의 식물성 식품들에 대해 생각해 보자. 우리는 얼마 전까지만 해도 자급자족을 위해 농사를 지었지만, 지금은 이윤추구를 위해 농사를 짓는다. 그러니 농산물의 수확량을 증가시키기 위해 화학비료와 농약을 사용하지 않을 수 없다. 또한 썩기 쉬운 농산물의 보존을 위해서 각종 방부제를 사용하게 되었다. 그런데 이 화학비료와 농약, 방부제는 농산물의 영양소, 즉 비타민과 무기질 등을 파괴시키는 데 그치는 것이 아니라, 각종 발암성물질을 함유하고 있어 우리 몸에 큰 해악을 미친다.

그렇다면 쇠고기나 돼지고기 등 동물성 식품들은 어떠할까? 오늘날에는 자연에서 자유롭게 달리면서 싱그러운 열매와 풀뿌리를 먹고 자라는 동물과 그러한 동물을 잡아먹는 동물을 재료로 한 식품을 구할 수 없다. 즉, 우리의 식탁에 오르는 가축들은 인공사료만을 먹으면서 좁은 공간의 축사에 갇혀 제대로 움직이지도 못한 채 자란 비만 가축들이다. 때문에 우리 몸에 필요한 단백질과 오메가-3가 지방산은 거의 들어 있지 않고 대신 각종 해로운 물질과 오메가-6가 지방산, 포화지방산만이 가득하다.

이들 가축들이 먹는 인공사료를 생각해 보자. 인공사료에는 화학비료와 농약 덩어리를 대량으로 뿌린 곳에서 자란 가축 사료용 곡물과 다시 가축의 질병을 억제하기 위한 각종 방부제와 항생제는 물론, 가축을 빨리 자라게 하기 위한 성장 호르몬까지 들어 있다. 더군다나 이러한 인공사료를 먹고 자란 가축의 불필요한 부분을 분쇄한 것까지 포함되어 있다. 최근 전 세계를 시끄럽게 하고 있는 광우병의 발생원인 역시 이런 맥락에서 찾을 수 있다. 채식동물인 소가 먹는 사료에 죽은 가축의 불필요한 부분까지 포함되어 있었으니 어떻게 이상이 생기지 않을 수 있겠는가? 자연의 섭리를 어긴 인간의 욕심이 죄 없는 소들만 의미 없이 죽어가게 한 것이다.

그렇다면 가공식품은 안전한가? 가공식품은 한 단계 더 나아가 농축산물을 가공하는 과정에서 화학물질이 다량으로 첨가되게 마련이다. 또한 식품의 포장용기에도 화학물질이 첨가되게 마련이다. 실제로 플라스틱이나 스티로폼, 비닐 등의 포장용기에 유해 화학물질이 들어 있다는 보도들을 자주 듣게 된다.

우리 땅에서 생산되는 국산식품은 그나마 사정이 나은 편이다. 세계화 속에 살고 있는 오늘날, 집 앞 슈퍼마켓은 물론 조그마한 상점에도 바다 건너 저 멀리에서 들어온 수입식품들이 가득하다. 이러한 수입식품들의 안정성에 대해서는 그 누구도 보장할 수 없다.

식품산업의 세계화

세계화, 산업화는 이윤을 추구하는 대규모 기업들을 양산했다. 이러한 세계화, 산업화 현상이 우리 삶의 기초가 되는 식품관련 분야에도 나타나지 않을 리 없다. 즉, 식품을 대량생산하여 직접, 또는 가공하여 세계 각지의 모든 사람들의 식탁 위로 올리는 거대 기업들이 속속 나타나게 된 것이다. 맥도널드의 트레이드 마크인 '노란 M자 모형'은 이제 세계 어느 도시에서도 쉽게 찾아볼 수 있으며, 코카콜라의 '붉은 광고판'은 세상과는 단절된 지상의 낙원이라고 하는 남태평

양 작은 섬에도 당당히 서 있다. 그런가 하면 슈퍼나 편의점에서 지금 우리는 이름도 낯선 외국 식품업계의 식품들을 마구 먹어대고 있는 형편이다.

자본주의 사회에서 기업은 이윤을 추구하는 존재일 수밖에 없다. 식품관련 기업의 경우에 있어서도 기업주의 양심에 따라 정도의 차이가 있을 뿐 소비자의 건강보다는 기업의 이윤이 먼저일 수밖에 없는 것은 당연한 일이다.

한 가지 예를 보자. 그 옛날과 같이 하루하루의 먹을거리를 구하던 시절에는 그날 구한 식품을 바로 그날, 늦어도 그 다음날에는 먹어 치웠으므로 문제가 될 게 아무것도 없었다. 그러나 오늘날은 다르다. 얼마 가지 못해 상하고 먹을 수 없게 되는 자연식품은 식품관련 기업의 이윤을 보장해 줄 수 없기 때문에 가공합성식품을 만들기에 이르렀다. 가공합성식품은 말 그대로 가공되고 합성처리된 식품이다. 그런데 이 가공합성식품은 유통과정을 거쳐 소비되기까지는 보존되어야 하므로, 보존기간을 늘리기 위해 어쩔 수 없이 여러 가지 화학물질이 첨가하게 된 것이다. 또한 소비자의 구매를 이끌어내기 위해 맛이나 색깔, 모양 등을 그럴듯하게 만들어내려고 여러 가지 화학물질을 첨가하고 또 첨가하였다.

식품은 생산됨과 동시에 상해 가는 것이기 때문에, 본질적으로 세계화하기에는 적합하지 못한 것이다. 그런데 이를 극복하기 위해 식품을 보존하거나 가공처리하는 것은 어떻게 보면 자연의 섭리를 거스르는 행위라고 할 수 있을 것이다.

이제는 우리의 먹을거리에 대해서 깊이 반성할 때가 되었다. 바쁜 현대사회를 살아가는 우리들, 특히 나이가 어린 층일수록 다양한 가공합성식품을 선호하고 있다. 이른바 인스턴트 식품이나 패스트푸드라고 하는 가공합성식품들이 남녀노소를 불문하고 인기를 끌고 있는 것이다. 그러나 이러한 식품들에는 비타민, 무기질, 섬유질 등 우리에게 필요한 영양소가 거의 포함되어 있지 않고 각종 유해한 화학물질만 가득한데다가 쓸데없이 열량만 높다. 그래서 가공합성식품을 전혀 '쓸모 없는 쓰레기 식품 *junk food*' 이라고 부르는 것은 매우 정확한 표현이다. 우리가 아무짝에도 쓸모없는 화학물질 덩어리, 오히려 위장을 구멍내고 면역체계를 무너뜨리며, 각종 질병의 원인으로 작용하는 것들을 비싼 돈 들여가며 먹을 이유는 전혀 없다.

물론 맛있는 것을 찾게 되는 것은 당연한 본능일 것이다. 그러나 본능에만 얽매여 벗어나지 못한다면 우리가 어찌 스스로를 만물의 영장이라고 추켜세울 수 있겠는가? 혀가 우리의 몸에서 차지하는 비중을 생각해 보자. 아무리 혀가 중요하다고 하더라도 생명의 근원 그 자체인 심장만 할 수는 없을 것이다. 간이며 위며 무엇하나 혀보다 못하다고 낮출 만한 것이 어디 있단 말인가? 단지 세 치의 혀를 위해, 그것도 순간의 달콤함을 위해, 유해하기 그지없는 화학물질 덩어리를 마구 먹어댄다면 주인을 잘못 만난 우리의 심장이며 간이며 콩팥은 도대체 어디가서 하소연을 할 수 있겠는가? 우리는 자연식품, 그야말로 살아 숨쉬는 자연의 생기를 그대로 얻을 수 있는 자연식품을 먹어야 한다. 편리함은 반드시 그 대가를 치르는 법이라는 사실을 잊어서는 안 된다.

어떻게 해야 하나?

영양학 성적은 'D' 학점이었다

우리는 지금 예전과 달리 조금만 빨리 움직여도 숨이 차고, 얼굴에는 주름살이 늘어가고 피부의 색이 변해 가고 있다. 한마디로 벗어날 수 없는 노화의 쳇바퀴 속에서 쉼 없이 종착역을 향해 달려가고 있다. 그리고는 이제야 비로소 어떻게 하면 노화의 진행을 조금이라도 지연시킬 수 있을 것인가에 대하여 깊은 관심을 가지게 된 것이다. 이러한 관심에서 우리는 우리가 먹는 음식물의 영양학적 측면에 대해서 자세히 살펴보았고, 음식물이 우리의 식탁 위에 오르기까지의 여러 가지 문제점과 더 나아가 식품관련 산업에 대해서까지 살펴보았다.

이제 우리는 소위 '정력제'라고 불리는 음식물을 찾아 이리저리 헤맬 필요가 없다는 사실을 알게 되었다. 그럼에도 아직도 '정력제'에 미련을 버리지 못하는 사람들이 틀림없이 있을 것이다. 한 가지 예를 들어보자. 값비싼 뱀장어 구이를 자주 먹는다고 정력이 좋아질까? 아니다. 알고 보면 뱀장어는 오히려 정력을 떨어뜨리는 식품이라고 할 수도 있다. 왜냐하면 뱀장어에는 콜레스테롤과 지방이 많아서 많이 먹을 경우 복부에 지방이 축적되고 동맥경화에 걸릴 위험성이 높아지기 때문이다. 따라서 뱀장어를 많이 먹으면 정력이 좋아진다는 말은 '살이 찌고 동맥경화에 걸리면 정력이 왕성해진다'는 얼토당토않은 말과 다를 바가 없는 것이다. 그럼에도 불구하고 뱀장어 구이집을 자주 찾는 사람은 학창시절에 선생님의 말씀과 교과서의 내용을 이해하지 못하여 성적이 좋지 못한 학생과 같이 이 책의 내용을 이해하지 못한 것이나 마찬가지이다. 그래서 그의 영양학 성적은 'D' 학점을 벗어날 수 없는 것이다.

한마디로 정력에 특별히 좋은 식품이란 것은 없다. 정력은 심장과 혈관, 근육 등 우리 몸이 총체적으로 튼튼할 때 발휘되는 것이다. 우리 몸이 필요로 하는 영양소는 40가지 이상이나 된다. 정력이 좋아지려면 이렇게 다양한 영양소들을 필요한 만큼 골고루 균형 있게 먹고, 각종 유해물질, 특히 활성산소로부터의 피해를 최대한 줄여야 한다. 여기에 규칙적이고 적당한 운동이 동반되어야 함은 물론이다. 그렇게 할 때에 우리 몸은 총체적으로 튼튼해지는 것이다.

가장 두려운 질병, 암

자신과 가속을 황폐하게 하는 병 중에서 가장 두려운 것이 암이다. 그래서 우리는 앞에서 암의 발생단계와 암세포 발생을 촉진시키는 것들, 암세포 발생을 억제하고 지연시키는 것들에 대해서 살펴보았던 것이다. 지금 이 순간에도 이미 우리의 몸 안에 암세포가 자라고 있을지 모르는 일이다. 일반적으로 암세포가 자라서 암으로 판명되기까지는 대략 10~20년 정도의 세월이 걸린다고 보아야 하기 때문이다.

모든 암의 75~80%는 환경요인에 의한 것이며 이 중 35%는 흡연, 35~40% 정도는 식생활과 관련이 있는 것으로 추측되고 있다. 학자에 따라 60% 정도까지 식생활과 관련이 있는 것으로 보는 학자들도 있다. 암 예방에 대한 임상연구 논문들의 90% 정도는 녹황색의 채소와 과일을 충분히 먹는 사람들에게서 암의 발생률이 훨씬 적었다고 보고하고 있다. 이들 채소와 과일에는 암 예방의 효과물질인 비타민 C, 비타민 E, 플라보노이드류, 카로티노이드류, 셀레늄, 섬유질 등이 많이 들어 있다. 이들 항암 영양소가 많이 들어 있는 식품들에 대해서는 앞에서 자세히 살펴본 바 있다.

현 단계에서 암 예방을 위해 할 수 있는 최선의 방법은 다음과 같다.

- 암세포 발생을 촉진시키는 원인들을 사전에 제거해야 한다.
- 암세포 발생을 억제하고 지연시키는 원인들을 최대한 충족시킨다.
- 정기적으로 건강검진을 받는다.

인간은 혈관과 함께 늙는다

우리를 두렵게 하는 모든 질병들은 각각 그 원인이 다른 것이 아니라 대체로 같은 것들이다. 다만 신체 부위 중 특별히 취약한 곳에 먼저 병이 발생하게 되는 것뿐이다. 그렇기 때문에 각종 질병의 예방책도 크게 다르지 않다.

사실 노화와 질병의 발생은 영양학적 측면을 따지기 이전에 "인간은 혈관과 함께 늙는다"는 말 그대로 혈관에 이상이 생겨 혈액순환이 제대로 되지 않는 데서부터 시작된다고 해도 과언이 아니다. 즉 동맥경화가 노화의 근원인 것이다. 혈관이 경화되어 좁아지고 탄력을 잃으면 산소와 영양소를 제대로 공급해 주지 못하기 때문에 세포들은 매초마다 5천만 개 이상씩 속절없이 죽어가게 된다. 이는 곧 우리 몸이 걷잡을 수 없이 노화되어 가고 있으며 또한 각종 질병에 대책 없이 노출되어 있다는 것을 의미한다.

우리는 동맥경화가 어떻게 발생되는가를 잘 알고 있다. 즉 동맥경화는 주로 활성산소와 다가불포화지방산 및 콜레스테롤의 세 가지 원인이 상호작용하여 발생하는 것이다. 이러한 노화와 질병의 근원인 동맥경화를 예방·개선하기 위한 방법은 다음과 같다.

- 소식을 하여 정상체중을 유지한다. 오늘날에는 못 먹어서 생기는 질병보다 무턱대고 많이 먹어서 생기는 질병이 훨씬 많다. 특히 도넛, 과자, 사탕, 햄버거, 아이스크림, 흰 빵, 라면 등 열량은 높지만 비타민과 무기질, 섬유질이 파괴되어 있는 인스턴트 식품, 이른바 정크 푸드를 많이 먹고 있다. 이들 식품은 오메가-6계의 식물성 식용유가 도대체 얼마만큼 사용되었고, 어떻게 제조되었고, 또한 어떻게 유통 보관되었다가 우리 몸속으로 들어오는가를 충분히 생각해 보아야 한다. 다른 것은 몰라도 적어도 영양학 점수만은 'A' 학점을 받기 위해서 말이다.
- 지방 섭취량은 총 섭취량 중에 20% 정도가 적당하다. 이 중에서 포화지방산 : 단가불포화지방산 : 다가불포화지방산의 섭취 비율은 6(7) : 7(8) : 6(7)의 비율이 적당하다. 이들 지방산의 특성에 대해서는 앞에서 자세히 살펴보았다.
- 혈액 속의 콜레스테롤 수치가 200mg/dl를 넘지 않는 것이 좋으며, 특히 HDL-콜레스테롤 수치가 45mg/dl 이상인 것이 좋다. 콜레스테롤 수치가 200mg/dl을 초과하면 포화지방산 섭취에 관심을 가져야 하며, 특히 HDL-콜레스테롤 수치가 45mg/dl 미만이면 규칙적인 운동을 통하여 이 수치를 높여야 한다.
- 섬유질과 식물성 단백질의 섭취를 늘린다. 섬유질은 혈액 내 콜레스테롤

수치를 감소시키고, 심혈관질환의 위험요인이 되는 고혈압과 당뇨에도 좋은 작용을 한다. 식물성 단백질 중에 가장 많이 연구된 것이 바로 콩 단백질인데, 이 역시 콜레스테롤을 좋은 쪽으로 변화시킨다. 갱년기 여성 중에서 여성호르몬 약물치료를 받는 사람이 그렇지 않은 사람에 비해 콜레스테롤이 좋은 상태를 유지하여 심장병 발병률이 훨씬 낮은데, 콩 단백질도 이런 여성호르몬과 같은 작용을 하는 물질이 있는 것으로 알려져 있다.

- 절대 금연을 해야 한다. 흡연은 혈관을 수축시키고 혈액 속에 일산화탄소와 활성산소의 양을 증가시키는데, 이로 인하여 혈관벽이 손상되고, HDL-콜레스테롤 수치가 감소되고, 혈소판이 응집되어 혈액의 점도가 높아지며 혈전(핏덩어리)이 형성되기도 한다. 심혈관질환으로 인한 사망의 40% 이상이 흡연과 관련된 것이며, 흡연자는 심근경색증이 생길 위험이 2배 이상이나 높다. 따라서 흡연자일수록 항산화제 영양소도 훨씬 더 많이 섭취해야한다. 물론 항산화제를 많이 섭취한다고 해서 흡연의 위험이 사라지는 것은 절대 아니라는 사실을 명심해야 한다.
- 그 외에도 고혈압과 관계있는 나트륨과 칼륨 섭취에도 관심을 가져야 하며, 규칙적인 운동과 적절한 스트레스 관리가 절대적으로 필요하다.

채소, 과일, 곡물이 노화를 지연시킨다

활성산소는 우리의 건강을 위협하는 가장 위험한 존재이다. 우리가 들이마신 산소 중 2% 정도는 필연적으로 몸속에서 활성산소로 변하게 되어 있다. 이렇게 생기는 것이야 어쩔 수 없다 치더라도, 그 외의 여러 가지 원인으로 인하여 발생하는 활성산소를 가능한 한 줄이는 것은 우리의 건강과 직결되는 가장 중요한 문제라고 해도 과언이 아니다. 더구나 활성산소의 공격을 받기 쉬운 다가불포화지방산을 별다른 생각 없이 많이 섭취하는 것, 더 나아가 그것이 어떻게 제품화되었으며 어떻게 보관되었는지를 전혀 생각지 않고 섭취하는 것은 큰 문제가 아닐 수 없다.

앞서 살펴보았듯이 우리 몸은 스스로 활성산소의 피해를 막기 위해서 항산화 효소들을 생성해 내지만, 대략 40세 이후에는 생산이 현저하게 떨어지게 된다. 그러므로 적어도 40세 이후부터는 항산화식품을 충분히 섭취하는 것이 더 이상 선택이 아니라 의무라는 사실을 잊지 말아야 한다.

당장 지금 이 순간부터라도 계절에 따라 주변에서 쉽게 구할 수 있는 다양한 채소나 과일 및 가능한 도정이 덜된 곡물들에 관심을 가져야 한다. 바로 거기에 건강을 지켜주는 항산화제들이 듬뿍 들어 있기 때문이다.

항산화제에는 비타민 A, 비타민 C, 비타민 E, 셀레늄, 터핀 *terpene*, 인돌 *indole*, 이외에 카로티노이드류 *carotenoids* 로서 카로틴 *carotene*, 아스타잔틴 *astaxnthin*, 라이코팬 *lycopene*, 제아잔틴 *zeaxanthin*, 크립토잔틴 *cryptoxanthin*, 루테인 *lutein*, 캡사이신 *capsaisin*, 푸코잔틴 *fucoxanthin* 이 있고, 플라보노이드류 *flavonoids* 로서 안토시아닌 *anthocyanin*, 아이소플라본 *isoflavone*, 사포닌 *saponin*, 카테킨 *catechin*, 티닌 *tannin*, 케르세틴 *quercetin*, 루틴 *rutin*, 세서미놀 *sesaminol* 이 있다. 또한 유황화합물류로서 알린 *alliin*, 알리신 *allicin*, 다아릴설피드 *diaillypentasulfide* 등이 있으며 섬유질류로서 셀룰로오스 *cellulose*, 헤미셀룰로오스 *hemicelllose*, 펙틴 *pectin*, 리그닌 *lignin*, 키틴·키토산 *chitin chitosan* 등등이 있다.

이상은 생소하고 상당히 어려운 이름의 물질들이다. 하지만 이것들은 〈표 4-5〉와 같이 계절에 따라 주변에서 쉽게 구할 수 있는 다양한 채소나 과일, 곡물들에 풍부하게 들어 있다. 이런 식품들은 값은 싸지만 그 무엇에도 비할 수 없는 소중한 보약이다.

항산화물	식 품
• 카로티노이드류	
베타-카로틴	당근, 시금치, 브로콜리, 호박
아스타잔틴	새우, 게
라이코팬	토마토, 수박
제아잔틴	망고, 파파야
크립토잔틴	옥수수
루테인	옥수수, 계란 노른자, 양배추, 호박
캡사이신	붉은 고추
푸코잔틴	미역
• 플라보노이드류	
안토시아닌	가지, 적포도주
아이소플라본	콩
사포닌	콩
카테킨	녹차
티닌	녹차, 커피
케르세틴	양파, 사과
루틴	메밀, 토마토
세서미놀	참깨
• 유황 화합물류	
알린	양파
알리신	마늘
다아릴설피드	마늘, 양파
• 섬유질류	
셀룰로오스	야채, 콩, 곡물
헤미셀룰로오스	콩, 곡물
펙틴	과일(사과)
리그닌	콩, 밀
키틴·키토산	새우, 게 껍질
• 기타	
셀레늄	참깨, 마늘, 콩, 현미, 버섯, 양배추, 호박, 어패류
터핀	당근, 생강, 마늘, 감귤류
인돌	양파, 야채

〈표 4-5〉 항산화물과 그 식품

 식탁, 무엇으로 채울 것인가?

소식 vs. 대식

인간의 수명을 연장시킬 것으로 기대되는 방법 중에 가장 효과적인 것은 덜 먹는 것(소식)이다. 앞에서 살펴보았듯이 많이 먹으면 그만큼 소화, 흡수, 저장, 소비하는 과정에서 세포들이 많은 일을 하게 되고, 이에 따라 그만큼 세포들이 빨리 낡게 될 뿐만 아니라, 많은 양의 활성산소가 발생하게 된다. 게다가 많이 먹다 보면 당연히 범람하는 유해물질까지 많이 포함하여 섭취하게 되니 이래저래 세포는 파괴되게 마련이다. 그래서 오늘날 못 먹어서 생기는 질병보다 많이 먹어서 생기는 질병이 훨씬 많다는 것이다.

쥐를 대상으로 한 한 실험연구에서 마음대로 먹을 수 있게 한 쥐들과 먹는 양을 60%로 제한시킨 쥐들의 수명을 비교한 결과 마음대로 먹은 쥐들의 평균수명은 701일인데 비하여 60%로 제한된 양을 먹은 쥐들은 1,046일로 평균수명이 49.2%나 높았다. 이러한 결과가 사람에게 그대로 적용된다고 단언할 수는 없으나 여러 가지 시사하는 바가 크다. 즉 과식은 비만과 당뇨병 등의 원인이 될 뿐만 아니라, 몸속에 유해물질의 축적과 다량의 활성산소의 발생으로 노화와 각종 질병의 발생을 촉진시키기 충분하기 때문에 이러한 실험결과는 사람에게도 적용된다고 할 수 있을 것이다.

과거의 식사문화는 배고픔을 해결하는 데 중점을 두었지만, 이제는 더 이상 그런 시대가 아니다. 물론 영양실조가 될 정도로 소식하는 것은 어리석은 짓이다. 누누이 말하지만 건강에 좋은 '소식'이란 절대적으로 적은 양을 먹는 게 아니라, 질적으로 필수영양소가 골고루 갖추어진 적은 양을 먹는 것을 말한다. 즉 생명 활동을 유지하는 데 필요한 에너지를 효율적으로 생산하면서 활성산소 발생을 가능한 한 배제하는 것이 식생활의 최대 관심인 것이다.

과식過食은 남아도는 에너지로 하여금 활성산소 발생을 증가시키는 것과 직결되기 때문에 과식을 삼가고 적정량을 먹는 것이 노화와 질병을 예방하는 근본대책인 것이다. 그 실천방법은 다음과 같다.

- 하루에 에너지 소비량만큼 섭취한다(정상체중을 유지한다).
- 섭취량은 가능한 한 분배하여 섭취하는데, 1일 3회가 적당하다.
- 에너지와는 관계없으면서도 우리 몸의 대사과정이 원활하게 이루어지도록 촉매작용(윤활유)의 역할을 하는 무기질과 비타민, 그리고 활성산소를 제거하는 항산화제 및 섬유질을 충분히 섭취해야 한다.

이러한 '소식' 을 하면 체중이 증가할 이유가 없고, 가벼운 체중은 그만큼 에너지를 덜 필요로 하기 때문에 덜 먹어도 배고픔을 느끼지 않게 된다. 여기에 적당한 운동을 하면 정상체중을 유지하는 데 금상첨화일 것이다. 과체중인 사람은 현재보다 10% 정도 섭취량을 줄이고, 10% 정도 소비량을 늘리는 것이야말로 건강에 무리 없이 정상체중을 유지하는 첩경이 된다. 정상체중을 유지한다는 것은 건강의 첫째 조건임은 두말할 나위가 없다.

덧붙여 할 말이 있다. '많이 드세요' 라는 인사말 대신 '맛있게 드세요' 라는 인사말을 해야 하는 시대이다. '맛있게 드세요' 라는 말의 의미에는 다음과 같은 내용이 포함되어 있다.

- 제철에 나는 신토불이 식품을 재료로 한다.
- 유해물질이 들어 있지 않은 신선한 식품을 재료로 한다.
- 정성이 듬뿍 담긴 마음으로 보기 좋게 요리한다.
- 감사하고 기쁜 마음으로 먹되 천천히 꼭꼭 씹어 먹는다.

위와 같은 식사는 우리 몸의 거의 어디서나 강력한 생리작용을 하는 유익한 아이코사노이드의 분비를 촉진하기 때문에 건강을 유지케 할 것이다.

다양한 영양소 섭취를 위해

생명을 유지하고 건강하게 하루하루의 생활을 영위해 나가는 데 필요한 영양소는 40여 종 이상에 달한다. 이들 영양소의 체내 역할은 각각 다양하며, 또한 영양소 상호간에 유기적인 관계가 있기 때문에 어느 한 영양소라도 넘치거나 부족하면 영양상의 균형이 깨지게 된다. 그러므로 영양상의 균형 잡힌 식생활 습관을 가지는 것이 무엇보다 중요하다.

그런데 실제로 우리가 섭취하는 식품은 저마다 영양소의 종류와 함량이 다르기 때문에, 매끼마다 식품의 종류와 양을 계산하기란 매우 어려운 일이 아닐 수 없다. 또한 식품을 선택하는 기준으로는 영양학적인 면도 중요하지만 그 맛도 빼놓을 수 없다. "그럼 도대체 어떻게 하란 말인가?" 이렇게 묻는 독자들을 위해 존재하는 것이 '식품군' 이란 것이다. 이는 영양소의 조성이 비슷한 식품들끼리 묶고 이를 기준으로 단위를 정함으로써 영양가와 열량, 기호를 동시에 고려하여 영양소를 골고루 섭취할 수 있도록 돕는 자료이다.

식품군

식품군은 〈그림 4-5〉와 같이 크게 6개로 구분하는 것이 일반적이다. 이들 식품군에 따라 식품의 종류와 주요 영양소를 살펴보면 다음과 같다.

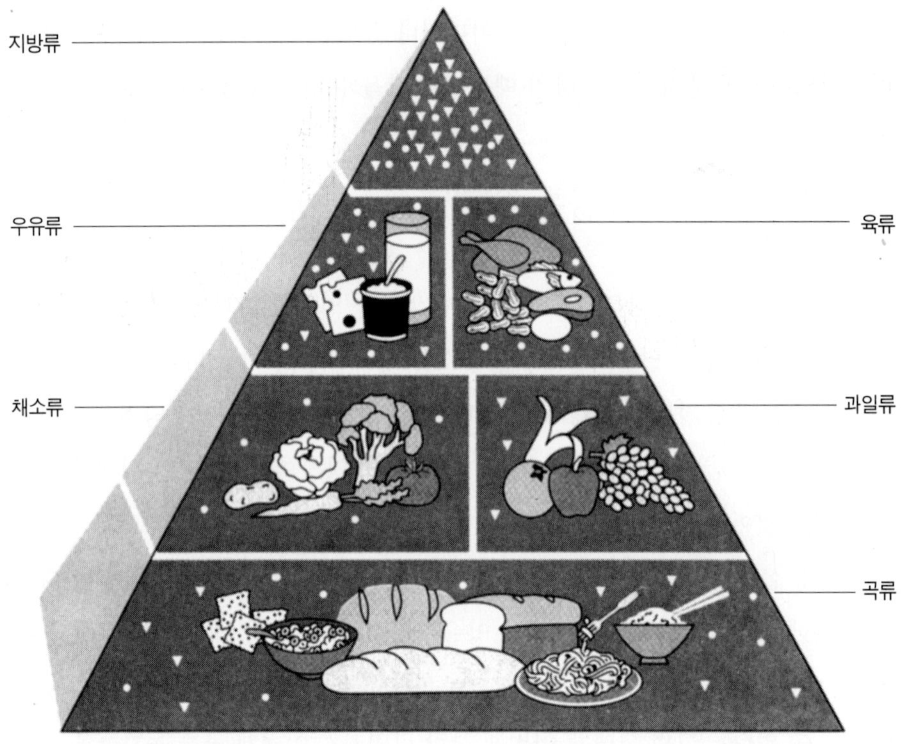

〈그림 4-5〉 식품군의 피라미드

- 1군은 곡류로 쌀, 현미, 보리, 찹쌀, 밀, 옥수수, 감자 등과 이것들을 재료로 만든 빵, 국수, 떡 등이 포함되며, 비타민 $B_1 \cdot B_2 \cdot B_3$, 철분, 마그네슘, 섬유질 등의 영양소들이 들어 있다.

- 2군은 채소류로 무, 배추, 오이, 호박, 당근, 가지 등이 이에 포함되며 비타민 A, 비타민 C, 엽산, 칼륨, 마그네슘, 섬유질 등의 영양소들이 들어 있다.

- 3군은 과일류로 수박, 토마토, 복숭아, 사과, 참외, 바나나 등이 포함되며, 비타민 A, 비타민 C, 칼륨, 섬유질 등의 영양소들이 들어 있다.

- 4군은 육류로 쇠고기, 돼지고기, 닭고기, 멸치, 동태, 새우, 오징어 등이 포

〈표 4-6〉 식품군별 대표식품과 1단위 영양소와 열량

식품군	식품 명	영양소 무게	열량
곡류	쌀, 보리쌀, 찹쌀, 율무, 팥, 옥수수, 고구마, 감자 등 각각 30g, 식빵 1쪽, 국수(1/2공기)	탄수화물 23g, 단백질 2g	100kcal
채소류	가지, 고사리(삶은 것), 깍두기, 단무지, 달래, 당근, 무, 생미역, 미나리, 부추, 상추, 시금치, 쑥갓, 양배추, 열무, 오이, 포기김치, 풋고추 등 각각 70g	탄수화물 3g, 단백질 2g	20kcal
과일류	토마토, 딸기, 수박 등 각각 200g 참외, 멜론, 사과, 귤, 파인애플 등 각각 100g 포도, 자두, 바나나, 감 등 각각 80g, 과일 주스 100g	탄수화물 12g	50kcal
육류	저지방 : 생굴, 낙지, 조갯살 등 각각 80g 물오징어, 꽃게, 전복, 조개, 새우, 광어, 복어, 동태, 조기, 참치 등 각각 50g 돼지고기, 쇠고기, 닭고기, 개고기 등(지방 제거)각각 40g	단백질 8g, 지방 2g	50kcal
	중지방 : 말린 콩 40g, 두부(1모) 80g 계란, 꽁치, 민어, 병어, 참치, 연어, 장어, 갈치 등 각각 50g	단백질 8g, 지방 5g	7kcal
	고지방 : 치즈, 소세지 40g, 생선 통조림 각각 50g	단백질 8g, 지방 8g	100kcal
우유류	우유, 두유 각각 200㎖, 요구르트 180g 치즈 30g, 전지분유 20g, 아이스크림 100g	탄수화물 11g, 단백질 6g 지방 6g	125kcal
지방류	식물성 기름 5g, 버터, 마요네즈, 마가린 6g 견과류(호두, 호두, 땅콩, 아몬드) 10g	지방 5g	45kcal

• 식품별 미소한 영양소의 포함량은 제외

함되며 단백질, 인, 비타민 $B_1 \cdot B_3 \cdot B_6 \cdot B_{12}$, 아연, 마그네슘, 철분 등의 영양소들이 들어 있다.

- 5군은 우유류로 우유, 두유, 치즈, 요구르트 등이 포함되며 칼슘, 단백질, 비타민 A, 비타민 $B_2 \cdot B_{12}$의 영양소들이 들어 있다.
- 6군은 지방류로 들기름, 참기름, 식용유, 버터, 마가린 등이 포함되며, 비타민 $A \cdot D \cdot E$의 영양소들이 들어 있다.

〈표 4-6〉은 위의 식품군을 기준으로 열량을 1단위로 나타내고 있다. 즉 〈표 4-6〉은 영양학적으로 거의 같은 것끼리 하나의 군(그룹)을 이루고 그것들에 들어 있는 열량도 같다고 보면서 이를 1단위로 나타내고 있는 것이다. 따라서 같은 식품군 내에서는 서로 교환하여 식단을 자유자재로 구성할 수 있다.

에너지 소비량을 구한다

'얼마만큼 먹어야 하나?'에 대한 가장 간단한 대답은 '배가 고픈 만큼 먹으면 된다'이다. 배가 고픈 만큼 먹는다는 것은 소비하는 열량만큼 먹으면 된다는 의미이기도 하다. 그럼 소비되는 열량을 어떻게 알 수 있을까? 그것은 신체활동을 기준으로 다음과 같은 공식을 이용하면 어느 정도 신뢰할 수 있는 값을 구할 수 있다.

1일 총 에너지 소비량 = 휴식 대사율에 의한 소비량 × 평균 신체활동지수

여기서 휴식 대사율은 〈표 4-7〉, 평균 신체활동지수는 〈표 4-8〉에 의해서 구할 수 있다. 휴식 대사율은 말 그대로 휴식상태에서의 에너지 소비율을 말한다. 몇가지 예를 들어 하루에 소비하는 열량, 즉 1일 총 에너지 소비량을 구해보자.

연 령(세)	남 자	여 자
3∼9	(22.7× 체중)＋495	(22.5× 체중)＋499
10∼17	(17.5× 체중)＋651	(12.2× 체중)＋746
18∼29	(15.3× 체중)＋679	(14.7× 체중)＋496
30∼60	(11.6× 체중)＋879	(8.7 × 체중)＋829
60 이상	(13.5× 체중)＋487	(10.5× 체중)＋596

〈표 4-7〉 연령과 체중에 따른 휴식대사율

	신 체 활 동	신체활동지수
휴식활동	수면, 기대앉아 TV 보기	1.0
매우 가벼운 활동	앉아 있기, 자동차 운전, 카드놀이, 타이핑, 서서 가벼운 작업	1.5
가벼운 활동	천천히 걷기, 가벼운 집안일, 골프, 활쏘기, 볼링	2.5
적당한 활동	94∼107m/분의 속도로 걷기, 정원 가꾸기, 테니스, 댄스, 자전거 타기	5.0
격심한 활동	계단이나 언덕 오르기, 빠르게 걷기, 농구, 축구 등	7.0

〈표 4-8〉 신체활동지수

- 신체활동지수는 휴식상태를 1로 한 상대적인 열량 소비를 말한다. 예를 들어 자동차 운전, 또는 정원 가꾸기를 한다면, 기대앉아서 TV를 볼 때 소비되는 에너지의 1.5배, 또는 5배가 소비된다.
- 신체활동에 따라 나타낸 신체활동지수의 차이는 적당히 조정할 수 있다. 예를 들어 천천히 걷기보다 조금 빠르고 94m/분의 속도보다는 천천히, 즉 중간속도로 걷는다면 신체활동지수는 3.75가 될 수 있다.

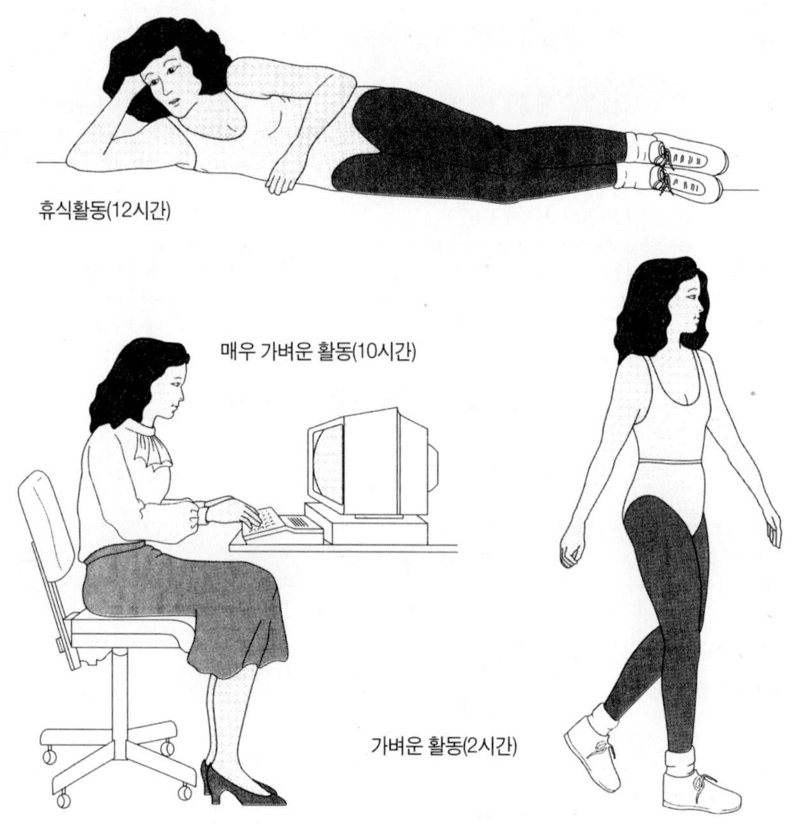

〈그림 4-6〉 35세 여성의 하루 활동

예시 1 체중이 56kg이고 나이가 35세인 여성의 하루 생활은 〈그림 4-6〉과 같이 잠자는 시간과 TV 시청 등 휴식활동이 12시간, 컴퓨터 작업 등 매우 가벼운 활동이 10시간, 그리고 걷기 등 가벼운 활동이 2시간이다. 이 여성이 하루 소비하는 열량은 다음과 같이 구할 수 있다.

① 먼저 휴식 대사율에 의한 소비량을 구한다. 휴식 대사율에 의한 소비량은 〈표 4-7〉에 의해 구한다. 이 여성은 나이가 35세이고 몸무게가 56kg이므로 휴식

대사율에 의한 소비량은 1,316kcal〔(8.7×56)+829〕이다.

② 다음으로 평균 신체활동지수를 구한다. 평균 신체활동지수는 〈표 4-8〉에 의해 구한다. 이 여성은 휴식활동이 12시간, 매우 가벼운 활동이 10시간, 가벼운 활동이 2시간이므로 다음과 같은 계산이 나온다.

휴식활동	12시간×1.0=12.0
매우 가벼운 활동	10시간×1.5=15.0
가벼운 활동	2시간×2.5=5.0
전체 24시간	32.0

1일 평균 신체활동지수(전체활동지수÷24)를 구하면 1.33(32÷24)이 된다.

③ 1일 총 에너지 소비량은 공식 '휴식 대사율에 의한 소비량×평균 신체활동지수' 에 의해 약 1,750kcal(1,316×1.33)가 된다.

예시 2　체중이 75kg이고 나이가 48세인 남성이 수면을 포함하여 휴식시간이 10시간, 매우 가벼운 활동시간이 8시간, 가벼운 활동시간이 3시간, 적당한 활동시간이 2.5시간, 그리고 0.5시간 농안 조깅을 하면서 하루를 보낸다. 이 남성이 하루에 소비하는 열량은 다음과 같이 구할 수 있다.

① 휴식 대사율에 의한 소비량은 1,749kcal〔(11.6×75)+879〕이다.
② 평균신체활동지수는 다음과 같이 구할 수 있다.

휴식활동	10시간×1.0=10.0
매우 가벼운 활동	8시간×1.5=12.0
가벼운 활동	3시간×2.5=7.5
적당한 활동	2.5시간×5.0=12.5
격심한 활동	0.5시간×7.0=3.5
전체 24시간	45.5

1일 평균 활동지수는 1.896(45.5÷24)이다.

③ 1일 총 에너지 소비량은 3,316kcal(1,749×1.896)이다.

식품군 단위수를 선택한다

〈표 4-9〉는 총 섭취열량에 따라 식품군별 단위 수를 나타내고 있다. 이를 이용하면 비타민과 무기질, 섬유질을 포함하여 골고루 먹게 된다.

예를 들어 1,700kcal를 섭취하려면 〈표 4-9〉에 따라 곡류군 9단위, 채소류군 8단위, 과일류군 2단위, 우유류군 1단위, 육류군 중에 저지방 3단위와 중지방 1단위, 지방군 4단위를 선택하면 된다. 이 선택의 결과를 알아보자.

결과 : 1,700kcal에 해당되는 단위 수에 따라 열량을 구하면 다음과 같다.

식품군(단위)	탄수화물(kcal)	단백질(kcal)	지방(kcal)
곡류(9)	4×23×9=828	4×2×9=72	
채소(8)	4×3×8=96	4×2×8=64	
과일(2)	4×12×2=96		
우유(1)	4×11×1=44	4×6×1=24	9×6×1=54

육류 저(3)   4×8×3=96   9×2×3=54

육류 중(1)   4×8×1=32   9×5×1=45

지방(4)   9×5×4=180
- -
총계=1685kcal   1064kcal   288kcal   333kcal

- 곡류에서의 탄수화물 열량을 구하는 과정에서 '4×23×9=644'는 '4kcal×23g×9단위'를 의미한다.

식품군 열량(kcal)	곡류	채소	과일	우유	육류		지방
					저지방	중지방	
1,300	7	8	1	1	1	0.5	3
1,500	8	8	1	1	2	1	4
1,700	9	8	2	1	3	1	4
1,900	10	8	2	1	3	2	4
2,100	12	8	2	1	4	2	5
2,300	13	8	2	1	4	2	5
2,500	14	9	3	1	4	2	6
2,700	15	9	3	1	5	3	6
2,900	17	9	3	1	5	3	6
3,100	19	9	3	1	6	3	6

〈표 4-9〉 섭취열량과 식품군 단위 수

확인 : 총 섭취열량은 1,685kcal고 이 중에 탄수화물 1,064kcal, 지방 333kcal, 단백질 288kcal를 섭취하였다. 결과적으로 목표 칼로리 1,700kcal보다 15kcal를 덜 섭취하였고 총 섭취열량 중 탄수화물과 지방, 단백질의 권장 비율인 65 : 20 : 15 과 거의 유사한 비율로 영양소들이 섭취되었다. 이 정도면 각종 영양소들이 균형있게 섭취되었다고 할 수 있다.

한번 더 연습해 보자. 이번의 목표치는 2,500kcal이다. 〈표 4-9〉에 따라 곡류군 14단위, 야채류군 9단위, 과일류군 3단위, 우유류군 1단위, 육류군 중에 저지방 4단위와 중지방 2단위, 지방군 6단위를 선택하면 된다.

결과 : 2,500kcal에 해당되는 단위 수에 따라 열량을 구하면 다음과 같다.

식품군(단위)	탄수화물(kcal)	단백질(kcal)	지방(kcal)
곡류(14)	$4 \times 23 \times 14 = 1,288$	$4 \times 2 \times 14 = 112$	
채소(9)	$4 \times 3 \times 9 = 108$	$4 \times 2 \times 9 = 72$	
과일(3)	$4 \times 12 \times 3 = 114$		
우유(1)	$4 \times 11 \times 1 = 44$	$4 \times 6 \times 1 = 24$	$9 \times 6 \times 1 = 54$
육류저(4)		$4 \times 8 \times 4 = 128$	$9 \times 2 \times 4 = 72$
육류중(2)		$4 \times 8 \times 2 = 64$	$9 \times 5 \times 2 = 90$
지방(6)			$9 \times 5 \times 6 = 270$
총계=2,440kcal	1554kcal	400kcal	486kcal

확인 : 총 섭취열량은 2,440kcal이며 그 비율은 탄수화물 1,554kcal, 지방 486kcal, 단백질 400kcal이다. 결과적으로 목표치인 2,500kcal보다 60kcal을 덜 섭취하였고 세 영양소의 권장비율(65 : 20 : 15)에 따르면 탄수화물은 32kcal, 지방은 2kcal를 덜 섭취하였고 단백질은 34kcal을 더 섭취하였다. 이 정도의 근소한 차이면 균형있는 식단이라고 할 수 있다.

· Arnheim, D. D., 《Modern Principles of Athletic Training》, 7th ed., Times Mirror/Mosby College Publishing, Saint Louis, 1989.

· Berne, R. M. & Levy, M. N., 《Cardiovascular Physiology》, 3th ed., The C. V. Mosby Company, Saint Louis, 1977.

· Bouchard, C. B., Shephard, R. J & Stephenes, T., 《Physical Activity, Fitness, And Health : International Proceedings and Consensus Statement》, Human Kinetics, Publishers, Inc., 1994.

· Bove, A. A., 《Exercise Medicine : Physiological Principles and Clinical Applications》, Academic Press, New York, 1983.

· Campbell, N. A., L. G. Mitchell & J. B. Reece., 《Biology : Concepts & Connections》, 3th ed., Wesley Longman, Inc., San Francisco, 2000.

· Cataldo, C. B., DeBruyne, L. K. & Whitney, E. N., 《Nutrition and Diet Therapy》, 4th ed., West Publishing Company, Minneapolis, 1995.

· Brooks, G. A., Fahey, T. D & White, T. P., 《Exercise Physiology : Human Bioenergetics and Its Applications》, 2th ed., Mayfield Publishing Company, Mountain View, California, 1996.

· Fox, E. L., Bowers, R. W & Foss, M. L., 《The Physiology Basis of Physical Education and athletics》, 4th ed., Wm. C. Brown Publishers, Dubque, Iowa, 1989.

· Ganong, W. F., 《Review of Medical Physiology》, 11th ed., LANGE Medical Publications, Los Altos, California, 1983.

· Glaser, Ronald, Janice Kiecolt-Glaser., 《Handbook of Human Stress and Immunity》, Academic Press, San Diego, 1994.

· Glaser, R & Kiecolt-Glaser, J. K., 《Handbook of Human Stress And Immunity》, Academic Press, San Diego, New York, 1994.

· Goldberg, L & Elliot, D. L., 《Exercise for Prevention and Treatment of Illness》, F. A.

Davis Company, Philadelphia, 1994.

· Hales, D., 《An Invitation to Health》, 9th ed., Wadsworth/Thomson Learning, Inc., Belmont, 2001.

· Hockey, R., 《Stress and Fatigue in Human Performance》, John Wiley & Sons, New York, 1983.

· Guyton, A. C., 《Textbook of Medical Physiology》, 6th ed., W.B. Saunders Company, Philadelphia, 1981.

· Katch, F. I. & McArdle, W. D., 《Nutrition, Weight Control and Exercise》, 3th ed., Lea & Febiger, Philadelphia, 1988.

· McArdle, W. D., Katch, F. I & Katch, V. L., 《Exercise Physiology : Energy, Nutrition, and Human Performance》, 4th ed., Willams & Wilkins, Baltimore, 1996.

· Perls, T. T. & Silver, M. H., 《Living to 100》, Basic Books, New York, 1999.

· Pollock, M. L. & Schmidt, D. H., 《Heart Disease and Rehabilitation》, 3th ed., Human Kinetics Champaign, IL, 1995.

· Pollock, M. L. & Wilmore, J. H., 《Exercise In Health and Disease : Evaluation and Prescription for Prevention and Rehabilitation》, 2th ed., W.B. Saunders Company, Philadelphia, 1990.

· Powers, S. K & Howley, E. T., 《Exercise Physiology : Theory and Application to Fitness and Performance》, 4th ed., McGraw-Hill, New York, 2001.

· Shephard, R. J., 《Aging, Physical Activity, and Health》, Human Kinetics, Champaign, IL, 1997.

· Skinner, J. S., 《Exercise Testing and Exercise Prescription for Special Cases : Theoretical Basis and Clinical Application》, 2th ed., Lea & Febiger, Philadelphia/ London, 1993.

· Vander, A. J., Sherman, J. H. & Luciano, D. S., 《Human Physiology : The Mechanisms of Body Function》, 3th ed., McGraw-Hill, New York, 1980.

· Wardlaw, G. M., 《Perspectives in Nutrition》, 4th ed., McGraw-hill, Boston, 1999.

· Williams, M. H., 《Lifetime Fitness and Wellness : A Personal Choice》, 2th ed., Wm. C. Brown Publishers, Dubque, Iowa, 1990.

· Williams, M. H., 《Nutrition for Health, Fitness & Sport》, 2th ed., McGraw-Hill, New York, 1999.

· 中野昭一, 《運動·生理·生化學·榮養 : 圖說·運動の仕組みと應用》, 齒藥出版株式會社, 東京, 昭和 60.

· 가야마 미쯔 지음, 노장숙 옮김, 《AA, EPA, DHA DHEA : 고도불포화지방산 데히드로에피엔드로스테론》, 수서원, 1997.

· 오치히로모토 지음, 정동효 외 공역, 《노화제어식품의 개발老化制御食品の開發》, 동화기술, 2001.

· 제러미 M. 버그 외 지음, 박인원 외 공역, 《생화학Biochemistry》, 일신사, 1981.

· 이영진, 《몸 안의 활성산소를 제거하라》, KBS 문화사업단, 1998.

· 최혜미 외, 《21세기 영양학 원리》, 교문사, 2000.

· 매트 리들리 지음, 하영미 외 옮김, 《게놈 : 23장에 담긴 인간의 자서전Genome : The Autobiography of a species in 23 chapters》, 김영사, 2000.

· 대한당뇨병학회, 《당뇨병학》, 고려의학, 1998.

· 대한비만학회, 《임상비만학》, 고려의학, 1995.

· 바바라 A. 보우맨 외 지음, 한국영양학회 역, 《영양학의 최신정보Present Knowledge In Nutrition》, 중앙문화사, 1998.

· 니와 유키에 지음, 한국 SOD 연구회 옮긴, 《활성산소로부터 생명을 연장할 수 있는 식사학活性酸素で死なないための食事學》, 지성사. 1999.

저자에 관하여

안 횡 균

운동생리학 박사. 전前 한국체육과학연구원 원장. 공군사관학교와 서울대학교 사범대학을 졸업하고, 고려대학교 대학원에서 운동생리학을 전공하여 박사학위를 취득하였다.

이후 공군사관학교, 동국대학교 체육과 교수를 거쳐 한국체육과학연구원 원장, 스포츠의학회 부회장, 운동과학회 부회장, 제2회 부산동아시아경기 스포츠과학 학술대회 부위원장을 역임하였다.

다년간 학생들과 국가대표 선수들, 그리고 일반인들의 체력과 건강관리에 관해 연구·지도를 해 오면서 쌓아온 지식과 자료를 바탕으로 이 책을 집필하였다.

E-mail : ahn1022@hotmail.com

한언의 사명선언문

Our Mission

一. 우리는 새로운 지식을 창출, 전파하여 전 인류가 이를 공유케 함으로써
인류문화의 발전과 행복에 이바지한다.

一. 우리는 끊임없이 학습하는 조직으로서 자신과 조직의 발전을 위해
쉼없이 노력하며, 궁극적으로는 세계적 컨텐츠 그룹을 지향한다.

一. 우리는 정신적, 물질적으로 최고 수준의 복지를 실현하기 위해 노력하며,
명실공히 초일류 사원들의 집합체로서 부끄럼없이 행동한다.

Our Vision   한언은 컨텐츠 기업의 선도적 성공모델이 된다.

저희 한언인들은 위와 같은 사명을 항상 가슴 속에 간직하고
좋은 책을 만들기 위해 최선을 다하고 있습니다.
독자 여러분의 아낌없는 충고와 격려를 부탁드립니다.

– 한언가족 –

HanEon's Mission statement

Our Mission

一. We create and broadcast new knowledge for the advancement and happiness of the
whole human race.

一. We do our best to improve ourselves and the organization, with the ultimate goal of
striving to be the best content group in the world.

一. We try to realize the highest quality of welfare system in both mental and physical
ways and we behave in a manner that reflects our mission as proud members of
HanEon Community.

Our Vision   HanEon will be the leading Success Model of the content group.